全国医药卫生类农村医学专业教材

# 病原生物与免疫学基础

主　编　何海明　张金来
副主编　蔡德周　刘雪梅　陈华民
编　者　（按姓氏笔画排序）
　　　　文宇祥（重庆市医科学校）
　　　　刘雪梅（长沙卫生职业学院）
　　　　何海明（临夏回族自治州卫生学校）
　　　　张正军（临夏回族自治州卫生学校）
　　　　张永添（福建省龙岩卫生学校）
　　　　张金来（内蒙古呼伦贝尔市卫生学校）
　　　　陈华民（海南省卫生学校）
　　　　常冰梅（山西省晋中市卫生学校）
　　　　蔡德周（云南省大理卫生学校）

第四军医大学出版社·西安

**图书在版编目（CIP）数据**

病原生物与免疫学基础/何海明，张金来主编. —西安：第四军医大学出版社，2012.4（2015.12 重印）

全国医药卫生类农村医学专业教材

ISBN 978 - 7 - 5662 - 0145 - 4

Ⅰ. ①病…　Ⅱ. ①何… ②张…　Ⅲ. ①病原微生物 - 医学院校 - 教材 ②免疫学 - 医学院校 - 教材　Ⅳ. ①R37 ②R392

中国版本图书馆 CIP 数据核字（2012）第 062339 号

bingyuanshengwu yu mianyixue jichu

# 病原生物与免疫学基础

出版人：富　明　　责任编辑：王　娥　　执行编辑：王　雯

出版发行：第四军医大学出版社
地址：西安市长乐西路 17 号　邮编：710032
电话：029 - 84776765　　传真：029 - 84776764
网址：http://press.fmmu.edu.cn

制版：新纪元文化传播
印刷：西安力顺彩印有限责任公司
版次：2012 年 4 月第 1 版　2015 年 12 月第 5 次印刷
开本：787 × 1092　1/16　印张：12.75　字数：300 千字
书号：ISBN 978 - 7 - 5662 - 0145 - 4/R · 986
定价：32.00 元

# 出版说明

　　2010 年教育部颁布《中等职业学校专业目录》（2010 修订版），新增农村医学专业，以承担为农村医疗单位培养合格医务人员的责任，但教学实施过程中缺乏一套实用、适用的教材。为此，第四军医大学出版社联合中国职教学会教学工作委员会、中华预防医学会职业教育分会，按照研究先行、实践支撑的科学原则，完成农村医学专业课程的研究工作，其后组织全国 40 余所职业院校于 2011 年 7 月正式启动国内首套"全国医药卫生类农村医学专业教材"的编写工作。

　　本套教材的编写思想强调两个"转变"、三个"贴近"，即由传统的"以学科体系为引领"向"以解决基层岗位实际问题为引领"的转变，由"以学科知识为主线"向"基层实际应用技能为主线"转变；坚持"贴近学生、贴近岗位、贴近社会"，最终构建集思想性、科学性、先进性、启发性和适用性相结合的农村医学专业教材体系。同时，为满足农医专业学生参加临床执业助理医师资格考试的需求，教材设计了"案例分析"和"考点链接"模块，通过选编临床典型案例和高频考点并进行解析，以加深学生对重点、考点内容的理解，并提高其实际应用能力。

　　全套教材包括公共基础课、专业基础课、专业课、选修课、毕业实习与技能实习 5 个模块，共 31 门课程，主要供农村医学专业及其他医学相关专业使用，亦可作为基层医务人员的培训教材。

# 序

　　太湖之滨，烟波浩渺，鱼米之乡，"二泉映月"委婉、舒缓、宁静、快乐、执着、激昂，感悟历史沧桑与幸福向往，名曲中外扬。十年前的昨天，来自全国的医学教育精英在此共议大事，筹划"卫生保健"专业的建设；十年后的今天，群英再聚首，同商"农医"专业的开拓发展，我们为之喝彩鼓掌。

　　农村，有着我国最广大的人口群体，"新农合"惠民政策正在深入人心，为百姓交口称道。为百姓的健康，培养身边下得来、留得住、干得好的农村医生，中国预防医学会公共卫生职教分会担重担、勇创新，组织全国开设此专业的院校齐心协力、智慧汇聚，使"农医"专业的建设应时而生、应势而长，使国家的惠民大计落地、生根、开花，将结出丰硕果实。这炫丽的花朵，恰绿叶相托，第四军医大学出版社捧上一片事业爱心、待人诚心，尽全力支持本专业的研究、开发和教材建设，并已见成效。

　　本套教材是教育部 2010 年确定开设"农医"专业后的第一套教材，有着很大的创新要求。它依据教育部专业目录与专业简介（2010 版），以及此基础上公卫职教分会的研究结果——教改性教学方案而编写；它将医学教育与职业教育相结合，满足岗位需要；它适合学生、教师、院校的实际情况，具有可操作性。为此，陈锦治理事长、学会的核心院校领导和老师们共同努力，第四军医大学出版社鼎力支持，分析了本专业的教育目标、教育层次、岗位特征、学制学时、教学特点、学生状况以及执业资格准入标准等多个因素，提出了初中毕业起点学生获得农村医生执业（助理执业医师标准以上）能力的课程结构与基本教学内容。相信在教学实践中，老师们将结合实际做出进一步地探索与发展，以培养出合格的新型农村医生，发展医学服务事业，造福百姓，完成社会、时代所赋予的重任。

　　"农医"专业的课程与教材建设宛如柔韧多彩的江南乐曲与质朴高亢的秦腔汇成的一个春天的曲目，它会得到全国不同地区院校师生们的喜爱与爱护，它将是我们大家共同创造的"农医"专业的美好明天。

刘　晨

2012 年 3 月 28 日于北京

# 前　言

  2010 年，教育部颁布《中等职业学校专业目录》（2010 修订版），新增了农村医学专业，专门为农村医疗单位培养具有医疗、预防、保健、康复、健康教育和计划生育技术指导等综合职业能力的合格医务人员。但在教学实施过程中，缺乏一套实用、适用的专业教材。中华预防医学会公共卫生教育学会职教分会与中国职教学会教学工作委员会教学过程研究会、全国卫生职业教育新模式课题组合作，坚持职业教育的研究先行、专业教学实践支撑的科学原则，调动学会原负责卫生保健专业开发与建设的优质教育资源优势，先行做好农村医学专业课程的研究，并于 2011 年 5 月在无锡研讨会上通过《全国农村医学专业教改性人材培养方案》。据此，中华预防医学会公共卫生教育学会职教分会与第四军医大学出版社经过认真遴选，组织全国 40 余所职业院校参与编写农村医学专业规划教材。

  本套教材以《全国农村医学专业教改性人材培养方案》为主导，以解决基层岗位实际问题为引领，以基层实际应用技能为主线，坚持"贴近学生、贴近岗位、贴近时代"的基本原则，充分体现职业教育特色；以职业能力和学习能力培养为根本，以临床思维能力训练和操作能力培养为重点，帮助学生开阔视野、激活思维，提高学生分析问题、解决问题的能力；以学生认知规律为导向，以培养目标为依据，以教学计划和课程目标为纲领，结合临床助理医师资格考试的"考点"，根据农村医学专业岗位的实际需求，体现"实用为本，够用为度"的特点，构建思想性、科学性、先进性、启发性和适用性相结合的农村医学专业教材体系。

  本书计划学时 51 学时，其中理论 43 学时，实习 8 学时。本课程是一门连接基础医学和临床医学的重要专业基础课，由医学微生物、免疫学基础和人体寄生虫三部分组成，主要阐述与医学有关的病原生物和免疫学基础的基本内容。根据农村医学专业的特点和中职学生的现状，在编写时适当降低了理论部分知识的难度和深度，坚持"宁宽勿深、实用为本、够用为度"的原则，一是尽量通过举例说明基本理论，做到通俗易懂、深入浅出；二是重视图、表的应用，做到变难为易、化繁为简；三是增加了一些临床上常见的病原微生物、人体寄生虫和免疫相关疾病的内容，做到贴近临床、实用适用；四是结合本课程在临床执业助理医师资格考试中的"基础作用"，做到知识延伸、考点链接；五是注重实践性教学环节和学习过程的有效性评价，章后附综合测试、教材末附实验指导。

1

本教材的参编人员均为有多年教学经验的老师，编写力求严谨求实、概念准确、深入浅出、图文并茂、简明易懂，特别强调"实用性"与"适用性"。由于水平有限，书中难免有不足之处，恳请广大师生批评指正。

何海明

2012 年 3 月

# 目　　录

病原生物与免疫学基础

# 第一章　微生物概述

在自然界无论是土壤、空气还是水，在人和动植物无论是体表还是与外界相通的腔道中，都广泛存在着一大类肉眼看不见的微小生物（即微生物），它们无处不在、无时不有，与人类和动植物的生命息息相关。

## 一、微生物的概念及种类

微生物是一类结构简单、肉眼看不见的微小生物。这些微小生物必须借助光学显微镜或电子显微镜放大几百倍、几千倍甚至数万倍才能看得到，它们具有个体微小、结构简单、繁殖迅速、分布广泛、种类繁多、容易变异等特点。

微生物的种类很多，可达几十万种，根据分化程度、结构、化学组成可分为3大类：

1. 非细胞型微生物　是最小的一类微生物，能通过滤菌器。无完整的细胞结构，含有单一核酸（DNA 或 RNA），缺乏产生能量的酶系统，只能寄生于活的细胞内才能增殖，如病毒（图 1-1）。

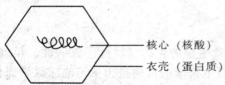

图 1-1　非细胞型微生物结构示意图

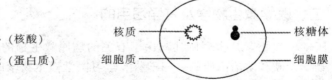

图 1-2　原核细胞型微生物结构示意图

2. 原核细胞型微生物　细胞分化程度低，由 DNA 盘绕形成的原始核质无核膜、无核仁，缺乏完整的细胞器，仅有核糖体，DNA 和 RNA 同时存在。原核细胞型微生物种类繁多，包括细菌、支原体、衣原体、立克次体、螺旋体和放线菌（图 1-2）。

3. 真核细胞型微生物　细胞分化程度较高，细胞核具有核膜、核仁和染色体，胞质内有完整的细胞器，如真菌（图 1-3）。

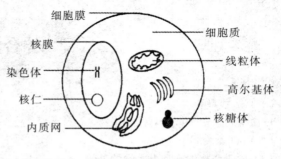

图 1-3　真核细胞型微生物结构示意图

## 二、微生物与人类的关系

微生物在自然界的分布极为广泛，绝大多数微生物对人类生活是有益的，但也有一小部分是有害的。

### （一）有益的方面

1. 参与完成自然界的物质循环　如土壤中的微生物能将死亡动植物的蛋白质等有机含

1

氮化合物转变为无机含氮化合物，并能固定空气中的氮气，为植物生长提供养料，而植物又为人类和动物所利用。因此，如果没有微生物的存在，植物将不能生长，人类和动物也将难以生存。

2. 微生物被广泛应用于各个领域　例如：①在农业方面，微生物用来制造菌肥、植物生长激素、生物杀虫剂，生产沼气等；②在工业方面，微生物广泛应用于食品、酿造、皮革、石油、化工、冶金等行业；③在环境保护方面，利用微生物能降解有机磷、氰化物、汞等有害物质的特性，来处理工业废水；④在医药工业方面，通过微生物发酵途径生产抗生素、维生素、有机酸、氨基酸、多元醇、多肽等；⑤在基因工程方面，用微生物作为基因载体生产胰岛素、干扰素等多种生物制品。

3. 拮抗作用和营养作用　在正常情况下，寄居在呼吸道和消化道中的微生物对机体不但无害，有的还能拮抗其他病原微生物的入侵；寄居在肠道中的大肠埃希菌等还能合成维生素 $B_1$、维生素 $B_2$、烟酸、维生素 K 和多种氨基酸等营养物质，供给人体利用。

**（二）有害的方面**

1. 病原微生物及条件致病菌　微生物中有一小部分可引起人类和动植物的疾病，这些具有致病能力的微生物称为病原微生物。它们可引起人类的化脓性感染、伤寒、痢疾、结核、破伤风、流感、麻疹、脊髓灰质炎、肝炎、艾滋病等，引起动物的猪霍乱、禽流感、牛炭疽等，以及植物的小麦赤霉病、大豆病毒病、烟草花叶病等。有些微生物在正常情况下不致病，但在特定情况下可导致疾病，这些微生物被称为条件致病菌或机会致病菌。如大肠埃希菌，一般寄居在肠道不致病，当进入泌尿道或腹腔内就可引起感染。

2. 腐蚀作用　有些微生物可腐蚀工业产品、农副产品和生活用品。

### 三、医学微生物学及其学习目的

医学微生物学是主要阐述与医学有关的病原微生物的生物学特性、致病性、免疫性、微生物学诊断和防治措施的一门学科。学习医学微生物学的目的是为学习临床医学课程奠定基础，为控制和消灭感染性疾病以及与之有关的免疫损伤等疾病，保障和提高人类健康水平。

## 综合测试

（一）名词解释

1. 微生物　　　2. 病原微生物

（二）A1 型题

1. 不属于原核细胞型微生物的是

　A. 细菌　　　　　　B. 放线菌　　　　　　C. 真菌　　　　　　D. 支原体　　　　　E. 衣原体

2. 属于非细胞型微生物的是

　A. 细菌　　　　　　B. 病毒　　　　　　C. 真菌　　　　　　D. 立克次体　　　　　E. 螺旋体

（三）简答题

1. 微生物分几类？有哪几种？
2. 微生物有哪些特点？

（何海明）

# 第二章　细菌概述

## 第一节　细菌的形态与结构

细菌是一类具有细胞壁和核质的单细胞微生物，有相对恒定的形态和结构，可用光学显微镜或电子显微镜观察与识别。了解细菌的形态与结构，对研究细菌的致病性与免疫性以及鉴别细菌、诊断和防治细菌性感染具有重要的意义。

### 一、细菌的大小与形态

#### （一）细菌的大小

细菌个体微小，通常以微米（μm）作为测量单位。需用显微镜放大数百倍至上千倍才能看到。不同种类的细菌大小不一，多数球菌的直径约为1μm，中等大小杆菌（如大肠埃希菌）长 2~3μm，宽 0.5~0.7μm，大杆菌（如炭疽芽胞杆菌）长 3~10μm，宽 1.0~1.5μm，小杆菌（如布鲁菌）长 0.6~1.5μm，宽 0.5~0.7μm。

#### （二）细菌的形态

细菌的基本形态有球形、杆形和螺旋形 3 种，按其外形将细菌分为球菌、杆菌和螺形菌 3 大类（图 2-1）。

1. 球菌　菌体呈球形或近似球形。根据球菌繁殖时分裂平面不同和分裂后菌体间相互黏附程度及排列方式的不同可分为：

（1）双球菌　在一个平面上分裂，分裂后两个菌体成双排列，如脑膜炎奈瑟菌、肺炎链球菌。

（2）链球菌　在一个平面上分裂，分裂后多个菌体相连排列成链状，如溶血性链球菌。

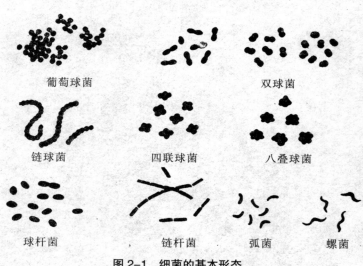

图 2-1　细菌的基本形态

（3）葡萄球菌　在多个不规则的平面上分裂，分裂后菌体黏附在一起似葡萄串状，如金黄色葡萄球菌。

此外，还有在 2 个相互垂直的平面上分裂为 4 个菌体，排列成正方形的四联球菌；在

3个相互垂直的平面上分裂为8个菌体，排列在一起的八叠球菌。

2. 杆菌　菌体多数呈直杆状，有的微弯；多数两端钝圆，有的两端平齐或尖细；多数分散存在，有的呈链状排列。不同杆菌的大小、长短、粗细很不一致。根据其形态上的差异，可分为球杆菌（如布鲁菌）、中等大小杆菌（如大肠埃希菌）、粗大杆菌（如炭疽芽胞杆菌）、棒状杆菌（如白喉棒状杆菌）、分枝杆菌（如结核分枝杆菌）、芽胞梭菌（如破伤风芽胞梭菌）等。

3. 螺形菌　菌体弯曲，可分为两类：

（1）弧菌　菌体长 2~3μm，只有一个弯曲，呈弧形或逗点状，如霍乱弧菌。

（2）螺菌　菌体长 3~6μm，有数个弯曲，如鼠咬热螺菌。有的菌体细长弯曲呈弧形或螺旋形，称为螺杆菌，如幽门螺旋杆菌。

## 二、细菌的结构

### （一）细菌的基本结构

细菌的基本结构是所有细菌都具有的细胞结构，包括细胞壁、细胞膜、细胞质和核质。

1. 细胞壁　细胞壁位于细菌细胞最外层，紧贴于细胞膜之外，是一种无色透明、坚韧而富有弹性的膜状结构。

（1）细胞壁的功能　细胞壁的主要功能有：①维持细菌的固有形态；②保护细菌抵抗低渗的外环境；③参与细菌细胞内外的物质交换；④决定菌体的免疫原性。

（2）主要成分　细胞壁的化学组成比较复杂，基础成分是肽聚糖（又称黏肽），由多糖和氨基酸组成。用革兰染色法可将细菌分为革兰阳性菌（G⁺）和革兰阴性菌（G⁻）两大类，其细胞壁的组成有较大差异（图2-2）。

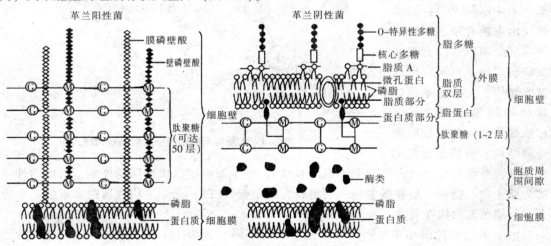

图2-2　细菌细胞壁结构模式图

革兰阳性菌细胞壁较厚（20~80nm），肽聚糖层数多（15~50层）、含量高（占细胞壁干重的50%~80%）；肽聚糖由聚糖骨架（由N-乙酰葡萄糖胺和N-乙酰胞壁酸交替间隔排列组成）、四肽侧链（4个氨基酸组成）、五肽交联桥（5个氨基酸组成）构成机械强度十分坚韧的三维立体框架结构（图2-3）。凡能破坏肽聚糖结构或抑制其合成的物质，均能通过损伤细胞壁而杀伤细菌，如溶菌酶能切断聚糖链引起细菌裂解，青霉素通过干扰四肽侧链与五肽交联桥之间的连接使细菌不能合成完整的肽聚糖，故对革兰阳性菌有杀伤作用。除肽聚糖成分外，还含有大量磷壁酸，磷壁酸是革兰阳性菌细胞壁特有成分，是革兰阳性菌重要的表面抗原，并与细菌的致病性有关。某些革兰阳性菌细胞壁表面还有一些特殊的表面蛋白，如A群链球菌的M蛋白、金黄色葡萄球菌的A蛋白等，与致病性和免疫原性有关。

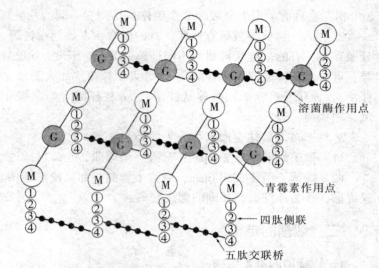

图2-3　金黄色葡萄球菌细胞壁肽聚糖结构模式图

革兰阴性菌细胞壁较薄（10~15nm），但结构复杂。肽聚糖层数少（1~2层）、含量低（占细胞壁干重的10%~20%）；肽聚糖仅由聚糖骨架和四肽侧链两部分组成，没有五肽交联桥连接，因而只形成二维结构，为单层平面较疏松的网络（图2-4）。在肽聚糖层外还有较厚的外膜结构，外膜是革兰阴

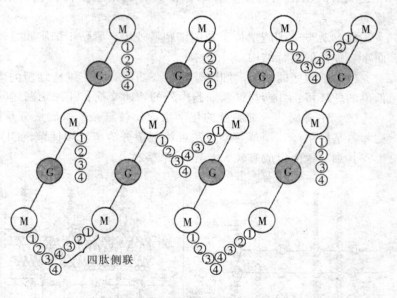

图2-4　大肠埃希菌细胞壁肽聚糖结构模式图

性菌细胞壁特有成分（占细胞壁干重的80%），位于细胞壁肽聚糖层的外侧，由内向外依次为脂蛋白、脂质双层和脂多糖三层组成，脂多糖（LPS）是革兰阴性菌内毒素的主要成分，与细菌的致病性有关。

由于革兰阳性菌和革兰阴性菌细胞壁结构不同（表2-1），因此两类细菌在染色性、免疫原性、致病性以及对药物的敏感性等方面均有很大差异。

如果细菌细胞壁受到某种理化因素或药物作用时，可导致细胞壁损伤而成为细胞壁缺陷的细菌，但仍能生长繁殖，则称为L型细菌。L型细菌常在临床使用作用于细胞壁的抗菌药物（如青霉素、头孢菌素类等）治疗过程中形成。

表 2-1 革兰阳性菌和革兰阴性菌细胞壁结构

| 细胞壁 | 革兰阳性菌 | 革兰阴性菌 |
| --- | --- | --- |
| 坚韧度 | 较坚韧 | 较疏松 |
| 厚度 | 厚（20~80nm） | 薄（10~15nm） |
| 肽聚糖层 | 多（可达 50 层） | 少（1~2 层） |
| 肽聚糖含量（占细胞壁干重） | 高（50%~80%） | 低（10%~20%） |
| 磷壁酸 | 有 | 无 |
| 外膜 | 无 | 有 |

2. 细胞膜 细胞膜是位于细胞壁内侧紧包在细胞质外面的一层柔软有弹性、具有半渗透性的生物膜。其基本结构是脂质双层中间镶嵌着具有特殊作用的酶和载体蛋白，与其他生物细胞膜基本相同，膜内不含胆固醇是与真核细胞的区别点。

细胞膜的主要功能：①参与菌体内外物质交换；②参与细菌的生物合成；③参与细胞的呼吸过程；④形成中介体（类似真核细胞的线粒体）。

3. 细胞质 细胞质由细胞膜包裹，为无色透明的胶状物。基本成分是水、蛋白质、脂类、无机盐、核酸及少量的糖。细胞质中的核酸主要是 RNA，易被碱性染料着色。细胞质内含有多种酶系，是细菌新陈代谢的主要场所。细胞质中尚有质粒、核糖体、胞质颗粒等重要结构。

（1）质粒 是细菌染色体外的遗传物质，为闭合环状的双链 DNA 分子。质粒并非细菌生长所必需，但与细菌的遗传变异有关，其主要特性有：①携带遗传信息；②能自我复制；③能传给子代；④可丢失以及在细菌之间转移。医学上重要的质粒有 F 质粒（致育性质粒），决定细菌性菌毛生成；R 质粒（耐药性质粒），决定细菌耐药性形成。

（2）核糖体 又称核蛋白体，是游离于细胞质中的微小颗粒，数量可达数万个。化学成分为 RNA 和蛋白质，由大小两个亚基组成。当 mRNA 将其串联成多聚核糖体时，即成为细菌合成蛋白质的场所。链霉素能与细菌核糖体上的小亚基结合，红霉素能与大亚基结合，从而干扰细菌蛋白质的合成，导致细菌的死亡，但该类抗生素对人体细胞则无影响。

（3）胞质颗粒 细菌细胞质中含有多种颗粒，多数是细菌储存的营养物质，包括多糖、脂类和磷酸盐等。胞质颗粒并不是细菌的恒定结构，常随菌种、菌龄及环境的不同而变化。较重要的是异染颗粒，主要成分为 RNA 和多偏磷酸盐，嗜碱性强，用美蓝染色时着色较深，用特殊染色法染色时与菌体颜色明显不同。常见于白喉棒状杆菌，可帮助鉴别细菌。

4. 核质 核质是细菌的遗传物质，但没有核膜、核仁和有丝分裂器，故称核质或拟核。核质是由一条双链环状的 DNA 分子反复盘绕卷曲而成的松散的网状结构。每个菌体中有 1~2 个核质结构，与细胞质界限不明显，多位于菌体中央。核质具有细胞核的功能，控制细菌的生命活动，是细菌遗传变异的物质基础。

（二）细菌的特殊结构

细菌的特殊结构是某些细菌所特有的结构，包括荚膜、鞭毛、菌毛和芽胞。

1. 荚膜 荚膜是某些细菌分泌并包绕在细胞壁外的一层较厚（>0.2μm）的黏液性物质。用一般染色法不易着色，在光学显微镜下仅能看到菌体周围有一未着色的透明圈

（图2-5），用特殊染色法可将荚膜染成与菌体不同的颜色；当细胞壁表面物质的厚度<0.2μm，光学显微镜下不能直接看到时称为微荚膜，其作用与荚膜相似。荚膜的形成受遗传控制和生长环境的影响，一般是在机体内或营养丰富的环境中容易形成，在普通培养基上则易消失。荚膜的化学成分随细菌种类不同而有差异，多数细菌的荚膜为多糖，少数细菌的荚膜为多肽，个别细菌的荚膜为透明质酸。

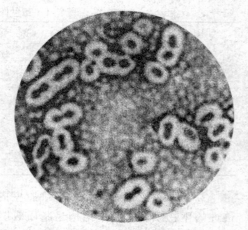

图2-5　细菌的荚膜

荚膜的意义：①荚膜是构成细菌致病性的重要因素，它具有抵抗吞噬细胞的吞噬及消化作用，并能保护菌体免受溶菌酶、补体、抗体及抗菌药物等的损伤，增强细菌的侵袭力；②荚膜具有免疫原性，可作为细菌鉴别和分型的依据；③有荚膜的菌株可在各种医疗导管中黏附定植，是造成医院感染的重要因素。

2. 鞭毛　鞭毛是某些细菌菌体表面附着的细长呈波状弯曲的丝状物。鞭毛很细，需经特殊染色使鞭毛增粗并着色后才能在光学显微镜下观察到。

根据鞭毛的数目和位置，可将鞭毛菌分为4类（图2-6）：①单毛菌（菌体一端有1根鞭毛）；②双毛菌（菌体两端各有1根鞭毛）；③丛毛菌（菌体一端或两端有多根鞭毛）；④周毛菌（菌体周身有许多鞭毛）。

鞭毛的意义：①鞭毛是细菌的运动器官，有鞭毛的细菌能运动，无鞭毛的细菌不能运动，可作为鉴定细菌的依据；②鞭毛的化学成分主要是蛋白质，具有免疫原性，通常称为H抗原，可

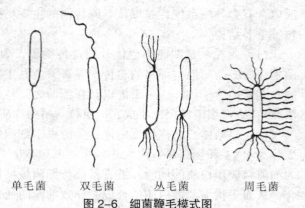

单毛菌　　双毛菌　　丛毛菌　　周毛菌
图2-6　细菌鞭毛模式图

用于细菌的分类和鉴定；③有些细菌的鞭毛，是细菌致病的重要因素，如霍乱弧菌借助鞭毛的运动穿过小肠黏膜表面的黏液层，使菌体黏附于肠黏膜上皮细胞表面而致病。

3. 菌毛　某些细菌菌体表面遍布着比鞭毛细、短而直的丝状物，称为菌毛。菌毛只能在电子显微镜下观察到，与细菌运动无关。化学成分主要是蛋白质，称为菌毛素，具有免疫原性。菌毛分为两种：

（1）普通菌毛　数目可达数百根，遍布于菌体表面，短而直；普通菌毛具有黏附作用，细菌借此可黏附于呼吸道、消化道、泌尿生殖道黏膜上皮细胞表面，进而侵入细胞内引起感染，而无菌毛的细菌则易随黏膜的纤毛运动、肠蠕动或尿液冲洗被排出体外，故普通菌毛与细菌的致病性有关。

（2）性菌毛　只有1~4根，比普通菌毛长而粗，中空呈管状，仅见于少数革兰阴性菌。带有性菌毛的细菌具有致育性，称为雄性菌（F⁺菌），无性菌毛的细菌称为雌性菌（F⁻菌）。雄性菌能通过性菌毛将质粒传递给雌性菌，使雌性菌获得雄性菌的某些相应的性

状（如致育性、耐药性等）。

4. 芽胞　芽胞是某些细菌在一定环境条件下，细胞质脱水浓缩，在菌体内形成的一个多层膜状结构的圆形或椭圆形小体。芽胞折光性强、壁厚、通透性低，普通染色法不易着色，在光学显微镜下只能观察到菌体内有一个无色透明的芽胞体，需用特殊染色法才能着色。芽胞是细菌抵抗不利环境而形成的，其代谢过程减慢，分裂停止。当环境适宜时，芽胞可吸水膨大，通过发芽形成新的菌体，又可分裂繁殖。未形成芽胞而具有分裂繁殖能力的菌体称为繁殖体，一个繁殖体只能形成一个芽胞，一个芽胞发芽也只能形成一个繁殖体，所以芽胞不是细菌的繁殖方式，一般认为芽胞是细菌的休眠状态。

芽胞对热、干燥、化学消毒剂以及辐射等均有很强的抵抗力，在自然界中芽胞可存活几年甚至几十年。芽胞抵抗力强的原因是：①具有多层致密的膜结构；②含水量少（约40%）；③含有耐热性强的酶类；④含有大量耐热的吡啶二羧酸。

芽胞的意义：①芽胞的大小、形态和位置随菌种而异，有助于鉴别细菌（图2-7）；②芽胞对理化因素具有很强的抵抗力，故在医院内对手术器械、敷料等进行灭菌时，应以杀灭芽胞作为灭菌的标准。

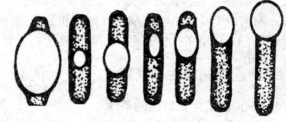

图2-7　细菌芽胞模式图

### 三、细菌形态学检查

#### （一）不染色标本检查法

细菌标本不经染色直接镜检可观察到细菌的形态及其动力。常用悬滴法或压滴法，置普通光学显微镜或暗视野显微镜下观察。

#### （二）染色标本检查法

细菌的等电点在 pH 2~5 之间，在近于中性（pH 7.2~7.6）的环境中细菌多带负电荷，易与带正电荷的碱性染料结合，故多用碱性染料染色，如美蓝、碱性复红和结晶紫等。

常用的细菌染色法有两种：

1. 单染法　只用一种染料染色，如美蓝，可观察细菌的大小、形态和排列，但不能鉴别细菌。

2. 复染法　用两种以上的染料染色，可将细菌染成不同颜色，除可观察细菌形态外，还能鉴别细菌，故也称鉴别染色法。最常用、最重要的有革兰染色法和抗酸染色法两种。

（1）革兰染色法　方法是标本固定后，先用结晶紫初染，再加碘液媒染，使之形成结晶紫-碘复合物；然后用95%乙醇脱色，有些细菌被脱色，有些细菌不脱色；最后用稀释苯酚复红或沙黄复染。结果是将细菌分成两大类：不被乙醇脱色仍保留紫色者为革兰阳性菌（G⁺），被乙醇脱色后复染成红色者为革兰阴性菌（G⁻）。临床意义有：①鉴别细菌，通过染色可将所有的细菌分成两大类，即革兰阳性菌和革兰阴性菌；②选择抗菌药物，大多数革兰阳性菌对青霉素、红霉素和头孢霉素等敏感，而革兰阴性菌对链霉素和卡那霉素等敏感；③与细菌致病性有关，大多数革兰阳性菌以外毒素致病，而革兰阴性菌则以内毒素为主要致病物质。革兰染色法的原理尚未完全阐明，但与细胞壁结构密切相关。

（2）抗酸染色法　可鉴别抗酸性杆菌和非抗酸性杆菌。方法是将固定的标本先经苯酚复红加温染色，再用盐酸乙醇脱色，最后用美蓝复染。结果是将结核分枝杆菌和麻风分枝杆菌等抗酸性杆菌被染成红色，其他杆菌经脱色被复染成蓝色，为非抗酸性杆菌。

（3）特殊染色法　细菌结构（如荚膜、芽胞、鞭毛以及细胞壁、异染颗粒等）的染色，用上述染色法不易着色，必须用特殊染色法才能着色。

# 第二节　细菌的生长繁殖与变异

细菌是一大类具有独立生命活动能力的单细胞微生物，能从外界环境摄取营养物质，获得能量、合成自身组成成分，进行新陈代谢及生长繁殖。细菌的个体微小，但表面积大，摄取营养快，代谢旺盛，生长繁殖迅速，并且代谢类型多样化，可产生各种代谢产物。细菌的生长繁殖与环境条件密切相关，当环境条件适宜时，细菌的代谢旺盛、生长繁殖迅速；当环境条件不利时，细菌生命活动受到抑制或发生变异甚至死亡。

## 一、细菌的生长繁殖

### （一）细菌生长繁殖的条件

1. 营养物质　细菌生长繁殖所需要的营养物质随细菌种类不同而有较大差异，但不外乎有水、碳源、氮源、无机盐和生长因子等。

（1）水　水是各种生物细胞不可缺少的主要成分，细菌代谢过程中的所有生化反应都必须在有水的条件下才能进行。

（2）碳源　碳源是指各种含碳的无机或有机化合物（如 $CO_2$、碳酸盐、糖、脂肪等），能被细菌吸收利用，作为合成菌体的必需原料，也是细菌代谢的主要能量来源。病原菌的碳源主要是糖类。

（3）氮源　病原菌主要是利用有机氮化合物（如蛋白胨、氨基酸等）作为氮源，用于合成菌体的结构蛋白、功能蛋白和核酸等。

（4）无机盐　细菌在生长代谢中需要钾、钠、氯、钙、镁、磷、硫、铁、锌、铜、钼等无机盐成分，其作用除构成菌体成分外，更重要的是调节菌体内外渗透压，激活酶的活性或作为某些辅酶的成分，某些元素与细菌的生长繁殖及致病性关系密切。

（5）生长因子　是指某些细菌在生长过程中还必需一些自身不能合成的物质，必须从外界得以补充。主要是一些维生素、某些氨基酸、脂类、嘌呤、嘧啶等。还有少数细菌（如流感嗜血杆菌）生长时需要血液中的 X、V 因子。

2. 酸碱度　大多数病原菌最适宜的 pH 为中性或弱碱性（pH 7.2~7.6）。个别细菌在碱性条件下生长良好，如霍乱弧菌在 pH 8.4~9.2 时生长最好；有些细菌最适宜偏酸环境，如结核分枝杆菌在 pH 6.5~6.8 时生长良好。

3. 温度　一般病原菌生长的最适宜温度为 37℃，与人体的体温相同。有些病原菌在低温下也可生长繁殖，如金黄色葡萄球菌在 5℃冰箱内缓慢生长释放毒素，可致食物中毒。

4. 气体　细菌生长繁殖时需要的气体主要是氧气和二氧化碳。通常根据细菌对氧的需求不同而分为 4 类：①专性需氧菌：具有完善的呼吸酶系统，必须在有氧的环境中才能生长繁殖，如结核分枝杆菌；②微需氧菌：在低氧压（5%~6%）的环境中生长最好，若氧压>10%时对其生长有抑制作用，如幽门螺杆菌、空肠弯曲菌；③专性厌氧菌：缺乏完整的呼吸酶系统，必须在无氧的环境中才能生长繁殖，如破伤风梭菌、脆弱类杆菌；④兼性厌氧菌：在有氧或无氧环境中均能生长繁殖，但在有氧时生长得更好，大多数病原菌属于这一类，如葡萄球菌、伤寒沙门菌、痢疾志贺菌等。一般细菌在代谢过程中自身产生的二氧化碳即可满足自身需要，但有些细菌如脑膜炎奈瑟菌、淋病奈瑟菌等，在初次分离培养时需提供5%~10%的二氧化碳，才能较好地生长。

**（二）细菌繁殖的方式与速度**

细菌的生长繁殖包括菌体体积的增长及菌体数量的增加。

1. **细菌的繁殖方式** 细菌一般以二分裂方式进行无性繁殖，个别细菌如结核分枝杆菌偶有分枝繁殖现象。球菌可从不同平面分裂，杆菌则沿横轴分裂。

2. **细菌的繁殖速度** 在适宜条件下，细菌繁殖速度极快。大多数细菌20~30分钟繁殖一代，个别细菌繁殖较慢，如结核分枝杆菌繁殖一代需18~20小时。若以20分钟繁殖一代计算，1个细菌10小时后可繁殖超过10亿，24小时后细菌繁殖的数量可达到难以计数的程度。

3. **细菌繁殖的规律** 细菌繁殖速度虽然极快，但实际上，由于细菌大量堆积，营养物质不断消耗，代谢产物逐渐聚积，细菌繁殖速度逐渐减慢以至终止。将一定数量的细菌接种于适当培养基中进行培养，以培养时间为横坐标，以培养物中细菌数的对数为纵坐标，可得出一条能反映细菌繁殖规律的曲线，称为生长曲线（图2-8）。细菌的生长过程可分为4期：①迟缓期：此期是细菌适应新环境的过程，菌体增大，代谢活跃，但分裂迟缓，时间长短不一，一般为1~4小时；②对数生长期：细菌以几何级数迅速增长，活菌数目呈对数直线上升，一般可持续8~10小时，此期细菌形态、染色、生理活性都比较典型，对外界环境因素的作用敏感；③稳定期：经对数生长期后，由于培养基中营养物质消耗、毒性代谢产物蓄积和pH下降，使细菌繁殖速度渐趋减慢，死亡菌数逐渐增加，细菌繁殖数和死亡数几乎相等，细菌可出现形态、染色和生理活性的改变，并可产生外毒素、内毒素等代谢产物以及形成芽胞；④衰退期：细菌的繁殖速度越来越慢以至停止，死菌数迅速超过活菌数，菌体变长、肿胀或畸形衰变，甚至菌体自溶，难以辨认。

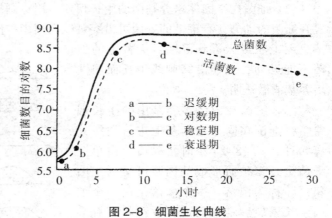

图2-8 细菌生长曲线

**（三）细菌的人工培养**

根据细菌生长繁殖的条件和繁殖规律，可用人工方法提供细菌生长繁殖必需的营养物质和适宜的生长环境来培养细菌，这对研究细菌生物性状、制备生物制品以及对细菌感染性疾病的诊断与治疗具有重要的实际意义。

1. **培养基** 用人工方法配制的适合于细菌生长繁殖的营养基质，称为培养基。根据培养基的物理性状，分为液体培养基、半固体培养基和固体培养基。按其用途可分为：

（1）基础培养基　含有细菌生长繁殖所需要的最基本营养成分。最常用的是肉汤培养基和普通琼脂培养基。

（2）营养培养基　在基础培养基中加入一些葡萄糖、血液、血清、酵母浸膏等营养物质，可供营养要求较高的细菌生长，如血琼脂平板。

（3）鉴别培养基　根据各种细菌对糖和蛋白质的分解能力及其代谢产物的不同，在培养基中加入特定的作用底物和指示剂来培养细菌，观察细菌生长后对底物的分解情况，鉴别细菌，如各种单糖发酵管、双糖铁培养基等。

（4）选择培养基　根据细菌对各种化学物质的敏感性不同，在培养基中加入某些化学物质，抑制其他杂菌生长，促进所需要分离的细菌生长，有选择地将目的菌分离出来。如SS培养基（含有胆盐、煌绿、枸橼酸盐）可抑制革兰阳性菌和部分革兰阴性菌生长繁殖，而对沙门菌属和志贺菌属的细菌生长没有影响，常用于肠道致病菌的分离与培养。

（5）厌氧培养基　专供厌氧菌的分离、培养和鉴别的培养基。在培养基中加入肉渣或还原性化学物质（如硫乙醇酸盐、半胱氨酸等），并用凡士林或石蜡封住培养基盖或塞，造成培养基内部无氧环境，常用的有肉渣（庖肉）培养基、硫乙醇酸盐肉汤培养基等。

2. 细菌在培养基中的生长现象　将细菌接种到培养基中，在37℃恒温培养箱培养18～24小时后，即可观察到生长现象。不同细菌在不同培养基中的生长现象各异。

（1）细菌在液体培养基中的生长现象　细菌在液体培养基中可呈现3种生长现象：①混浊生长：多数细菌呈此现象，多为兼性厌氧菌，如葡萄球菌；②沉淀生长：少数呈链状生长的细菌沉积于管底，如链球菌；③菌膜生长：专性需氧菌可浮在液体表面生长，形成菌膜，如枯草芽胞杆菌。在临床工作中应仔细观察注射用制剂的物理性状，严禁将细菌污染的制剂注入机体。

（2）细菌在半固体培养基中的生长现象　用穿刺针将细菌接种于半固体培养基中，来检查细菌的动力。有鞭毛的细菌可沿穿刺线向周围扩散生长，穿刺线模糊不清，周围培养基呈羽毛状或云雾状混浊；无鞭毛的细菌不能运动，只能沿穿刺线生长而周围培养基清澈透明。

（3）细菌在固体培养基中的生长现象　将细菌在固体培养基上进行划线分离接种，经18～24小时培养后，由单个细菌生长繁殖所形成的肉眼可见的细菌集团，称为菌落。一个菌落是由一个细菌生长繁殖后堆积而成，故可将含有多种细菌的标本划线接种于固体培养基上，以分离出纯种进行纯培养。不同细菌形成的菌落其大小、形状、颜色、透明度、表面光滑度、湿润度以及在血琼脂平板上的溶血情况等都有所不同（图2-9），根据菌落特征可以初步鉴别细菌。当细

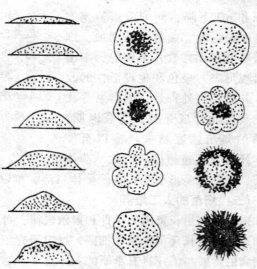

图2-9　细菌菌落形态

菌生长密集，多个菌落融合在一起，称为菌苔。

3. 人工培养细菌的用途及意义　细菌培养对疾病诊断、预防、治疗和科学研究等诸多方面都具有重要的作用。

（1）传染性疾病的病原学诊断与治疗　从患者标本中分离培养、鉴定出病原菌，才能作出确切的病原学诊断，并通过药物敏感试验来选择有效的抗菌药物进行治疗。

（2）生物制品的制备　利用分离培养出来的细菌纯种，制成诊断菌液、疫苗、类毒素、抗毒素等生物制品，用于传染病的诊断、预防和治疗。

（3）细菌的鉴定与研究　鉴定细菌以及研究细菌的生理、遗传变异、致病性与免疫性、耐药性等，都需要人工培养细菌。

（4）卫生学指标的检测　通过人工定量培养计数等方法，对生活饮用水、食品等的微生物学卫生指标进行检测。

（5）基因工程中的应用　因细菌具有繁殖快、易培养的特点，故大多数基因工程的实验和生产，首选在细菌中进行。

## 二、细菌的代谢产物

细菌的新陈代谢包括一系列复杂的生物化学反应，分为合成代谢和分解代谢两个过程。两种代谢过程中均能产生多种代谢产物，在医学上具有重要意义。

### （一）合成代谢产物及其意义

细菌在合成代谢过程中除合成菌体自身成分外，还能合成一些在医学上具有重要意义的代谢产物。

1. 热原质　许多革兰阴性菌和少数革兰阳性菌在代谢过程中合成的一种多糖，注入人体或动物体内能引起发热反应，故名热原质。革兰阴性菌的热原质就是其细胞壁中的脂多糖。热原质耐热，经高压蒸汽灭菌（121.3℃ 20分钟）不被破坏，玻璃器皿等需经250℃ 45分钟或180℃ 4小时干烤才能使热原质失去作用；热原质可通过一般滤菌器，但无挥发性，因此，蒸馏是除去热原质最好的方法。注射用水、药液等被细菌污染后，即使高压蒸汽灭菌或经滤过除菌仍有热原质存在，临床应用时可引起发热反应。因此，制备注射药剂或生物制品时应严格无菌操作，防止细菌污染，必须用无热原质的蒸馏水配制，所用玻璃器皿等需经250℃ 45分钟或180℃ 4小时干烤；液体中的热原质可用吸附剂或蒸馏等方法除去。

2. 毒素和侵袭性酶　毒素是细菌在代谢过程中产生的对机体有毒害作用的物质，有内毒素和外毒素两种，如伤寒沙门菌内毒素和破伤风痉挛毒素。侵袭性酶是某些细菌在代谢过程中产生的能损伤机体组织、促进细菌侵袭和扩散的致病性蛋白质，如金黄色葡萄球菌产生的血浆凝固酶、化脓性链球菌产生的透明质酸酶等。

3. 色素　有些细菌在一定条件下（氧气充足、温度适宜）能产生多种色素，可帮助鉴别细菌。细菌色素分两类：①水溶性色素：能扩散到培养基或周围组织中，如铜绿假单胞菌产生的绿色色素，可使培养基或脓汁呈绿色；②脂溶性色素：不溶于水，存在于菌体内，只使菌落显色而培养基不变色，如金黄色葡萄球菌产生的金黄色色素。

4. 抗生素　某些微生物在代谢过程中可产生一类能抑制或杀死某些其他微生物或肿瘤细胞的物质，称抗生素。大多抗生素由放线菌和真菌产生，如链霉素、青霉素等；由细菌产生的抗生素仅有几种，如多黏菌素、杆菌肽等。抗生素已广泛用于临床治疗感染性疾病和肿瘤。

5. 细菌素　某些细菌在代谢过程中产生的一种仅作用于近缘细菌的抗菌物质，称细菌素，如大肠菌素、铜绿假单胞菌素、弧菌素。细菌素为蛋白质类物质，因抗菌范围很窄且具有型特异性，故多用于细菌分型和流行病学调查。

6. 维生素　某些细菌可合成一些供自身需要的维生素，并能分泌到菌体外，供人体吸收利用，如人体肠道中的大肠埃希菌合成的 B 族维生素和维生素 K。

### （二）分解代谢产物及其意义

不同的细菌所含的酶不同，对糖、蛋白质的分解能力及其分解产物也不同，可作为鉴别细菌的重要依据。各种分解代谢产物可通过生化实验来检测，通称为细菌的生化反应。

1. 糖的分解代谢产物及其意义　各种细菌具有的酶不同，因此分解糖的能力和形成的产物也不同，可帮助鉴别细菌。如大肠埃希菌含有葡萄糖、乳糖分解酶和甲酸解氢酶，可分解葡萄糖和乳糖产生甲酸等产物，并将甲酸分解为 $CO_2$ 和 $H_2$，故生化反应结果为分解葡萄糖、乳糖产酸产气，以"⊕"表示；伤寒沙门菌只含有葡萄糖分解酶，而无乳糖分解酶和甲酸解氢酶，故生化反应结果为分解葡萄糖产酸不产气，以"+"表示，不分解乳糖，以"-"表示。此实验为单糖发酵试验。常用于检测糖分解的生化实验还有甲基红（M）试验、VP 试验等。

2. 蛋白质的分解代谢产物及其意义　由于各种细菌分解蛋白质和氨基酸的能力不同，借此鉴别细菌。如大肠埃希菌、变形杆菌、霍乱弧菌等含有色氨酸酶，能分解蛋白胨水中的色氨酸生成无色的靛基质（吲哚），当培养基中加入对二甲基氨基苯甲醛试剂时，生成红色的玫瑰靛基质，为靛基质试验阳性，而产气肠杆菌无色氨酸酶，故靛基质试验阴性（无色）；又如变形杆菌、乙型副伤寒沙门菌等能分解含硫氨基酸（如胱氨酸、甲硫氨酸），产生硫化氢，与培养基中的醋酸铅或硫酸亚铁生成黑色硫化铅或硫化亚铁沉淀，则硫化氢试验阳性；而大肠埃希菌、痢疾志贺菌不能分解含硫氨基酸，故硫化氢试验阴性（无黑色沉淀形成）。

## 三、细菌的遗传与变异

细菌同其他生物一样，都具有遗传和变异的生命特征。子代与亲代之间的生物学性状保持相似，且代代相传，称为遗传。在一定条件下，若子代与亲代之间的生物学性状出现差异，称为变异。

细菌的变异分为遗传变异和非遗传性变异。遗传性变异是由基因结构发生改变而引起的，变异的新性状可以稳定地遗传给子代，而且是不可逆的，又称基因型变异，常发生于个别细菌。非遗传性变异是由于环境条件变化引起的，而基因结构未发生改变，又称表型变异，常发生于菌群中所有的细菌，当影响因素去除后，变异又可恢复原状，是可逆的，不能遗传。

### （一）常见的细菌变异现象

1. 形态结构的变异　在外界环境条件的影响下细菌的形态与结构均可发生变异。如鼠疫耶尔森菌在 3%~6%氯化钠琼脂培养基中生长，其形态可由椭圆形小杆菌变成球形、杆状、哑铃状等多种形态；变形杆菌在含有 1%苯酚的培养基中生长，可失去鞭毛，称为 H-O 变异；肺炎链球菌在人工培养基中传代培养，可失去荚膜，同时毒力也随之下降。

2. 毒力变异　细菌的毒力变异表现为毒力的减弱或增强。如卡-介（Calmette-Guerin）二氏曾将有毒力的牛型结核分枝杆菌在含有胆汁、甘油的马铃薯培养基中，经过13年，连续传代培养230代后，获得了毒力高度减弱但仍保持免疫原性的变异株（减毒株），即卡介苗（BCG），用于预防结核病；无毒力的白喉棒状杆菌，当感染了β-棒状杆菌噬菌体后，可获得产生白喉外毒素的能力，致使毒力增强。

3. 耐药性变异　细菌对某种抗菌药物由敏感变为耐药的变异。自抗生素等抗菌药物广泛应用以来，耐药菌株逐年增多，给临床治疗带来很大的困难。如耐青霉素的金黄色葡萄球菌菌株已从20世纪40年代的14%上升至目前的80%以上；耐青霉素的肺炎链球菌也上升至50%以上。有的细菌产生多重耐药菌株，表现为同时耐受多种药物，甚至有的细菌变异后对药物产生依赖性，如痢疾志贺菌链霉素依赖株离开链霉素却不能生长。

4. 菌落变异　细菌的菌落也可发生变异，从人体初次分离出来的细菌多为光滑型菌落（S），表面光滑、湿润、边缘整齐；经人工培养基传代培养后变为粗糙型菌落（R），表面粗糙、干皱、边缘不整齐。此变异称为S-R变异，多见于肠道杆菌。菌落变异时，细菌的理化性状、免疫原性及毒力等也可发生改变。

### （二）细菌的遗传变异在医学中的应用

1. 病原学诊断　由于细菌的变异可出现不典型特征，给实验室诊断带来一定困难。因此在临床细菌学检查时，不仅要熟悉细菌的典型特征，而且还要了解细菌的变异规律，才能做出正确的诊断。

2. 临床治疗　由于抗生素的广泛应用，临床上耐药菌株日益增多，给感染性疾病的治疗造成很大困难。因此，对临床分离出来的致病菌在用药前应做药物敏感试验，指导选择敏感药物，减少盲目用药。

3. 传染病预防　应用人工方法诱导细菌形成毒力减弱或消失而免疫原性不变的减毒株或无毒株，制备减毒活疫苗，来预防某些传染病。

4. 基因工程中的应用　根据细菌可以通过基因转移和基因重组获得新的生物学性状的原理，将某种需要表达的基因通过载体转移到受体菌（工程菌）内，随着受体菌的大量生长繁殖可获得所需要的基因产物，现已用此方法成功制备出胰岛素、干扰素、生长激素、IL-2、乙肝疫苗等生物制品。

# 第三节　细菌与外环境

细菌广泛分布于自然界中，而且种类繁多，它们与外界环境、宿主构成相对平衡的生态系统。大多数细菌对人体无害，有些细菌若侵入人体或因某些原因导致人体内菌群平衡失调时，即可引起疾病。因此，建立无菌观念、严格无菌操作、正确运用消毒灭菌的方法、实施规范的生物安全措施，对于控制传染病流行、防止医院感染及菌群失调的发生都具有十分重要的意义。

## 一、细菌的分布

### （一）细菌在自然界的分布

1. 土壤中的细菌　因土壤具备细菌生长繁殖的良好条件，所以细菌的种类多、数量大，离地面 10~20cm 深的耕作层细菌含量最多。土壤中的细菌大多数是对人类有益的，在自然界的物质循环中起重要作用。但是，土壤中也有一些来自人和动物的排泄物以及死于各种传染病的人畜尸体的病原菌。多数病原菌在土壤中容易死亡，也有一些能形成芽胞的细菌则存活时间较长，如破伤风芽胞梭菌、产气荚膜芽胞梭菌、炭疽芽胞杆菌等，可存活几年甚至几十年。因此，当伤口被泥土污染时，要及时采取清创等必要的措施，防止破伤风和气性坏疽等疾病的发生。

2. 水中的细菌　水也具备细菌生长繁殖的条件，不管是地面水还是地下水、静止水还是流动水都含有细菌。细菌的种类和数量因水源不同而异。水中的病原菌主要来自土壤和人、动物的排泄物。水容易受到人和动物的粪便以及多种排泄物的污染。所以，水中可含有痢疾志贺菌、伤寒沙门菌、霍乱弧菌等病原菌，这些病原菌可在水中存活数天至数周。水源污染可引起多种消化道传染病的传播。故保护水源、加强生活饮用水和人畜粪便管理是预防和控制肠道传染病的重要环节。

3. 空气中的细菌　空气中缺乏细菌生长繁殖所需的营养物质和水分，并受日光照射，细菌容易死亡。但由于人和各种动物呼吸道及其口腔中的细菌可随唾液、飞沫播散到空气中，土壤中的细菌也可随尘土扩散到空气中。因此，空气中也有不同种类和数量的细菌存在。尤其是在人群密集的公共场所和医院，空气中的细菌种类和数量明显增多。常见的病原菌有金黄色葡萄球菌、乙型链球菌、结核分枝杆菌、肺炎链球菌、白喉棒状杆菌及脑膜炎奈瑟菌等，可引起呼吸道感染或伤口感染。空气中的非病原菌常常造成药物制剂、生物制品及培养基的污染。因此，医院的病房、手术室、制剂室、实验室等要严格按照有关规定进行空气消毒，以防止疾病传播及手术伤口污染或术后感染等。

**（二）细菌在正常人体的分布**

正常人体的体表及其与外界相通的腔道中，存在着不同种类和一定数量的微生物（表 2-2）。但正常人体的血液、骨骼、肌肉、心、肝、脾、肺、肾、子宫、膀胱等部位是无菌的。

表 2-2　人体常见的正常微生物群

| 部位 | 主要菌类 |
| --- | --- |
| 皮肤 | 葡萄球菌、类白喉棒状杆菌、铜绿假单胞菌、非结核分枝杆菌、丙酸杆菌、白假丝酵母菌等 |
| 口腔 | 葡萄球菌、甲型和丙型链球菌、肺炎链球菌、奈瑟菌、乳杆菌、类白喉棒状杆菌、螺旋体、白假丝酵母菌、放线菌等 |
| 鼻咽腔 | 葡萄球菌、甲型和丙型链球菌、肺炎链球菌、奈瑟菌、类杆菌、梭杆菌、腺病毒、支原体等 |
| 外耳道 | 葡萄球菌、类白喉棒状杆菌、铜绿假单胞菌、非结核分枝杆菌等 |
| 眼结膜 | 葡萄球菌、结膜干燥杆菌、类白喉棒状杆菌等 |
| 肠道 | 大肠埃希菌、产气肠杆菌、变形杆菌、铜绿假单胞菌、葡萄球菌、粪链球菌、类杆菌、产气荚膜梭菌、破伤风梭菌、双歧杆菌、乳杆菌、白假丝酵母菌等 |
| 前尿道 | 葡萄球菌、类白喉棒状杆菌、非结核分枝杆菌、大肠埃希菌、白假丝酵母菌等 |
| 阴道 | 乳杆菌、大肠埃希菌、类杆菌、白假丝酵母菌等 |

**（三）人体正常菌群及其意义**

1. 正常菌群　正常人体的体表以及与外界相通的腔道中，存在着不同种类和一定数量的细菌，这些细菌通常对人体无害，称为正常群菌。

2. 正常菌群的生理意义　正常情况下，人体与正常菌群之间以及正常菌群中各种微生物之间，保持一种相对平衡状态。在这种状态下，正常菌群具有重要的生理作用。

（1）生物拮抗作用　寄居在机体皮肤和黏膜上的正常菌群，通过营养竞争、产生细菌素等方式拮抗病原菌入侵。如肠道中大肠埃希菌产生的大肠菌素可抑制痢疾志贺菌的生长。

（2）营养作用　如肠道中的大肠埃希菌等能合成 B 族维生素和维生素 K 等，供给机体利用；双歧杆菌产酸形成的酸性环境，可促进机体对维生素 D 和钙、铁的吸收。

（3）免疫作用　正常菌群也具有免疫原性，并有促进免疫细胞分裂的作用。一方面可促进机体免疫系统的发育和成熟，另一方面可持续刺激机体免疫系统发生免疫应答，限制正常菌群本身对机体的危害，又能抑制或杀灭具有交叉抗原的病原菌。

此外，正常菌群还有一定的抗衰老和抗癌作用。

3. 条件致病菌　正常菌群与人体之间的平衡状态在某些特定条件下可被打破，使在正常情况下不致病的细菌也可引起疾病，这些细菌称为条件致病菌或机会致病菌。致使正常菌群转变为条件致病菌的特定条件有：①寄居部位改变：如大肠埃希菌从肠道进入泌尿道、腹腔或血液，可引起泌尿道感染、腹膜炎或败血症等；②机体免疫功能低下：如大面积烧伤、过度劳累、慢性消耗性疾病、应用大剂量的糖皮质激素、抗肿瘤药物或放射治疗等，可导致机体免疫功能低下，正常菌群中的有些细菌就可引起自身感染而出现各种感染病症；③不适当的抗菌药物治疗：滥用抗菌药物特别是广谱抗生素治疗所导致的菌群失调。

4. 菌群失调及菌群失调症　由于受某种因素（如滥用抗生素）的影响，使正常菌群的种类、数量和比例发生较大变化而失去平衡，称为菌群失调。严重的菌群失调可使机体出现一系列临床症状，称为菌群失调症。菌群失调症往往是在应用抗菌药物治疗原有感染性疾病的过程中所产生的另一种新感染，故又称为二重感染。临床上引起二重感染的常见细菌有金黄色葡萄球菌、革兰阴性杆菌和白假丝酵母菌等，临床表现多为肠炎、鹅口疮、肺炎、泌尿道感染或败血症等。如应用抗生素治疗细菌性痢疾时，将大肠埃希菌、类杆菌等正常菌群被同时大量杀灭，而耐抗生素的金黄色葡萄球菌、白假丝酵母菌等趁机大量繁殖而引起肠炎。

## 二、消毒与灭菌

细菌的生命活动与外界环境有着密切的关系，利用外界环境对细菌的不利因素进行消毒灭菌。消毒灭菌的常用术语有：

1. 消毒　杀死物体上或环境中的病原微生物的方法称为消毒。常用化学方法来消毒，用于消毒的化学药物称消毒剂。消毒只能杀死细菌繁殖体，不能杀死细菌芽胞，若要杀死细菌芽胞则需要提高消毒剂的浓度或延长消毒时间。

2. 灭菌　杀死物体上所有微生物，包括细菌芽胞的方法称为灭菌。通常采用物理方法来灭菌。

3. 无菌及无菌操作　无菌是指物体上没有活的微生物存在。防止微生物进入机体或物体内的操作方法，称为无菌操作或无菌技术。在临床工作中必须树立无菌观念，在进行外科手术、运用各种诊疗技术以及微生物学实验等操作过程中，均需按要求进行严格的无菌操作。

4. 防腐　防止或抑制微生物生长繁殖的方法称为防腐。用于防腐的化学药物称为防腐剂。防腐一般不致细菌死亡，常用于延长生物制品及口服制品的保存期。

**（一）物理消毒灭菌法**

1. 热力消毒灭菌法　高温能使细菌的核酸崩解、蛋白质和酶发生变性凝固，导致细菌死亡。热力消毒灭菌法分为湿热消毒灭菌和干热消毒灭菌两类。在同一温度下，湿热消毒灭菌的效果比干热好，原因是：①湿热比干热穿透力强；②湿热中菌体蛋白质易于变性凝固；③热蒸汽变为液态时可释放出大量潜热。

（1）湿热消毒灭菌法

①煮沸法：煮沸100℃ 5分钟，可杀死细菌繁殖体，常用于消毒食具、饮水、刀剪、注射器和一般外科器械等。杀死细菌芽胞则需煮沸1~3小时。若水中加入2%碳酸氢钠，可提高沸点至105℃，既可提高杀菌力，又能防止金属器械生锈。

②流通蒸汽法：用蒸笼或阿诺蒸汽锅进行消毒，温度不超过100℃，经15~30分钟可杀死细菌繁殖体。常用于消毒食具、注射器和一般外科器械等。

③间歇灭菌法：是把经流通蒸汽消毒的物品放置37℃恒温培养箱过夜，使其中的芽胞发育成繁殖体，次日再经流通蒸汽消毒，如此重复3次，可达到灭菌的目的。常用于不耐高温、营养丰富的培养基灭菌。

④高压蒸汽灭菌法：是一种最常用、最有效的灭菌方法。利用密闭、耐高压的蒸汽锅，加热产生蒸汽使之不外逸，随着锅内蒸汽压力的不断增加，温度也会随之提高。通常压力在103.4kPa（1.05kg/cm²）时，锅内温度可达121.3℃，维持15~30分钟，可杀死包括细菌芽胞在内的所有微生物。凡是耐高温和不怕潮湿的物品，如手术衣、敷料、手术器械、导管、注射器及普通培养基等，均可用此法灭菌。使用时应注意：必须检查安全阀门，注意安全；必须排尽锅内冷空气，物品放置不宜过密，否则会影响灭菌效果。

⑤巴氏消毒法：由巴斯德创用而得名。此法是用较低温度杀死液体中的病原菌或特定微生物（如结核分枝杆菌等），而不影响被消毒物品的营养成分和香味。方法是加热61.1℃~62.8℃ 30分钟或加热71.7℃ 15~30秒。常用于牛奶、酒类、饮料的消毒。

（2）干热灭菌法

①焚烧与烧灼：废弃的污染物品或死于传染病的人及动物尸体可焚烧灭菌；微生物实验室用的接种环、试管口、瓶口等可在火焰中直接烧灼灭菌。

②干烤：在电热干烤箱内，利用高热空气进行灭菌。通常加热至160℃~170℃维持2小时，即可达到灭菌的目的。适用于在高温下不变质、不损坏、不蒸发的物品灭菌，如玻璃器皿、瓷器、某些粉剂药物等。

2. 辐射杀菌法　主要包括紫外线和电离辐射。

（1）日光与紫外线　日晒是最简便最经济的消毒方法，患者的衣服、被褥、书报等经日光直接曝晒数小时，可杀死表面大部分微生物。日光杀菌主要靠紫外线。波长在200~300nm的紫外线就具有杀菌能力，其中265~266nm的紫外线杀菌力最强，此波长的紫外线易被细菌DNA吸收，干扰DNA的复制，导致细菌死亡或变异。紫外线穿透力弱，玻璃、纸张、尘埃、水蒸气等均能阻挡紫外线，故只适用于室内空气及物体表面的消毒，如手术室、传染病房、婴儿室、烧伤病房、无菌室的空气消毒和不耐热塑料制品等的表面消毒。用人工紫外线灯进行室内空气消毒时，有效距离为2~3m，照射时间为1~2小时。因紫外线对人体眼睛、皮肤有损伤作用，使用时应注意防护。

（2）电离辐射　包括高速电子、X射线和γ射线等，具有较高的能量与穿透力，在足够剂量时，对各种细菌均有较强的致死作用。常用于一次性医用塑料制品如一次性注射器、敷料、内镜插管、导管等的消毒，亦可用于食品消毒。

3. 滤过除菌法　滤过除菌是利用滤菌器阻留的方法将液体或空气中的细菌除去，以达到无菌的目的，但不能除去病毒、支原体和细菌毒素。滤菌器的除菌能力取决于滤板的孔径大小，一般孔径为0.22~0.45μm。常用滤菌器有蔡氏、玻璃、薄膜滤菌器和高效颗粒空气滤器4种。常用于不耐热的血清、抗毒素、生物药品等的除菌；高效颗粒空气滤器可用于无菌室的空气除菌。

**（二）化学消毒灭菌法**

1. 消毒剂　许多化学药物具有消毒甚至灭菌的作用。消毒剂对细菌和人体细胞都有毒性作用，所以只能用于人体体表和医疗器械、排泄物及周围环境的消毒，绝对不能口服和注射。

（1）常用消毒剂的种类、性质与用途　消毒剂的种类很多、性质与用途各有不同（表2-3），在临床工作中应选择使用。

表2-3　常用消毒剂的种类、性质与用途

| 类别及名称 | 主要性状 | 常用浓度 | 用　途 |
| --- | --- | --- | --- |
| 1. 重金属盐类 | | | |
| 红汞 | 抑菌，无刺激性 | 2% | 皮肤黏膜的小创伤消毒 |
| 硫柳汞 | 抑菌力强 | 0.01%~0.02% | 皮肤、手术部位消毒，眼、鼻及尿道冲洗 |
| 硝酸银 | 有腐蚀性 | 1% | 新生儿滴眼，预防淋球菌感染 |
| 2. 氧化剂 | | | |
| 高锰酸钾 | 强热氧化剂，稳定 | 0.1% | 皮肤、尿道消毒，水果等消毒 |
| 过氧化氢 | 新生氧杀菌，不稳定 | 3%~25% | 创口、皮肤、黏膜消毒 |
| 过氧乙酸 | 有腐蚀性 | 0.2%~0.5% | 塑料、玻璃器皿、地面、家具表面消毒 |
| 3. 卤素及其化合物 | | | |
| 碘酒 | 刺激皮肤 | 2.5% | 皮肤消毒 |
| 碘伏 | 无刺激性 | 0.5%~1% | 皮肤、伤口消毒 |
| 氯 | 刺激性强 | 0.2~0.5ppm | 饮水及游泳池消毒 |
| 漂白粉 | 刺激皮肤、腐蚀金属 | 10%~20% | 饮水、地面、厕所排泄物消毒 |
| 84消毒液 | 有刺激性、腐蚀性 | 不同比例 | 皮肤、传染病患者污染体、家具洁具、餐饮具消毒 |
| 4. 醇类 | | | |
| 乙醇 | 对芽胞无效 | 70%~75% | 皮肤、体温表等消毒 |
| 5. 酚类 | | | |
| 苯酚 | 杀菌力强，有特殊气味 | 3%~5% | 地面、器具表面消毒 |

续表

| 类别及名称 | 主要性状 | 常用浓度 | 用　途 |
|---|---|---|---|
| 来苏 | 杀菌力强，有特殊气味 | 2% | 皮肤、地面、器具表面消毒 |
| 6. 醛类 | | | |
| 甲醛 | 挥发慢，刺激性强 | 10% | 浸泡物品，空气熏蒸消毒 |
| 戊二醛 | 挥发慢，刺激性小 | 2% | 手术缝合线、内镜等消毒 |
| 7. 表面活性剂 | | | |
| 苯扎溴铵 | 刺激性小，对芽胞无效 遇肥皂等作用减弱 | 0.05%~0.1% | 术前洗手，皮肤黏膜消毒，浸泡手术器械 |
| 度米芬 | 遇肥皂等作用减弱 | 0.05%~0.1% | 皮肤、伤口、黏膜感染的消毒、手术器械消毒 |
| 8. 烷化剂 | | | |
| 环氧乙烷 | 易燃，有毒 | 50mg/L | 手术器械、敷料等消毒 |
| 9. 酸碱类 | | | |
| 醋酸 | 浓烈酸味，加等量水蒸发 | 5~10ml/m³ | 室内空气消毒 |
| 生石灰 | 杀菌力强，腐蚀性强 | 1:（4~8）比例配成糊状 | 排泄物、地面消毒 |
| 10. 染料 | | | |
| 甲紫 | | 2%~4% | 浅表创伤消毒 |

（2）常用消毒剂的作用机制　消毒剂的主要作用机制分为：①使菌体蛋白质变性或凝固，如重金属盐类、醛类、乙醇、酸、碱、甲紫等；②干扰细菌的酶系统和影响其代谢，如高锰酸钾、过氧化氢、碘液、漂白粉、重金属盐类等与菌体酶蛋白中的巯基（-SH）结合，使酶失去活性，引起细菌代谢障碍；③改变细菌细胞壁或细胞膜的通透性，如苯扎溴铵、度米芬等能吸附于菌体表面，改变细胞壁的通透性，苯酚、来苏等能破坏细菌的细胞膜，均可导致胞质内物质外渗或漏出，导致细菌死亡。

（3）影响消毒剂作用的因素　消毒剂的作用效果受环境、微生物种类及消毒剂性质等多种因素影响。①消毒剂的性质、浓度和作用时间：各种消毒剂的理化性质不同，对微生物的作用大小也不同，如过氧乙酸对细菌繁殖体和芽胞都有作用，而表面活性剂只对细菌繁殖体有效；又如表面活性剂对革兰阳性菌的杀菌效果比对革兰阴性菌的杀菌效果强。一般消毒剂浓度越高，作用时间越长，消毒效果就越好，但乙醇以70%~75%浓度的消毒效果最好，因高浓度乙醇可使菌体表面蛋白迅速脱水凝固，反而影响乙醇继续进入菌体内发挥作用。②细菌的种类、数量与状态：不同种类的细菌对消毒剂的抵抗力不同，如5%苯酚在5分钟内可杀死伤寒沙门菌，而杀死金黄色葡萄球菌则需10分钟以上。一般而言，有荚膜的细菌比无荚膜的细菌抵抗力强，细菌的芽胞比繁殖体抵抗力强，老龄菌比幼龄菌抵抗力强。细菌数量越大，所需消毒剂的量越多，作用时间越长。③环境因素：环境中的有机物质对细菌有保护作用，并与消毒剂结合，因而影响消毒效果。所以，在消毒皮肤及器械时，必须先洗干净再消毒；对痰、脓汁、粪便等消毒时，应选择受有机物质影响较小的消毒剂，如生石灰、漂白粉及酚类化合物。④温度和酸碱度：升高温度可以提高消毒剂的杀菌效果，如 3%~5%苯酚于 20℃时杀死金黄色葡萄球菌的时间比在 10℃时要缩短 5 倍。另外，消毒剂的杀菌作用还受 pH 的影响，如酚类在酸性环境中杀菌效果最好，而戊二醛溶液（呈弱酸性）中加入碳酸氢钠后才能发挥杀菌作用。其他影响消毒剂杀菌效果的因素还有湿度、穿透力、拮抗物质（如表面活性剂可被阴离子洗涤剂中和，过氧化氢可被还原剂中和）的存在。

2. 防腐剂　某些化学药品在高浓度时作为消毒剂，在低浓度时作为防腐剂，如 3%~5%苯酚用于消毒，而 0.5%苯酚则用于防腐。在生物制品、注射剂以及口服制品中常加入防腐剂，以防杂菌生长，延长其保存期。常用的防腐剂有 0.01%硫柳汞、0.5%苯酚、0.1%~0.2%甲醛等。

### 三、医院感染

1. 概念　医院感染又称医院内感染或医院内获得性感染，是指各类人群（如住院和门诊患者、陪护人员、探视者及医院工作人员等）在医院内获得的感染。

医院感染的对象是一切在医院内活动的人群，但主要是患者；感染发生的地点必须是在医院内；感染发生的时间界限为患者在医院期间和出院后不久。医院感染不包括入院前发生的感染或入院时已处于潜伏期的感染，但如患者入院时的感染与前次住院直接有关，也属于医院感染。

2. 医院感染率升高的原因　随着现代医学科学技术的迅速发展，为广大患者提供了高水平的医疗服务。同时，由于各种药物、诊疗技术尤其是侵入性诊疗设备的广泛应用，导致耐药菌株不断增多、患者免疫功能下降以及机会致病性微生物感染率增长，致使医院感染率升高。世界卫生组织公布，全世界医院感染率为 3%~20%，平均为 9%。医院感染严重影响医疗质量，增加患者痛苦，加重患者和国家经济负担，已成为当今世界各国面临的突出的公共卫生问题。

3. 医院感染中常见的微生物　引起医院感染的微生物种类较多（表 2-4），但以机会致病性微生物为主，病原体较难确定，且易产生耐药性，故给临床治疗带来许多困难。

表 2-4　医院感染常见的微生物

| 感染类型 | 微生物名称 |
| --- | --- |
| 泌尿道感染 | 大肠埃希菌、变形杆菌、克雷白菌、沙雷菌、肠球菌、铜绿假单胞菌、白假丝酵母菌等 |
| 呼吸道感染 | 肺炎链球菌、流感嗜血杆菌、分枝杆菌、肠杆菌属细菌、呼吸道病毒等 |
| 伤口和皮肤脓毒症 | 金黄色葡萄球菌、大肠埃希菌、变形杆菌、厌氧菌、表皮葡萄球菌等 |
| 胃肠道感染 | 沙门菌属细菌、宋内志贺菌、病毒等 |

4. 医院感染的微生物学监测与控制　通过微生物学监测及时查找感染源、传播途径以及引起医院感染的因素，有利于尽快制定和采取有效的控制措施。

（1）医院感染的微生物学监测　医院感染的微生物学监测主要包括：①物体表面细菌污染的监测；②空气中细菌污染的监测；③医务人员手部细菌污染的监测；④消毒灭菌效果的监测；⑤细菌的耐药性监测。

（2）医院感染的控制　目前国际上普遍认为，发生医院感染的主要因素是易感人群、环境及病原微生物，而危险因素是易感对象、侵入性诊疗技术。控制医院感染的重点在于控制医院感染的危险因素，具体措施包括：①健全和完善预防医院感染的管理制度，加强宣传工作，提高医务人员对医院感染的认识，增强责任心；②严格执行消毒工作技术规范和无菌操作技术，进入人体组织、无菌器官的医疗器械、器具和物品必须达到无菌标准，接触皮肤、黏膜的医疗器械、器具和物品必须达到消毒标准，各种用于注射、穿刺、采血等有创伤操作的医疗器具必须一用一灭菌，一次性使用的医疗器械、器具不得重复使用，对连续使用中的氧气湿化瓶、雾化器、呼吸机及其管道应定期消毒；③严格执行隔离技术规范，应以切断病原体传播途径为依据，采取相应的隔离措施，同时要加强医务人员的职业防护工作；④合理使用抗菌药物是降低医院感染率的有效手段。

# 第四节 细菌的致病性与感染

## 一、细菌的致病性

细菌的致病性是指细菌引起疾病的性能。细菌的致病性是对特定的宿主而言，有些细菌只对人有致病性，有些细菌只对某些动物有致病性，而有些细菌对人和动物均有致病性。不同的病原菌对机体可引起不同的病理变化及不同的疾病，如痢疾志贺菌引起细菌性痢疾，破伤风芽胞梭菌引起破伤风，结核分枝杆菌引起结核病。病原菌侵入机体能否引起疾病，与细菌的毒力、侵入数量、侵入途径以及机体的免疫力、环境因素等密切相关。

### （一）细菌的毒力

细菌的毒力是指细菌致病性强弱的程度。一般用半数致死量（$LD_{50}$，能引起 50% 的实验动物死亡的最小细菌数量或毒素剂量）或半数感染量（$ID_{50}$，能使 50% 的组织培养细胞发生感染的最小细菌数量或毒素剂量）作为测定细菌毒力的指标。各种病原菌的毒力不同，即使同种细菌，不同的型或株其毒力也不一致。细菌的毒力主要由侵袭力和毒素构成。

1. **侵袭力** 病原菌突破机体防御功能，在机体内定植、繁殖和扩散的能力，称为侵袭力。侵袭力与细菌菌体表面结构和侵袭性物质相关。

（1）**菌体表面结构** 主要有：①荚膜：细菌的荚膜本身无毒性，但它具有抗吞噬和抗杀菌物质的作用，可使细菌在机体内迅速繁殖和扩散，引起疾病。如有荚膜的肺炎链球菌仅有几个就可杀死 1 只小鼠，而失去荚膜的肺炎链球菌则达到几亿个才能杀死 1 只小鼠。此外，金黄色葡萄球菌的 A 蛋白、A 群链球菌的 M 蛋白、大肠埃希菌的 K 抗原、伤寒沙门菌的 Vi 抗原等位于细菌细胞壁外层的结构，其功能与荚膜相似，统称为微荚膜。②黏附素：具有黏附作用的细菌结构，可使细菌黏附于机体呼吸道、消化道、泌尿生殖道等黏膜细胞表面，是引起感染的前提条件。黏附素分为菌毛黏附素和非菌毛黏附素两种，因菌毛黏附素由细菌菌毛分泌，存在于菌毛顶端，通常简称菌毛，如淋病奈瑟菌、大肠埃希菌、痢疾志贺菌、伤寒沙门菌、霍乱弧菌等的菌毛；非菌毛黏附素是有些细菌表面的某些组分，包括革兰阳性菌细胞壁的成分和革兰阴性菌的外膜蛋白等，如 A 群链球菌的脂磷壁酸（LAT）、鼠疫耶尔森菌的外膜蛋白等。黏附素与机体细胞表面的相应受体发生特异性结合，使细菌黏附于机体细胞表面而引起感染。

（2）侵袭性物质　病原菌在感染过程中常产生一些对机体细胞有损伤作用的侵袭性物质。主要有：①侵袭性酶：属胞外酶，在感染过程中协助病原菌抵抗吞噬或有利于病原菌扩散。如金黄色葡萄球菌产生的血浆凝固酶，能使血浆中的纤维蛋白原转变为纤维蛋白包绕在菌体表面，从而保护细菌不易被吞噬细胞吞噬；A群链球菌产生的透明质酸酶能分解机体细胞间质的透明质酸，有利于细菌在组织中扩散。②其他侵袭性物质：如致病性球菌产生的杀白细胞素、溶血素能杀死或溶解吞噬细胞；侵袭性大肠埃希菌能产生侵袭素，使细菌侵入肠黏膜上皮细胞内；结核分枝杆菌细胞壁成分索状因子能抑制巨噬细胞溶酶体与吞噬体融合等。

2. 毒素　毒素是细菌在代谢过程中合成的可直接或间接损伤机体细胞、组织和器官，干扰生理功能的毒性物质。按其来源、性质和作用的不同，分为外毒素和内毒素两类。

（1）外毒素　外毒素是某些细菌在代谢过程中产生并分泌到菌体外的毒性物质。主要是由革兰阳性菌产生的，部分革兰阴性菌也能产生外毒素。如革兰阳性菌中的破伤风梭菌、产气荚膜梭菌、肉毒梭菌、白喉棒状杆菌、金黄色葡萄球菌、A群链球菌等及革兰阴性菌中的痢疾志贺菌、产毒性大肠埃希菌、霍乱弧菌、鼠疫耶尔森菌、铜绿假单胞菌等均可产生外毒素。大多数外毒素在细菌细胞内合成并分泌至菌体外，但有少数外毒素存在于菌体内，只有在细菌细胞溶解后才能释放出来，如痢疾志贺菌的外毒素。

外毒素的特性有：①大多数外毒素的化学成分是蛋白质。②性质不稳定，易被热、酸、蛋白酶等因素破坏，如破伤风外毒素加热至60℃ 20分钟即被破坏。③毒性作用极强，极少量即可使易感动物死亡，如1mg肉毒梭菌外毒素（肉毒毒素）纯品可杀死2亿只小白鼠，比氰化钾的毒性强1万倍。④外毒素对组织器官有高度的选择性，只能与特定的组织细胞表面受体结合，引起特殊的临床症状，如破伤风痉挛毒素与脊髓及脑干抑制性神经细胞突触末端结合，阻断抑制性介质释放，引起骨骼肌强直性痉挛。⑤外毒素免疫原性强，可刺激机体产生抗体（称为抗毒素），抗毒素具有中和外毒素的作用；外毒素经0.3%~0.4%甲醛处理后脱去毒性，但仍保留免疫原性，从而制成类毒素，类毒素注入机体或动物体内后可刺激机体或动物产生能中和外毒素毒性的抗毒素，故类毒素可用于人工自动免疫预防相应疾病，抗毒素可用于人工被动免疫治疗或紧急预防相应疾病。

外毒素种类较多，根据外毒素对靶细胞的亲和性及作用机制不同，将其分为神经毒素、细胞毒素和肠毒素3大类（表2-5）。

表2-5　主要的细菌外毒素

| 毒素类型及名称 | 产生的细菌 | 作用机制 | 主要症状和体征 | 所致疾病 |
| --- | --- | --- | --- | --- |
| 1. 神经毒素 | | | | |
| 痉挛毒素 | 破伤风梭菌 | 阻断抑制神经递质甘氨酸的释放 | 骨骼肌强直性痉挛 | 破伤风 |
| 肉毒毒素 | 肉毒梭菌 | 抑制胆碱能运动神经释放乙酰胆碱 | 肌肉松弛性麻痹 | 肉毒中毒 |
| 2. 细胞毒素 | | | | |
| 白喉毒素 | 白喉棒状杆菌 | 抑制细胞蛋白质的合成 | 肾上腺出血、心肌损伤、外周神经麻痹 | 白喉 |

续表

| 毒素类型及名称 | 产生的细菌 | 作用机制 | 主要症状和体征 | 所致疾病 |
|---|---|---|---|---|
| 猩红热毒素 | A 群链球菌 | 破坏毛细血管内皮细胞 | 鲜红色皮疹 | 猩红热 |
| 3. 肠毒素 | | | | |
| 霍乱肠毒素 | 霍乱弧菌 | 激活腺苷酸环化酶，使细胞内的 cAMP 升高 | 小肠上皮细胞内水及电介质丢失，腹泻、呕吐 | 霍乱 |
| 肠毒素 | 产肠毒素型大肠埃希菌 | 不耐热肠毒素同霍乱肠毒素，耐热肠毒素使细胞内 cGMP 升高 | 呕吐、腹泻 | 腹泻 |
| | 产气荚膜梭菌 | 同霍乱肠毒素 | 呕吐、腹泻 | 食物中毒 |
| | 金黄色葡萄球菌 | 作用于呕吐中枢 | 呕吐、腹泻 | 食物中毒 |

(2) 内毒素　内毒素是革兰阴性菌细胞壁中的脂多糖 (LPS) 成分，当细菌死亡裂解后才能释放出来。

内毒素的特性有：①内毒素的化学成分为脂多糖，由特异性多糖、非特异性核心多糖、类脂 A 三部分组成。②性质稳定，耐热，100℃ 1 小时不被破坏，需 160℃ 2~4 小时或用强碱、强酸、强氧化剂煮沸 30 分钟才被破坏。③内毒素的主要毒性成分是类脂 A，毒性相对较弱。④内毒素对组织器官无选择性，引起的病理变化和临床症状基本相似。⑤内毒素免疫原性弱，不能用甲醛脱毒制成类毒素。

各种革兰阴性菌产生的内毒素致病作用相似，主要引起：①发热反应：极微量 (1~5ng/kg) 的内毒素进入血液即可引起机体发热反应。其机制是内毒素激活巨噬细胞，使其释放 IL-1、IL-6、TNF-α 等细胞因子 (内源性致热原)，经血液到达下丘脑，刺激下丘脑体温调节中枢引起发热反应。②白细胞反应：当内毒素进入血液循环并急剧增加时，能使大量血细胞黏附于毛细血管壁，导致循环血中白细胞急剧下降。数小时后，内毒素诱生中性粒细胞释放因子刺激骨髓，使骨髓中大量中性粒细胞进入血液，导致血液中白细胞急剧增多，但伤寒沙门菌内毒素则使血循环中白细胞减少 (机制不明)。③内毒素血症与内毒素休克：当血液中有大量革兰阴性菌繁殖或病灶内细菌释放大量内毒素入血时，机体即可出现内毒素血症。内毒素作用于巨噬细胞、中性粒细胞、血小板、补体系统等，形成和释放 IL-1、IL-6、组胺、5-羟色胺、前列腺素、激肽等生物活性物质，使小血管收缩和舒张功能紊乱而造成微循环障碍，血液淤滞于内脏，血管通透性增加，血浆外渗，有效循环血量剧减，血压显著下降，导致重要组织器官的血液灌注不足、缺氧、酸中毒等，进而导致内毒素性休克。④弥散性血管内凝血 (DIC)：高浓度的内毒素可直接活化凝血系统，也可通过损伤血管内皮细胞间接活化凝血系统，使血液在血管内凝固。广泛性血管内凝血造成凝血因子的消耗和减少。内毒素还能直接活化溶纤维蛋白系统，使血管内的凝血又被溶解。由此引起广泛性出血，导致 DIC，常引起皮肤、黏膜的出血和渗血及内脏广泛出血，严重者可致死亡。

细菌的内毒素与外毒素不同 (表 2-6)，应加以区别。

表2-6 细菌外毒素与内毒素的主要区别

| 区别要点 | 外毒素 | 内毒素 |
|---|---|---|
| 来源 | 革兰阳性菌及部分革兰阴性菌分泌或少数菌溶解后释放 | 革兰阴性菌细胞壁成分，细菌裂解后释放 |
| 化学成分 | 蛋白质 | 脂多糖 |
| 稳定性 | 不稳定，60℃ 30分钟被破坏 | 稳定，160℃ 2~4小时才被破坏 |
| 免疫原性 | 强，刺激机体产生高效价抗体，甲醛处理脱毒后制成类毒素 | 弱，刺激机体产生的抗体效价低，甲醛处理后不能形成类毒素 |
| 毒性作用 | 强，对组织器官有选择性毒害作用，引起特殊临床症状 | 较弱，各种细菌内毒素的毒性反应大致相同，引起发热、白细胞变化、微循环障碍、休克、DIC等 |

#### （二）细菌的侵入数量

病原菌侵入机体能否引起疾病，除必须具有一定的毒力外，还必须有足够的数量。一般细菌毒力越强，引起疾病所需的菌量越少；细菌毒力越弱，引起疾病所需的菌量越大。如毒力强的鼠疫耶尔森菌，若侵入无特异性免疫力的机体中，只需几个即可引起鼠疫，而毒力弱的沙门菌，则需摄入数亿个细菌才能引起食物中毒。

#### （三）细菌的侵入途径

病原菌引起疾病除具有一定的毒力和足够的数量外，还必须有适当的侵入途径。各种病原菌的感染均需特定的侵入途径，一般一种细菌只有一种侵入途径，如痢疾志贺菌必须经口侵入肠道繁殖才能引起细菌性痢疾，而破伤风芽胞梭菌及其芽胞必须侵入深而窄的伤口才能引起破伤风。但有些细菌可以通过多种途径侵入机体，如结核分枝杆菌可经呼吸道、消化道、皮肤创伤等多个途径侵入机体引起感染。

## 二、细菌的感染

#### （一）感染的概念

感染是指病原体侵入机体后与机体防御功能相互作用而引起的病理过程，又称传染。

#### （二）感染的来源和传播方式

1. 感染的来源 感染按其病原体来源分为外源性感染和内源性感染两种。

（1）外源性感染 病原体来自体外的感染称为外源性感染。外源性感染源主要有患者、带菌者、患病或带菌动物等。

（2）内源性感染 病原体来自自身体内（正常菌群或某些曾感染过而潜伏下来的病原体）的感染称为内源性感染。如机体长期大量使用广谱抗生素或免疫抑制剂，引起机体菌群失调或导致机体免疫功能降低时，条件致病菌或病原菌得以大量繁殖而发生感染。目前，临床上内源性感染有逐渐增多的趋势。

2. 传播方式 因各种病原菌的侵入途径不同，其传播方式主要有：

（1）呼吸道感染 如肺结核、流行性脑膜炎、百日咳、白喉等呼吸道传染病，通过患者或带菌者咳嗽、打喷嚏或大声说话等，将含有病原菌的飞沫或呼吸道分泌物播散到空气中，被易感者吸入而感染。

（2）消化道感染 如痢疾、伤寒、霍乱等消化道传染病，大多是因摄入被患者或带菌者呕吐物、排泄物污染的食物、饮水而经消化道感染的。

（3）皮肤黏膜创伤感染  如引起皮肤化脓性感染的金黄色葡萄球菌、A群链球菌以及引起破伤风、气性坏疽等特殊感染的厌氧菌，常经皮肤黏膜创伤侵入机体而引起感染。

（4）接触感染  如淋病、皮肤炭疽、布鲁病等可通过人与人、人与患病或带菌动物密切接触而引起感染。

（5）节肢动物媒介感染  如鼠疫可通过鼠蚤叮咬吸血传染给人。

**（三）感染的类型**

感染的发生、发展和结局，取决于病原菌与机体相互作用、相互较量的结果。根据其结果将感染分为隐性感染、显性感染和带菌状态3种类型。

1. 隐性感染  当机体的免疫力较强或侵入的病原菌毒力较弱、数量较少时，感染对机体的病理损害较轻微，不出现明显的临床症状，即为隐性感染或称亚临床感染。在大多数传染病流行中，90%以上的感染人群无临床症状，呈隐性感染。隐性感染的病原菌往往不被机体及时彻底消灭，而在机体内维持一定的数量和一定的时间，在人群中造成传播。隐性感染后机体可产生特异性免疫力，能抵御同种病原菌的再次感染。

2. 显性感染  当机体的免疫力较弱或侵入的病原菌毒力较强、数量较多时，感染对机体组织和细胞产生不同程度的病理损害，生理功能亦可发生改变，出现明显的临床症状和体征，即为显性感染。

（1）根据病情缓急不同，将显性感染分为：①急性感染：发病急、病程短，表现为突然发作，症状明显，持续数日至数周。病愈后，病原菌即可从机体内消失。如脑膜炎奈瑟菌、肺炎链球菌、霍乱弧菌等引起的感染。②慢性感染：发病缓慢、病程长，出现临床症状和体征的过程缓慢，可持续数月至数年。如结核分枝杆菌、麻风分枝杆菌等引起的感染。

（2）根据感染部位及性质不同，又将显性感染分为：①局部感染：病原菌侵入机体后只局限于机体的某一部位，引起局部病变。如化脓性球菌引起的疖、痈等。②全身感染：病原菌侵入机体后，病原菌及其毒素等代谢产物进入血液并向全身扩散，引起全身症状。

全身感染在临床上常见的类型有：①菌血症：病原菌由原发感染部位一时性或间断性侵入血流，但不在血中繁殖，称为菌血症。如伤寒沙门菌感染早期出现的菌血症。②毒血症：病原菌在机体局部组织生长繁殖，不进入血流，但其产生的外毒素进入血流损伤易感的组织和细胞，引起特殊的临床症状，称为毒血症。如白喉、破伤风等。③败血症：病原菌侵入血流并在其中大量生长繁殖，产生毒素，引起严重的全身中毒症状（如高热、皮肤黏膜淤血、肝脾大，甚至发生肾衰竭等），称为败血症。如化脓性链球菌引起的败血症。④脓毒血症：化脓性细菌由原发病灶侵入血流，在其中大量繁殖，并随血流向全身扩散至其他组织和器官，引起新的化脓性病灶，称为脓毒血症。如金黄色葡萄球菌所致的脓毒血症，常引起多发性肝脓肿、皮下脓肿、肾脓肿等。

3. 带菌状态  在隐性感染或显性感染后，病原菌从机体内并未立即消失，仍在体内继续存留一定时间并不断向体外排出，与机体免疫力处于相对平衡状态，称为带菌状态。处于带菌状态的人称为带菌者。带菌者有两种：①健康带菌者：即体内带有病原菌的健康人；②恢复期带菌者：即患传染病后，在短期内机体内仍存留有病原菌者。如伤寒、白喉等病后常出现带菌状态。带菌者虽无临床症状，但经常或间歇性的排出病原菌，成为重要的传染源。因此，及时发现带菌者并对其进行隔离和有效治疗，对于控制和消灭传染病的流行具有重要意义。

## 考点链接

1. 氨基糖苷类抗生素的抗菌机制主要是
   A. 抑制细菌细胞壁合成　　　　B. 抑制菌体蛋白质合成
   C. 影响细菌细胞膜通透性　　　D. 抑制核酸代谢
   E. 抑制叶酸代谢
   **解析**：氨基糖苷类抗生素作用于细菌核糖体上，抑制菌体蛋白质合成。**参考答案**：B。

2. 感染的含义是
   A. 病原体侵入人体的过程　　　B. 病原体寄生于人体的过程
   C. 病原体侵入人体的方式　　　D. 人对病原体缺乏抵抗力而发病
   E. 病原体与人体相互作用的过程
   **解析**：感染是指病原体侵入机体后与机体防御功能相互作用所引起的病理过程。**参考答案**：E。

3. 细菌进入人体后，是否引起疾病，主要取决于
   A. 细菌的数量和机体的免疫力　　　B. 细菌的数量和细菌的毒力
   C. 细菌的毒力和机体的免疫力　　　D. 细菌的侵袭力和机体的免疫力
   E. 细菌的致病性和机体的免疫力
   **解析**：病原菌侵入机体能否引起疾病，与细菌的毒力、侵入数量、侵入途径以及机体的免疫力、环境因素等密切相关，但主要取决于细菌的毒力和机体的免疫力。
   **参考答案**：C。

## 综合测试

（一）名词解释

1. 质粒　　2. 荚膜　　3. 芽胞　　4. 热原质　　5. 正常菌群　　6. 二重感染　　7. 消毒
8. 灭菌　　9. 无菌操作　　10. 医院感染　　11. 菌血症　　12. 毒血症　　13. 败血症
14. 脓毒血症　　15. 带菌状态

（二）填空题

1. 细菌按其外形，分为_____、_____、_____。

2. 根据细菌对氧气的需求不同，将细菌分为_____、_____、_____、_____。

3. 细菌的合成代谢产物有_____、_____、_____、_____、_____、_____。

4. 革兰染色法将细菌分成两大类：不被乙醇脱色仍保留紫色者为_____，被乙醇脱色后复染成红色者为_____；临床意义有_____、_____、_____。

5. 人工培养细菌的用途及意义有_____、_____、_____、_____、_____。

6. 最常用、最有效的灭菌方法是_____、通常压力在_____时，温度可达到_____，维持_____分钟，可杀死包括细菌_____在内的所有微生物。

7. 杀菌力最强的紫外线波长为_____，紫外线穿透力_____，只适用于_____及_____的消毒；用人工紫外线灯进行消毒时，有效距离为_____，照射时间为_____。

8. 细菌的侵袭力与_____和_____相关。

（三）A1 型题

1. 细菌大小的测量单位是
   A. cm    B. mm    C. μm    D. nm    E. dm

2. 细菌的基本结构不包括
   A. 细胞壁    B. 细胞膜    C. 细胞质    D. 芽胞    E. 核质

3. 革兰阳性菌和革兰阴性菌共有的细胞壁成分是
   A. 磷壁酸    B. 脂多糖    C. 肽聚糖    D. 外膜    E. 脂蛋白

4. 与细菌致病性有关的细菌结构是
   A. 细胞壁、荚膜、性菌毛    B. 细胞膜、芽胞、鞭毛    C. 荚膜、鞭毛、普通菌毛
   D. 芽胞、性菌毛、核质    E. 质粒、异染颗粒、核糖体

5. 对外界理化因素抵抗力最强的细菌结构是
   A. 细胞壁    B. 荚膜    C. 鞭毛    D. 菌毛    E. 芽胞

6. 细菌生长繁殖所需的条件不包括
   A. 营养物质    B. 阳光    C. 适宜的温度    D. 适宜的 pH    E. 必要的气体

7. 判断灭菌是否彻底的标准是
   A. 病原微生物被完全杀灭    B. 细菌繁殖体被完全杀灭    C. 细菌芽胞被完全杀灭
   D. 细胞壁被破坏    E. 细胞膜被溶解

8. 具有黏附作用的细菌结构是
   A. 脂多糖    B. 荚膜    C. 性菌毛    D. 普通菌毛    E. 芽胞

9. 正常菌群转变为条件致病菌的特定条件不包括
   A. 定居部位发生改变    B. 大面积烧伤    C. 大剂量应用糖皮质激素
   D. 细菌毒力增强    E. 不适当的抗菌药物治疗

10. 手术衣、敷料、手术器械、生理盐水等灭菌常采用
   A. 煮沸消毒法    B. 巴氏消毒法    C. 高压蒸汽灭菌法
   D. 间歇灭菌法    E. 干烤法

（四）简答题

1. 简述革兰阳性菌与革兰阴性菌细胞壁的主要区别。

2. 简述细菌的遗传变异在医学中的应用。

3. 简述影响消毒剂消毒效果的因素。

4. 简述控制医院感染的具体措施。

5. 简述细菌致病因素的构成。

6. 简述细菌外毒素与内毒素的主要区别。

（何海明）

# 第三章　免疫学基础

## 第一节　概　述

人类对免疫的认识过程其实就是与传染病作长期斗争的过程。最早从中国人用人痘防天花为代表的经验免疫学时期，发展到以英国医生 E. Jenner 用牛痘苗防天花、法国微生物学家 Louis Pasteur 成功研制出炭疽杆菌减毒疫苗和狂犬病疫苗、德国学者 Emil von Behring 和日本学者 S. Kitasato 研制出白喉抗毒素、俄国动物学家 Metchnikoff 提出细胞免疫学说、德国学者 Paul Ehrlich 提出体液免疫学说等为代表的经典免疫学时期，及至进展到以澳大利亚科学家 F. Burnet 提出单克隆选择学说为代表的近代免疫学时期。进入 20 世纪 60 年代，免疫学发展突飞猛进，医学免疫学的研究更加深入，对免疫的认识更加全面与完善。

### 一、免疫的概念

1. 免疫　免疫最初的意思是指免除瘟疫，即通常所指机体抵抗病原生物及其有害代谢产物感染的能力，俗称抵抗力。随着人类对免疫机制研究的不断深入，发现机体免疫功能不仅能清除病原微生物，而且还能清除体内突变的肿瘤细胞和衰老死亡的自身细胞。因此，现代的免疫概念是指机体识别和清除抗原性异物，以维持自身生理平衡与稳定的功能。机体的免疫功能必须维持在适当水平，若过强或过弱将会导致机体疾病，即免疫在正常情况下对机体是有益的，在某些情况下也可造成机体组织损伤。

2. 免疫学　免疫学是研究机体免疫系统的组织结构和生理功能以及其在医学中应用的一门科学。通过学习免疫学的基本理论、基础知识、基本技能，认识机体免疫系统的组成及其功能，理解免疫性疾病的发病机制，充分运用现代免疫学知识及有效手段，检测和防治传染病及免疫相关疾病，来提高人类健康水平。

### 二、免疫的功能

根据抗原性异物的不同，机体免疫有 3 种功能（表 3-1）：

1. 免疫防御　指机体清除外来抗原（如病原微生物及其代谢产物）的功能，即通常指的抗感染免疫，又称抵抗力。若此功能低下，会引起免疫缺陷而导致机体反复感染；反之，若此功能过于强烈或持续时间过长，则会导致机体组织损伤和生理功能紊乱而发生超敏反应。

2. 免疫稳定　指机体清除体内衰老、凋亡、损伤细胞，维护自身生理平衡与稳定的功能。若此功能发生异常，则可能对"自己"抗原加以清除，损伤自身的正常组织而引起自身免疫性疾病。

3.免疫监视　指机体识别、杀伤、清除体内的突变细胞，防止其发展为肿瘤的功能。若此功能失调，突变细胞可逃避免疫，引起肿瘤。

表3-1　免疫的功能与表现

| 免疫功能 | 正常表现 | 异常表现 |
|---|---|---|
| 免疫防御功能 | 抗病原生物（微生物、寄生虫）感染 | 反应过强引起超敏反应<br>反应过低则引起免疫缺陷病 |
| 免疫稳定功能 | 清除衰老、凋亡、损伤细胞 | 引起自身免疫性疾病 |
| 免疫监视功能 | 清除突变细胞（肿瘤细胞等） | 易发肿瘤 |

# 第二节　免疫系统

免疫系统是机体发生免疫应答的物质基础，是机体执行免疫功能的一个重要系统，遍布整个人体，能准确识别"自己"和"非己"物质，以维持机体生理功能的正常。免疫系统由免疫器官、免疫细胞和免疫分子3部分组成。

免疫系统
- 免疫器官
  - 中枢免疫器官：骨髓、胸腺
  - 外周免疫器官：脾脏、淋巴结、其他淋巴组织
- 免疫细胞
  - 适应性免疫应答细胞：T淋巴细胞、B淋巴细胞
  - 固有免疫组成细胞：NK细胞、吞噬细胞、树突状细胞等
- 免疫分子
  - 免疫球蛋白（抗体）
  - 补体
  - 细胞因子等

本节着重介绍免疫器官的结构与功能、免疫细胞的种类与功能，免疫分子将在有关章节中介绍。

## 一、免疫器官

免疫器官按其功能不同，分为中枢免疫器官和外周免疫器官。

### （一）中枢免疫器官

中枢免疫器官是免疫细胞发生、分化、成熟的场所。人类或哺乳类动物的中枢免疫器官由骨髓和胸腺组成。

1.骨髓　骨髓是机体的造血器官，是各种血细胞及免疫细胞的发生地（图3-1）。骨髓多能干细胞先增殖分化为髓样干细胞和淋巴干细胞，前者发育成熟为粒细胞、单核细胞、红细胞、血小板等进入血流；后者一部分经血迁入胸腺，发育成熟为T淋巴细胞和自然杀伤细胞，另一部分继续在骨髓分化成熟为B淋巴细胞，然后经血液迁至外周免疫

器官。故 B 淋巴细胞又称为骨髓依赖淋巴细胞。骨髓功能缺陷，可导致机体体液免疫和细胞免疫均缺陷。

2. 胸腺　胸腺是 T 淋巴细胞分化、发育、成熟的场所。人胸腺的大小和结构随年龄的不同而有明显差异。新生期胸腺重 15~20g，以后逐渐增大，至青春期可达 30~40g。青春期以后，胸腺随年龄增长而逐渐萎缩退化，直至老年期胸腺多被脂肪组织所代替，功能衰退，造成免疫力下降，容易发生感染和肿瘤。

骨髓多能干细胞分化形成的淋巴干细胞，部分经血迁入胸腺后，在胸腺微环境影响下，90% 以上的细胞凋亡，只有 5% 的细胞分化、发育、成熟为 T 淋巴细胞，

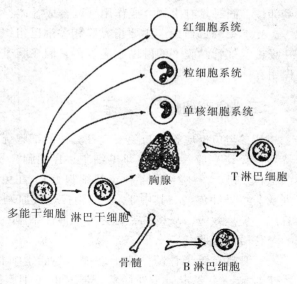

图 3-1　骨髓多能干细胞的分化

故将其又称为胸腺依赖淋巴细胞。成熟 T 淋巴细胞移行至外周免疫器官及血液循环中。若胸腺功能缺陷，将导致 T 淋巴细胞参与或介导的机体免疫功能缺陷。

**（二）外周免疫器官**

外周免疫器官是成熟 T 淋巴细胞、B 淋巴细胞与其他免疫细胞定居的场所，也是机体发生免疫应答的重要部位。外周免疫器官包括淋巴结、脾脏和其他淋巴组织等。

1. 淋巴结　人体有 500~600 个淋巴结，广泛分布于全身非黏膜部位的淋巴通道上。淋巴结表面覆盖有结缔组织被膜，内为实质部分。实质分为皮质和髓质，彼此通过淋巴窦相通。实质的浅皮质区主要是 B 细胞定居区，又称为骨髓依赖区；深皮质区主要是 T 细胞定居区，又称为胸腺依赖区（图 3-2）。T 细胞占淋巴结内淋巴细胞总数的 75%，B 细胞占 25%。淋巴结是免疫应答发生的重要部位，T、B 细胞接受抗原刺激后，能活化、增殖、分化，产生免疫效应。深皮质区有许多由内皮细胞组成的毛细血管后微静脉，也称高内皮静脉，在淋巴细胞再循环（淋巴细胞在血液、淋巴液、淋巴器官和组织间反复循环的过程）中起主要作用。淋巴结中有大量巨噬细胞，可清除入侵机体的病原微生物、毒素或其他有害物质，发挥过滤作用。

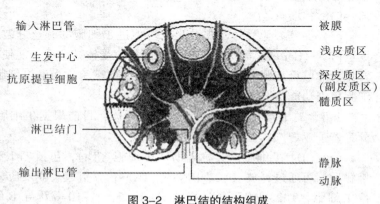

图 3-2　淋巴结的结构组成

2. 脾脏　脾脏是人体最大的免疫器官。脾脏由被膜和脾实质组成，脾实质可分为白髓和红髓。白髓中的动脉周围淋巴鞘是 T 细胞定居区，白髓中的脾小结和红髓中的髓索是 B 细胞区。脾脏中 B 细胞占淋巴细胞总数的 60%，T 细胞占 40%。脾脏是免疫应答发生的重

要部位，同时具有生物合成作用（可合成补体、干扰素等）、贮血功能和过滤作用。

3. 其他淋巴组织　主要指黏膜相关淋巴组织，包括阑尾、肠集合淋巴结、扁桃体、上呼吸道及气管黏膜下的淋巴滤泡等，它们在肠道黏膜及呼吸道黏膜抗感染中发挥重要免疫作用。

## 二、免疫细胞

凡参与免疫应答或与免疫应答有关的细胞统称为免疫细胞，主要包括适应性免疫（即特异性免疫）应答细胞（即 T 细胞、B 细胞）及固有免疫（即非特异性免疫）组成细胞（即 NK 细胞、吞噬细胞、树突状细胞等）。在免疫应答中，它们分别介导机体的特异性免疫及非特异性免疫。其中 T、B 细胞接受抗原刺激后，能活化、增殖、分化，发生免疫应答产生免疫效应，故将二者称为免疫活性细胞。

### （一）T 细胞

T 细胞起源于骨髓多能干细胞，多能干细胞分化为淋巴干细胞后在胸腺中发育成熟为 T 细胞，主要定居于外周免疫器官的 T 细胞区。T 细胞约占外周血中淋巴细胞总数的 70%~80%。

1. T 细胞表面标志　T 细胞表面有许多与其他细胞表面不同的分子结构，称为 T 细胞的表面标志。

（1）抗原受体（TCR）　为 T 细胞特异性识别抗原的表面结构（即受体），也是所有 T 细胞具有的特征标志。

（2）白细胞分化抗原（CD 分子）　T 细胞膜上的主要白细胞分化抗原有：①CD2 分子（绵羊红细胞受体，又称 E 受体）：CD2 能与绵羊红细胞结合，在体外一定条件下，形成玫瑰花结，称为玫瑰花结形成试验，可用于检测外周血 T 细胞数量，了解机体细胞免疫功能状况。②CD4 分子：存在于部分 T 细胞表面，这些 T 细胞称为 CD4+ T 细胞，CD4 与抗原提呈细胞表面的 MHC–Ⅱ类分子结合，协助 TCR 识别抗原。③CD8 分子：表面有 CD8 的 T 细胞，称为 CD8+ T 细胞，CD8 与靶细胞表面的 MHC–Ⅰ类分子结合，参与 CD8+ T 细胞的活化增殖。

（3）促分裂原受体　促分裂原可促进 T 细胞的有丝分裂，如植物血凝素（PHA）、刀豆蛋白 A（Con A）等与 T 细胞膜上的相应受体结合后，能使 T 细胞体积增大，胞浆丰富，转化为淋巴母细胞，出现有丝分裂倾向，此试验称为淋巴细胞转化试验，可用于检测机体细胞免疫功能状况。

2. T 细胞亚群　T 细胞是不均一的群体，目前根据 T 细胞表面标志和免疫功能可将其分为若干亚群。

（1）CD4+ T 细胞　又称辅助性 T 细胞（Th），包括 Th1 和 Th2 细胞。Th1 细胞与抗原接触后，可通过释放 IL-2、IFN-γ、TNF-β 等引起炎症反应或迟发型超敏反应，故又称炎性 T 细胞；Th2 细胞可通过释放 IL-4、5、6、10 等诱导 B 细胞增殖、分化、分泌抗体，参与体液免疫。

（2）CD8+ T 细胞　主要包括细胞毒 T 细胞（Tc 或 CTL）和抑制 T 细胞（Ts）。Tc 细胞为细胞免疫效应细胞。效应 Tc 细胞，可特异性杀死带有相应抗原的靶细胞，如肿瘤细胞和病毒感染的组织细胞；Ts 细胞具有抑制免疫应答的功能，通过释放分泌抑制性细胞因子和 IFN-γ，抑制体液免疫和细胞免疫。

**（二）B 细胞**

人类 B 细胞来源于骨髓，骨髓中的淋巴干细胞在骨髓微环境中发育成熟为 B 细胞，故称为骨髓依赖性淋巴细胞。主要定居于外周免疫器官的 B 细胞区。B 细胞约占外周血中淋巴细胞总数的 10%~15%。

1. B 细胞表面标志

（1）抗原受体（BCR）　是镶嵌于 B 细胞膜类脂质分子中的免疫球蛋白，称为膜表面免疫球蛋白（SmIg）。BCR 与另外的膜分子 Igα、Igβ 链结合为复合体，有利于活化信号传递。BCR 能与相应抗原特异性结合，在活化 Th2 细胞辅助下，B 细胞活化、增殖、分化成浆细胞，由浆细胞合成、分泌抗体，发挥体液免疫效应。BCR 既是 B 细胞表面受体，也是表面抗原，它能与抗 Ig 抗体特异性结合，因此可用荧光素标记抗 Ig 抗体检测 B 细胞。

（2）IgGFc 受体（FcγR）　多数 B 细胞表面上有能与 IgG 的 FC 段结合的受体，由于 FcγR 可与 IgG 抗体与抗原形成的免疫复合物结合，可抑制对 B 细胞的活化，对体液免疫起负调节作用。该受体非 B 细胞特征标志，也存在于巨噬细胞等免疫细胞上。

（3）补体 $C_{3b}$ 受体　能与补体 $C_{3b}$ 结合，作用与 FcγR 相似。$C_{3b}$ 受体除在 B 细胞和吞噬细胞表面表达外，在红细胞和血小板表面亦有表达，存在于红细胞和血小板表面的 $C_{3b}$ 受体可介导免疫黏附。

（4）促分裂原受体　B 细胞表面有脂多糖受体（LPS-R）、葡萄球菌 A 蛋白受体（SPA-R），与相应促分裂原（LPS、SPA）结合后可促进 B 细胞活化和有丝分裂。

2. B 细胞亚群　B 细胞亚群分类不统一，依照分化抗原 CD5 的存在与否，分为 B1 细胞和 B2 细胞两个亚群。B1 细胞表面存在 CD5 分子，主要分布于胸腔、腹腔以及肠壁的固有层，产生低亲和力的抗体，参与黏膜免疫应答，不形成记忆细胞；B2 细胞表面不表达 CD5 分子，即通常所指的 B 细胞，抗原刺激后可产生高亲和力的各类抗体，可形成记忆细胞，是体液免疫的重要细胞。

T 细胞和 B 细胞的比较见表 3-2。

表 3-2　T 细胞与 B 细胞的比较

| 区别要点 | T 细胞 | B 细胞 |
|---|---|---|
| 成熟场所 | 胸腺 | 人类在骨髓 |
| 占外周血淋巴细胞总数 | 70%~80% | 10%~15% |
| 主要表面标志 | 抗原受体（两条多肽链） | 抗原受体（mIg） |
| | E 受体 | IgGFc 受体 |
| | PHA 受体 | $C_{3b}$ 受体 |
| | ConA 受体 | LPS 受体、SPA 受体 |
| 功　　能 | 介导细胞免疫、免疫调节 | 介导体液免疫、免疫调节 |

**（三）NK 细胞**

NK 细胞即自然杀伤细胞，是来源于骨髓的第三类淋巴细胞。主要分布于外周血及脾脏，在外周血中占淋巴细胞总数的 5%~10%，淋巴结和其他组织中也有少量存在。NK 细胞为固有免疫组成细胞，无需抗原刺激即可直接杀伤靶细胞，故其在抗肿瘤、抗病毒感染早期及抗胞内寄生菌感染中发挥重要免疫作用。

NK 细胞表面有 IgGFc 受体，能与靶细胞（如肿瘤细胞或病毒感染细胞）表面特异性结合的 IgG 抗体的 Fc 段结合，从而杀伤靶细胞，这种作用称为抗体依赖细胞介导的细胞毒作用（ADCC）。NK 细胞表面也有 IL-2 受体和干扰素受体，IL-2 和 IFN-γ 能活化 NK 细胞和增强其细胞毒活性。

**（四）抗原提呈细胞（APC）**

APC 是指一些能捕捉、加工处理抗原，并将处理后的小分子抗原与 MHC 分子结合，以抗原肽-MHC 分子复合物形式表达在细胞膜表面，提呈给 T 淋巴细胞识别的一类细胞。通常所说的抗原提呈细胞多指的是单核-吞噬细胞、树突状细胞、B 淋巴细胞等能表达MHC-Ⅱ类分子的细胞，即所谓的专职性抗原提呈细胞。其他细胞，如内皮细胞、各种上皮及间皮细胞、成纤维细胞等也具有一定的抗原提呈功能，又称这类细胞为非专职性抗原提呈细胞。

1. 单核-吞噬细胞　单核-吞噬细胞系统包括骨髓内的前单核细胞、血液中的单核细胞及组织器官中的巨噬细胞。

单核-吞噬细胞表面可表达多种受体及化学结构，有利于发挥固有免疫作用，并参与适应性免疫应答，其中巨噬细胞的作用尤为突出。

（1）吞噬和杀伤作用　单核-吞噬细胞有极强的吞噬与杀伤作用，可吞噬与杀伤多种病原微生物，其表面有 IgGFc 受体和 $C_{3b}$ 受体，可通过特异性 IgG 抗体和补体的调理作用增强其吞噬杀菌功能，是参与机体非特异性免疫的重要细胞之一。单核-吞噬细胞能非特异性识别和清除体内衰老的自身细胞，是机体维持自身平衡和稳定的重要免疫细胞。

（2）对肿瘤及病毒感染细胞的杀伤作用　巨噬细胞被激活后，可将胞内活性物质释放出来，作用于无法吞噬的肿瘤细胞、病毒感染细胞等靶细胞，导致靶细胞损伤，发挥其抗肿瘤、抗病毒作用。

（3）对抗原信息的处理和提呈作用　单核-吞噬细胞是重要的抗原提呈细胞（APC），在特异性免疫应答过程中，绝大多数抗原为胸腺依赖性抗原（TD 抗原），单核-吞噬细胞通过摄取、加工、处理 TD 抗原，然后以抗原肽-MHC 分子复合物形式提呈给具有相应抗原识别受体的 T 细胞，启动免疫应答。

（4）合成、分泌免疫活性物质　单核-吞噬细胞被激活后可合成、分泌几十种生物活性因子，如补体、IL-1、干扰素、水解酶等，参与机体的免疫效应及免疫调节。

2. 树突状细胞　树突状细胞（DC）是一类重要的专职 APC。数量虽少，但分布很广，有些不同名称的树突状细胞实际上是同一种细胞处在不同分化期或不同部位而已。树突状细胞胞质内无溶酶体，无吞噬能力，但可通过胞饮方式摄取抗原异物，或利用其树突捕捉和滞留抗原异物，将其降解为抗原肽，与 MHC 结合后提呈给 T 细胞识别。树突状细胞也可合成分泌多种生物活性因子，参与免疫效应及免疫调节。

3. B 细胞　B 细胞既是免疫活性细胞，又是重要的 APC。B 细胞能持续表达 MHC-Ⅱ类分子，能有效地将抗原提呈给 $CD4^+$ T 细胞。

除上述免疫细胞外，骨髓造血干细胞、中性粒细胞、嗜酸性粒细胞、嗜碱性粒细胞、肥大细胞、红细胞等也参与机体的免疫应答。

## 三、免疫分子

免疫分子是指参与机体免疫应答的生物活性物质，主要有免疫球蛋白（抗体）、补体、细胞因子等，将分别在有关章节介绍。

# 第三节 抗 原

## 一、抗原的概念与分类

### （一）抗原的概念

抗原（Ag）是指能刺激机体免疫系统产生抗体或效应淋巴细胞，并能与相应的抗体或效应淋巴细胞特异性结合，发挥免疫效应的物质。

抗原物质具有两种基本性能：①免疫原性：即抗原刺激免疫系统的 B 细胞或 T 细胞产生抗体或效应淋巴细胞的性能；②抗原性：又称免疫反应性，即抗原能与其刺激产生的相应抗体或效应淋巴细胞特异性结合，发生免疫反应的性能。

### （二）抗原的分类

1. 根据抗原的基本性能分类

（1）完全抗原 既有免疫原性，又有抗原性的物质，称为完全抗原。常见的如病原微生物、细菌外毒素等异种蛋白。

（2）半抗原 只有抗原性而无免疫原性的物质，称为不完全抗原。常见的如类脂、植物的花粉、某些药物（如青霉素）等。一般来说，具有免疫原性的物质同时具有抗原性，而具有抗原性的物质不一定同时具有免疫原性。但是，当半抗原物质与蛋白质等载体结合后可获得免疫原性成为完全抗原。

2. 根据B细胞产生抗体是否需要T细胞协助分类

（1）胸腺依赖性抗原（TD-Ag） 这类抗原刺激 B 细胞产生抗体必须有 T 细胞的参与。绝大多数天然抗原（如病原微生物、异种血清等）和蛋白质抗原为 TD-Ag。刺激机体主要产生 IgG 类抗体，既能引起体液免疫，又能引起细胞免疫，能产生记忆细胞。

（2）胸腺非依赖性抗原（TI-Ag） 这类抗原刺激 B 细胞产生抗体无需 T 细胞的参与。少数抗原为 TI-Ag，如细菌脂多糖、荚膜多糖、聚合鞭毛素等。刺激机体主要产生 IgM 类抗体，只能引起体液免疫，不能引起细胞免疫，不产生记忆细胞。

## 二、决定抗原免疫原性的条件

### （一）异物性

异物通常指非己物质，即在胚胎期与免疫细胞未接触过的物质。异物性是指抗原物质与自身物质之间在免疫原性上的差异性。抗原与机体之间种属关系越远，组织结构差异越大，其免疫原性就越强；反之，抗原与机体之间的种属关系越近，组织结构差异越小，其免疫原性也越弱。

异物性可存在于不同种属之间或同种异体之间。一般说来，机体自身组织细胞、化学成分对自身不存在异物性，即无免疫原性。但是，当自身物质受理化因素或感染、手术、外伤等因素影响时，可发生抗原结构改变，或者由原来与机体免疫系统处于相对隔绝状态的自身物质进入血流接触免疫细胞而被视为"异物"，分别成为"修饰的自身抗原"或"隐蔽的自身抗原"。

### （二）一定的理化性状

1. 一般为大分子物质　具有免疫原性的物质，一般其分子量较大，在 10kDa 以上。分子量越大，其表面的抗原表位（即抗原决定基）越多，免疫原性越强。

2. 具有较复杂的化学组成及结构　免疫原性除与异物性和分子量有关外，还与化学组成及结构相关。化学组成越复杂、分子结构越稳定的物质在机体内不易被酶降解，有利于其对免疫系统产生刺激发生免疫应答，因而免疫原性也越强。例如：明胶分子量为100kDa，但由于明胶由直链氨基酸组成，缺乏苯环氨基酸，稳定性差，在体内易降解，其免疫原性很弱；胰岛素分子量仅为 5.7kDa，但由于其含芳香族氨基酸，稳定性好，故免疫原性强。

此外，抗原免疫原性的强弱还与其分子构象、物理状态及其抗原表位与免疫细胞的易接近性等因素有关。

### （三）机体因素

决定某一物质是否具有免疫原性，还受机体的遗传、年龄、性别、生理状态、健康状况和抗原进入机体的剂量、途径、次数、间隔时间以及免疫佐剂等诸多因素的影响。

## 三、抗原的特异性

### （一）抗原特异性

抗原的特异性是指抗原刺激机体免疫系统产生免疫应答及其与相应免疫应答产物发生反应，所显示的一一对应的特性。它既表现在抗原的免疫原性上，也表现在抗原性上，即某种抗原进入机体只能刺激机体产生相应的抗体或效应淋巴细胞，该抗原也只能与其相应的抗体或效应淋巴细胞发生结合，产生免疫效应。

抗原特异性的物质基础是抗原表位。抗原表位是存在于抗原分子表面的决定抗原特异性的特殊化学基团，又称抗原决定基或抗原决定簇。抗原表位是淋巴细胞识别抗原的标志，也是结合相应抗体或效应淋巴细胞的部位。

抗原表位的种类、数目、位置等决定了抗原表位的特异性，进而决定该抗原的特异性。

能和抗体分子结合的功能性抗原表位的数目，称为抗原结合价，半抗原为单价，完全抗原均为多价。天然抗原的分子结构十分复杂，可由多种、多个抗原表位组成，因而是多价抗原。

### （二）共同抗原与交叉反应

天然抗原分子结构复杂，往往具有多种抗原表位。两种不同的抗原物质上存在的各不相同的抗原表位，称为特异性抗原；而存在的相同或相似的抗原表位，称为共同抗原。一种抗原物质上的抗原表位刺激机体产生的抗体，除可与相应抗原特异性结合外，也可与

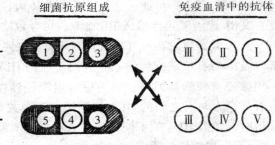

具有相同或相似抗原表位的抗原之间出现反应，即为交叉反应（图3-3）。

图3-3 共同抗原与交叉反应示意图

## 四、医学上重要的抗原种类

### （一）异种抗原

1. 病原微生物与寄生虫 细菌、病毒等病原微生物以及寄生虫均由丰富的蛋白质、糖类、脂类、核酸等复杂的化学成分组成，是含多种抗原表位的抗原复合体。如乙型肝炎病毒有乙型肝炎病毒表面抗原（HBsAg）、核心抗原（HBcAg）等；伤寒杆菌表面有菌体抗原（OAg）、鞭毛抗原（HAg）等。因此当机体被病原微生物感染或机体被接种了疫苗后，可刺激机体免疫系统产生体液免疫和细胞免疫，且有回忆应答。

2. 细菌外毒素和类毒素 细菌的代谢产物外毒素，化学成分为蛋白质，其毒性作用强，免疫原性也强，可刺激机体产生相应的抗体（抗毒素）。外毒素经0.3%~0.4%甲醛处理后，可使其失去毒性而保留其原有的免疫原性而成为类毒素。因此类毒素也可刺激机体产生相应的抗体（抗毒素）。临床上常用类毒素作为人工自动免疫的生物制品，利用其刺激机体产生的抗毒素能中和外毒素的毒性作用来预防相应疾病。如用破伤风类毒素预防破伤风，白喉类毒素预防白喉。

3. 动物免疫血清 临床上常用的抗毒素，是将类毒素等抗原物质注射到动物（如马、羊等）体内，刺激动物产生相应的抗体（抗毒素），从动物血清中获得的，故又称动物免疫血清。临床上常用抗毒素对相应疾病进行特异性治疗及紧急预防，此时马血清对人体来说是异物，具有免疫原性，也可刺激机体产生与之相应的抗-抗毒素抗体，再次注射可导致机体超敏反应。因此，动物免疫血清（抗毒素）对人体具有双重性，既是抗体又是抗原。

4. 其他 某些食物、药物、植物花粉，如蛋类、鱼、虾、青霉素、磺胺等，对某些个体来说，可作为完全抗原或半抗原引起机体的超敏反应。

### （二）同种异型抗原

同种异型抗原是存在于同一种属不同个体之间的抗原。人类重要的同种异型抗原有红细胞血型抗原、人类白细胞抗原。

1. 红细胞血型抗原 人类红细胞膜表面存在多种不同的血型物质，最重要的有ABO血型抗原和Rh血型抗原两种。

（1）ABO血型抗原 根据人类红细胞表面所含A抗原、B抗原的不同，可将人类血型分为A、B、AB和O型4种。因此，临床输血应同型相输，做交叉配血试验，否则可产生输血反应。

（2）Rh血型抗原 根据人类红细胞表面是否含有与恒河猴红细胞表面相同的共同抗原（Rh抗原），又将人类血型分为Rh+（红细胞表面有Rh抗原，多数人为此型）和Rh-（红细胞表面无Rh抗原）。人类血清中不存在抗Rh的天然抗体，抗Rh抗体仅在接受免疫的情况下产生。例如：①Rh-的妇女初次怀孕Rh+胎儿时，可因流产、胎盘剥离出血，胎儿Rh+红细胞进入母体，可刺激母体产生抗Rh抗体（IgG），如第二胎仍为Rh+时，母体内的抗 Rh 抗体（IgG）可通过胎盘进入胎儿体内，引起流产、早产、死产或严重的新生儿溶血症；②Rh⁻患者若再次输入 Rh⁺血液，可导致输血反应。

2. 人类白细胞抗原（HLA）　即人类主要组织相容性抗原。HLA 存在于白细胞、血小板以及一切有核细胞的细胞膜表面。编码 HLA 的基因位于人类第 6 号染色体短臂上；是一组紧密连锁的基因群，称为主要组织相容性复合体（MHC 或 HLA 复合体）。除单卵双生者外，人与人之间的 HLA 均不同，亲缘关系越远，HLA 差别越大。因此，在异体器官移植时，常因 HLA 的不同，使受者对供者的器官产生移植排斥反应。

**（三）异嗜性抗原**

异嗜性抗原是与种属特异性无关的、存在于不同种属（如人、动物、植物、微生物）之间的共同抗原，最早被学者 Forssman 发现，故又称为 Forssman 抗原。如乙型溶血性链球菌表面的多糖抗原等成分，与人肾小球基底膜和心肌组织有共同抗原，当人体感染乙型溶血性链球菌后，其刺激机体产生的抗体可与肾小球基底膜或心肌组织发生交叉反应，引起肾小球肾炎或心肌炎。

**（四）自身抗原**

自身组织通常情况下不引起机体的免疫应答，但在某些特殊情况下，体内自身细胞的表面抗原，也可引起机体免疫应答，成为自身抗原。

1. 修饰的自身抗原　正常的自身组织在感染、化学药物、电离辐射等生物、理化因素作用下，其细胞表面结构可发生变异，出现新的抗原表位，而成为修饰的自身抗原，引起自身免疫性疾病。

2. 隐蔽的自身抗原　某些自身组织在正常情况下与血液、免疫系统相对隔绝，在感染、手术、外伤等情况下，这些成分有机会进入血流，刺激免疫细胞引起免疫应答，称为隐蔽的自身抗原，可导致自身免疫性疾病的发生。

**（五）肿瘤抗原**

1. 肿瘤特异性抗原（TSA）　指只存在于某种肿瘤细胞表面的特定抗原，如黑色素瘤的抗原等。

2. 肿瘤相关抗原（TAA）　非肿瘤细胞特有，正常细胞也可表达，但在细胞癌变时其含量明显增加的抗原。目前研究较清楚的有两种：①甲胎蛋白（AFP）：成年人几乎检测不到，当肝细胞癌变时血清中大量存在；②癌胚抗原（CEA）：如肠癌细胞产生的 CEA。因此，临床上可通过检测肿瘤患者血清中 AFP 或 CEA 含量，以协助诊断原发性肝癌或结肠癌。

**（六）超抗原**

近年来发现某些抗原物质，只需极低浓度（1~10ng/ml）即可激活体内大量（2%~20%）T 细胞克隆，产生极强的免疫应答效应，这类抗原称为超抗原。而一般抗原只能激活极少数具有抗原特异性受体的 T 细胞克隆。

超抗原多为一些微生物及其代谢产物，如金黄色葡萄球菌产生的肠毒素（SE）、表皮剥脱毒素（ET）、毒性休克综合征毒素 1（TSST-1），A 群链球菌产生的致热外毒素及其 M 蛋白，某些病毒蛋白等。

超抗原可刺激 T 细胞释放大量的细胞因子（如 IL-2、IFN-γ、TNF-β、CSF 等），引起发热、多器官衰竭、休克甚至死亡。

### 五、免疫佐剂

免疫佐剂是指与抗原一起或预先注入机体后，可增强机体对该抗原的免疫应答或改变免疫应答类型的物质。

免疫佐剂的种类很多，如氢氧化铝、明矾，短小棒状杆菌、卡介苗，弗氏佐剂等。

免疫佐剂的生物学作用：①增强抗原的免疫原性，可使原本无免疫原性或免疫原性弱的物质变为有效的完全抗原；②增强体液免疫应答能力，提高机体初次和再次免疫应答产生的抗体效价；③可改变抗体产生的类型；④诱导产生或增强迟发型超敏反应。

# 第四节 免疫球蛋白

## 一、抗体和免疫球蛋白的概念

抗体（Ab）是机体B细胞接受抗原刺激后，活化、增殖、分化而成的浆细胞产生的、能与相应抗原特异性结合的球蛋白。抗体主要分布于血液、淋巴液、组织液、外分泌液等体液中，其中以血清中含量最多。抗体能与相应抗原特异性结合的特性称为抗体活性。

免疫球蛋白（Ig）是具有抗体活性或无抗体活性但化学结构与抗体相似的球蛋白。免疫球蛋白中的分泌型Ig主要分布于血液等体液中，膜型Ig（mIg）存在于B细胞膜表面。

抗体的概念侧重于球蛋白的生物学功能，而免疫球蛋白则侧重于球蛋白的化学结构，抗体均为免疫球蛋白，免疫球蛋白则不一定具有抗体活性。

## 二、免疫球蛋白的结构与功能区

### （一）基本结构

各类免疫球蛋白化学组成与结构不尽相同，但其基本结构相似。免疫球蛋白分子的基本结构是由一对相同的重链（H链）和一对相同的轻链（L链）共4条多肽链由二硫键（–S–S–）连接而成。构成免疫球蛋白分子的基本结构单位称为单体。下面以IgG的分子结构为例介绍免疫球蛋白的基本结构（图3-4）。

1. 四条多肽链 IgG由两条相同的轻链（L链）及两条相同的重链（H链）由二硫键（–S–S–）连接起来。①L链：分子量约25KDa，由214个氨基酸残基组成，可分为κ型和λ型两型。一个天然Ig分子中两条L链的类型总是相同的，但在同一个体内可同时存在κ型和λ型的Ig分子，两型L链功能相同。

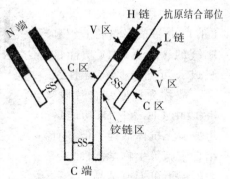

图3-4 IgG基本结构示意图

②H链：分子量为50~75kDa，由450~550个氨基酸残基组成。根据各类免疫球蛋白H链稳定区氨基酸的组成和排列顺序不同，可将其分为五种，即α链、γ链、δ链、ε链、μ链，与其相应的Ig分别称为IgA、IgG、IgD、IgE和IgM。

2. 两端　Ig 的四条由氨基酸经肽键连接而成的多肽链，氨基端称为 N 端，羧基端称为 C 端。两条 L 键通过 –S–S– 键连接在两条 H 链 N 端的外侧。

3. 两区　免疫球蛋白的基本结构相似，但不同免疫球蛋白的 H 链与 L 链近 N 端的氨基酸种类和排列顺序变化大，而近 C 端的则相对恒定，据此可将多肽链分为两个区，即可变区（V 区）和稳定区（C 区）。V 区由多肽链近 N 端的 1/2 L 链（VL）和 1/4 H 链（VH）组成；多肽链的其余部分，即近 C 端的 1/2 L 链（CL）和 3/4 H 链（CH）组成 C 区。V 区决定抗体识别抗原的特异性，是与相应抗原特异性结合的部位；C 区虽无抗体活性，但具有激活补体、结合细胞、通过胎盘和黏膜的功能。在 C 区的 CH1 与 CH2 之间，约含 30 个氨基酸残基的区域，又称铰链区，富含脯氨酸，具有弹性，可自如伸曲，有利于抗体与相应抗原特异性结合，同时暴露补体结合部位，此区易被木瓜蛋白酶、胃蛋白酶等水解。

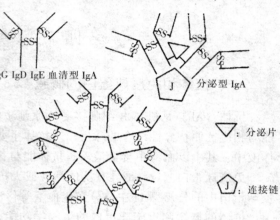

五类免疫球蛋白的结构（图 3-5）中，有的除上述基本结构外，还含有起连接 Ig 单体作用的 J 链，或能介导 IgA 二聚体由黏膜下通过黏膜上皮细胞运输至黏膜表面作用的分泌片。IgG、IgD、IgE、血清型 IgA 为单体，不含 J 链；分泌型 IgA（sIgA）为 2 个 Ig 单体经 J 链连接而成的二聚体，并含有分泌片；IgM 为 5 个 Ig 单体经 J 链和 –S–S– 键连接而成的五聚体。

图 3-5　五种免疫球蛋白结构示意图

（二）免疫球蛋白的水解片段及功能

免疫球蛋白分子易被多种蛋白酶水解，形成水解片段（图 3-6）。

1. 木瓜蛋白酶水解片段　木瓜蛋白酶作用于铰链区二硫键近 N 端的两条 H 链上，将 Ig 裂解为 3 个片段：2 个相同的 Fab 段和 1 个 Fc 段。Fab 段由一条完整的 L 链和 H 链的 VH 及 CH1 功能区组成，可与抗原特异性结合，故称为抗原结合片段。Fc 段由 CH2 及 CH3 功能区组成，无抗体活性，但具有结合细胞等生物学活性，因在低温下可形成结晶，又称为可结晶片段。

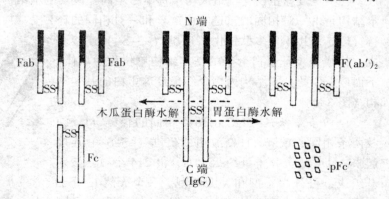

图 3-6　免疫球蛋白水解片段示意图

2. 胃蛋白酶水解片段　胃蛋白酶作用于铰链区二硫键近 C 端的两条 H 链上，将 Ig 裂解为 F(ab')₂ 大片段和若干 pFc' 小片段。F(ab')₂ 具有双价抗体活性，可与相应的抗原特异性结合。pFc' 最终降解为碎片，失去生物学活性。

了解免疫球蛋白分子的水解片段，在实际工作中具有指导意义。例如将破伤风抗毒素经胃蛋白酶消化处理后，除去其 Fc 段，精制提纯的生物制品可减少超敏反应的发生。

### （三）免疫球蛋白的功能区

免疫球蛋白分子的 4 条多肽链可折叠形成多个球状功能区，每个功能区约由 110 个氨基酸组成（图 3-7）。

免疫球蛋白各功能区的作用有：①VH 和 VL：抗原特异性结合部位；②$CH_1$ 和 CL：具有部分同种异型的遗传标志；③$CH_2$（IgG）和 $CH_3$（IgM）：补体 $C_{1q}$ 结合部位，母体的 IgG 借助 $CH_2$ 通过胎盘进入胎儿体内；④IgG 的 $CH_3$、IgE 的 $CH_2$ 和 $CH_3$：可与具有 IgGFc 受体或 IgEFc 受体的细胞膜结合，介导免疫效应。

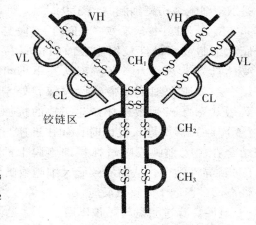

图 3-7　免疫球蛋白功能区示意图

## 三、免疫球蛋白的生物学功能

### （一）特异性结合抗原作用

免疫球蛋白通过 Fab 段识别并与相应抗原特异性结合，是 Ig 分子的首要生物学功能。Fab 段的 V 区是与抗原表位结合的部位。Ig 单体可结合 2 个抗原表位，为双价；分泌型 IgA 为 4 价；IgM 理论上为 10 价，但一般只能结合 5 个抗原表位。

抗体在体内与相应抗原特异性结合后，即可发挥免疫效应，能中和外毒素的毒性、抑制病毒和细菌吸附，但同时也可导致免疫病理损伤。

### （二）激活补体作用

IgM 和 IgG 与相应抗原结合形成免疫复合物时，易于暴露其补体结合点，可通过经典途径激活补体系统而发挥免疫效应。

### （三）结合细胞作用

免疫球蛋白通过其 Fc 段与具有 Fc 受体的细胞（如吞噬细胞、NK 细胞、肥大细胞、嗜碱性粒细胞等）结合，从而介导被结合细胞发挥相应的免疫效应或引起超敏反应。

1. 调理作用　调理作用是指抗体、补体等生物活性物质促进吞噬细胞对已经与抗体等结合的抗原物质（如细菌等）的吞噬作用。例如 IgG 抗体的 Fab 段与细菌表面的抗原结合、Fc 段与巨噬细胞表面的 Fc 受体结合，可增强其吞噬能力（图 3-8）。

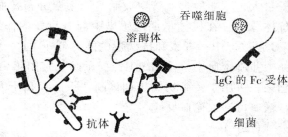

图 3-8　抗体调理作用示意图

2. ADCC作用（抗体依赖细胞介导的细胞毒作用）　即 IgG 抗体的 Fab 段与靶细胞（细菌等）膜上的相应抗原发生特异性结合后，Fc 段与 NK 细胞膜上的相应受体结合，促进 NK 细胞杀伤靶细胞（图 3-9）。

3. 介导I型超敏反应　IgE 的 Fc 段与肥大细胞或嗜碱性粒细胞表面的相应 Fc 受体具有高亲和力，在游离状态下即可结合，使肥大细胞或嗜碱性粒细胞处于致敏状态。当刺激机体产生 IgE 的抗原（变应原）再次进入机体时，往往迅速与结合在肥大细胞或嗜碱性粒细胞膜上的

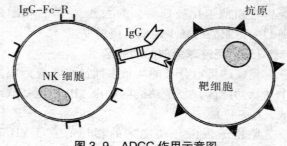

图 3-9　ADCC 作用示意图

IgE 特异性结合，从而导致肥大细胞或嗜碱性粒细胞脱颗粒，释放组胺、白三烯等生物活性介质，引起 I 型超敏反应。

### （四）穿过胎盘与黏膜作用

人类母体的 IgG 借其 Fc 段主动穿过胎盘进入胎儿血液循环，使胎儿直接获得具有抗感染作用的 IgG 型抗体。黏膜固有层中的浆细胞产生的双体 IgA 进入黏膜上皮细胞内连接分泌片形成完整的分泌型 IgA，并转运到呼吸道、消化道黏膜表面，发挥局部抗感染作用。母体 IgG 通过胎盘的作用和母初乳中分泌型 IgA 的哺乳传递，对提高新生儿、婴儿的抗感染能力具有重要意义。

## 四、五类免疫球蛋白的生物学特性

### （一）IgG

IgG 是血清中含量最多的免疫球蛋白，约占血清免疫球蛋白总量的 75%，主要分布在血清、组织细胞外液中。人体出生 3 个月后开始合成 IgG，3~5 岁接近成人水平。IgG 分子量最小，半衰期长（20~23 天），是体液免疫回忆应答产生的主要抗体。大多数抗菌、抗病毒抗体和抗毒素都为 IgG 类，是机体抗病原生物感染的主要成分。IgG 也是唯一可以通过胎盘的免疫球蛋白。

### （二）IgM

IgM 是人体发育中产生最早的免疫球蛋白，胎儿晚期即可合成，约占血清免疫球蛋白总量的 10%。单体 IgM 表达于 B 细胞膜上（mIgM），是 B 细胞的抗原受体。五聚体 IgM 分子量大，不能通过血管壁或胎盘，主要分布在血清中。IgM 是免疫应答过程中最早出现的抗体分子，在机体早期抗感染中起着重要的作用，在促进溶菌、杀菌及凝集能力方面比 IgG 强，但中和毒素和抗病毒的能力低于 IgG。由于产生的最早、半衰短（5 天左右），若新生儿脐带血中检测出 IgM，提示胎儿宫内感染；机体血清中 IgM 升高，往往表明有近期感染，可用于传染病的早期诊断。天然存在于人体血液中的血型抗体即属 IgM，故血型不符输血可导致输血反应。

### （三）IgA

IgA 分为血清型和分泌型两种。血清型 IgA 主要存在于血清中，占血清免疫球蛋白总量的 10%~20%，多以单体形式存在，免疫功能不明显；分泌型 IgA（sIgA）为二聚体，由 J 链连接并含有分泌片，主要分布于呼吸道和消化道分泌液、初乳、唾液、泪液等外分泌液中。sIgA 是黏膜局部免疫的重要抗体。新生儿、婴儿可从母体初乳中获得 sIgA，对其抵抗消化道感染发挥很重要的作用。因此，应提倡母乳喂养。

### （四）IgD

IgD 含量较少，约占血清免疫球蛋白总量的 0.2%。在五类免疫球蛋白中 IgD 易被水解，半衰期较短（3 天）。IgD 分为两型，血清型 IgD 的功能尚不清楚；膜型 IgD（mIgD）是 B 细胞膜上的抗原受体，为 B 细胞分化发育成熟的标志（未成熟 B 细胞只表达 mIgM，成熟 B 细胞同时表达 mIgM 和 mIgD）。

### （五）IgE

IgE 是正常人体血清中含量最少的免疫球蛋白，约占血清免疫球蛋白总量的 0.001%。当机体出现超敏反应或寄生虫感染时含量明显升高。IgE 是亲细胞性抗体，与肥大细胞、嗜碱性粒细胞具有高亲和力，可通过其 Fc 段与肥大细胞、嗜碱性粒细胞表面的 Fc 段受体结合，使机体处于致敏状态，当变应原再次进入机体时，引起 I 型超敏反应。

## 五、人工制备抗体的种类

抗体（Ab）是机体免疫应答的重要效应产物，运用抗体进行免疫学检测和免疫学防治，在临床工作中具有十分重要的意义。用人工方法制备抗体，如今已成为获得抗体的重要途径。

### （一）多克隆抗体

克隆是由一个祖先细胞无性繁殖形成的、遗传性状完全相同的细胞群体，即细胞系。天然的抗原物质常含多种不同的抗原表位，因而刺激机体多个 B 细胞克隆，多个 B 细胞克隆被激活后可产生多种与抗原表位相对应的抗体，即为多克隆抗体（pAb）。用抗原物质接种动物后所获得的含有多种抗体的混合免疫血清，属于多克隆抗体。多克隆抗体的优点是来源广、作用全、易制备；缺点是特异性不高，纯度低，易发生交叉反应，产量少。

### （二）单克隆抗体

为了克服多克隆抗体的缺点，1975 年 Koller 和 Milstein 建立了体外细胞融合技术，将 B 细胞和骨髓瘤细胞融合形成了杂交细胞系（杂交瘤细胞），使之既能如骨髓瘤细胞大量增殖，又能如 B 细胞合成分泌特异性抗体。由一个 B 细胞克隆产生的，只作用于单一抗原表位的高度特异性的抗体，称为单克隆抗体（mAb）。其优点是结构均一、特异性强、纯度高、效价高，血清交叉反应少或无，制备成本低，因此已广泛用于医学领域。例如：可用于检测特异性抗原，应用抗 HLA 单克隆抗体防止器官移植排斥反应等。缺点是制备来源于鼠，对人类免疫原性强，反复多次使用会降低效应，且可能导致机体的免疫病理损伤。

### （三）基因工程抗体

DNA 重组技术的发展，为人们制备既可保留单克隆抗体优点，同时也可克服其缺点的新型抗体带来了希望，有可能用基因工程手段生产部分或全人源化的基因工程抗体。目前已成功表达的基因工程抗体有人–鼠嵌合抗体、改型抗体、小分子抗体等。

# 第五节　免疫应答

## 一、免疫应答的概念

广义的免疫应答包含固有免疫应答和适应性免疫应答，狭义的免疫应答指后者，又称为特异性免疫应答，它是指机体接受抗原刺激后，免疫活性细胞（T 细胞和 B 细胞）对抗原的识别，自身活化、增殖分化并产生免疫效应的过程。

机体的免疫应答根据免疫活性细胞的不同，可分为 B 细胞介导的体液免疫应答和 T 细胞介导的细胞免疫应答两种类型。

## 二、免疫应答的基本过程和特点

### （一）免疫应答的基本过程

免疫应答是免疫活性细胞（T 细胞和 B 细胞）为主导，单核吞噬细胞等其他免疫细胞共同参与的一个复杂过程，一般人为地将其分为 3 个阶段（图 3-10）。

1. 感应阶段　是指抗原提呈细胞捕获、加工、处理、呈递抗原，以及抗原特异性淋巴细胞（T、B 细胞）识别抗原后启动活化的阶段。①APC 呈递抗原：进入机体的抗原被 APC 摄取，在其细胞内将抗原加工处理成抗原肽，与细胞内的 MHC 分子结合形成抗原肽-MHC 分子复合物，在 APC 表面表达，供 Th 细胞识别。②T、B 细胞表面受体识别抗原：B 细胞可通过表面的抗原受体（BCR）特异性识别并直接结合抗原；T 细胞识别抗原需要双识别，先是 T 细胞通过其表面的 CD4 分子（CD4$^+$ T 细胞）识别 APC 膜上的 MHC-Ⅱ类分子并与其结合，或通过其表面的 CD8 分子（CD8$^+$ T 细胞）识别 APC 膜上的 MHC-Ⅰ类分子并与其结合，而后 T 细胞表面的抗原受体（TCR）才能识别结合在 MHC-Ⅱ或Ⅰ类分子上的抗原肽并与其结合。CD4$^+$ T 细胞表面的 CD4 分子只能与 APC 膜上的 MHC-Ⅱ类分子结合，CD8$^+$ T 细胞表面的 CD8 分子只能 APC 膜上的 MHC-Ⅰ类分子结合，此为 MHC 限制性。

2. 反应阶段　又称活化、增殖与分化阶段，是指 T、B 细胞接受抗原刺激后，在细胞因子参与下，活化、增殖、分化的阶段。①T 细胞接受抗原刺激后活化、增殖、分化，最终形成大量的效应 T 细胞，包括 CD4$^+$ 的效应 Th1、Th2 细胞和 CD8$^+$ 的效应 Tc 细胞。②B 细胞接受抗原刺激后开始活化，并在 Th2 细胞分泌的细胞因子（如 IL-4、5、6、10）作用下增殖、分化，最终形成大量的能合成并分泌抗体的浆细胞。③此阶段，有部分 T、B

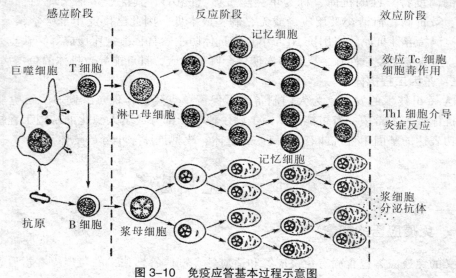

图 3-10　免疫应答基本过程示意图

细胞中途停止分化，形成记忆细胞，长期生存。当记忆细胞再次遇到相同抗原时，可迅速增殖、分化为效应 T 细胞或浆细胞，发挥特异性免疫效应。

3. 效应阶段　是反应阶段后期形成的浆细胞与效应 T 细胞发挥免疫效应的阶段。浆细胞具有合成分泌抗体的功能，抗体发挥特异性体液免疫作用；效应 T 细胞则通过杀伤带有相应抗原的靶细胞以及通过释放多种淋巴因子发挥特异性细胞免疫作用。

### （二）免疫应答的特点

免疫应答的特点有：①特异性：既表现在抗原刺激产生的相应应答产物上，也表现在应答产物只具有相应的免疫效应上；②记忆性：免疫活性细胞受抗原刺激后有一部分成为记忆性 T 细胞（Tm）或记忆性 B 细胞（Bm），当相同的抗原再次进入机体时，机体可借记忆细胞迅速产生强大的免疫应答；③放大性：在免疫应答过程中存在着 T 细胞、B 细胞的活化增殖，从而使其免疫效应也得以扩大；④MHC 限制性：免疫细胞相互作用时，只有当双方的 MHC 分子一致时，免疫应答才能发生。

## 三、体液免疫

体液免疫是指 B 细胞对抗原的识别结合、自身活化、增殖、分化为浆细胞，通过其合成分泌的抗体发挥免疫效应的过程。因抗体存在于体液中，故将 B 细胞介导的特异性免疫应答称为体液免疫。

### （一）抗体产生的一般规律

TD-Ag 初次进入机体引发的免疫应答称为初次应答，机体再次接受相同抗原刺激产生的免疫应答称为再次应答，两次应答中抗体出现的时间、持续的时间和抗体的性质、浓度均不相同（图 3-11）。

1. 初次应答　初次应答是指机体首次受某种抗原刺激而产生的免疫应答。其特点是：①诱导期长，即抗原进入机体后，需经较长时间才能在血液中检出相应抗体，一般需 1~2

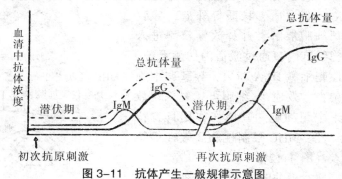

图 3-11　抗体产生一般规律示意图

周，抗原的种类、剂量、刺激机体的途径均可影响诱导期的长短；②抗体浓度低；③在体液中维持时间短；④抗体与抗原的亲和力低，以 IgM 类抗体为主，首先产生 IgM，当 IgM 降低接近消失时，IgG 出现，IgA 最晚出现。

2. 再次应答　也称回忆应答，是指机体再次受到同一抗原刺激后产生的免疫应答，与初次应答比较，它具有以下特点：①诱导期短，由于 B 记忆细胞已在初次应答中形成，当相同抗原再次刺激时，迅速产生免疫反应，诱导期因而大大缩减，一般仅需 1~3 天；②抗体浓度高；③在体液中维持时间长；④抗体与抗原的亲和力高，以 IgG 类抗体为主。

抗体产生的一般规律在医学实践中具有指导意义：①在预防接种时，间隔一定时间多次接种，可强化免疫，提高预防效果。如儿童计划免疫接种乙肝疫苗，规定在出生时、出生 1 个月、出生 6 个月进行接种（共 3 次），使机体发生再次应答，强化免疫接种效果；

②用于临床辅助诊断感染性疾病。如血清中特异性 IgM 升高，提示病原微生物早期感染；若疾病恢复期血清抗体的效价较早期高 4 倍或以上，有诊断价值。

### （二）体液免疫的生物学效应

体液免疫的生物学效应由抗体发挥，抗体与相应抗原结合后，有些抗原可直接失去生物学活性，如外毒素、病毒等；有些抗原与抗体结合后，其生物学活性不受影响，还需要补体、吞噬细胞、NK 细胞的参与，才能将其清除。

体液免疫的主要生物学效应有：①中和毒素；②抑制病毒、细菌吸附；③激活补体；④调理作用；⑤介导 ADCC 作用等。

体液免疫只能清除细胞外感染的病原微生物。抗体还可以参与介导 Ⅰ、Ⅱ、Ⅲ型超敏反应。

## 四、细胞免疫

细胞免疫是指 T 细胞识别抗原、自身活化、增殖、分化为效应 T 细胞，通过效应 TC 细胞的细胞毒作用及效应 Th1 细胞释放淋巴因子发挥免疫效应的过程。因效应 T 细胞发挥免疫效应，故将 T 细胞介导的特异性免疫应答称为细胞免疫。

### （一）效应T细胞的生物学作用

1. 效应Tc细胞的细胞毒作用　效应 Tc 先以其表面的 CD8 分子与靶细胞表面的 MHC-Ⅰ类分子结合，然后再以其表面的抗原受体（TCR）与靶细胞表面的抗原表位特异性结合，引起效应 Tc 细胞分泌穿孔素击穿靶细胞膜，使大量水分及 $Ca^{2+}$ 进入胞内，而使胞内 $K^+$ 和蛋白质、核酸等外溢，导致靶细胞溶解；并释放颗粒酶进入靶细胞内，通过激活内切酶系统，使靶细胞 DNA 断裂，导致靶细胞凋亡。效应 Tc 细胞可反复杀伤数十个靶细胞。其杀伤作用具有特异性、MHC 限制性和高效性等特点（图 3-12）。

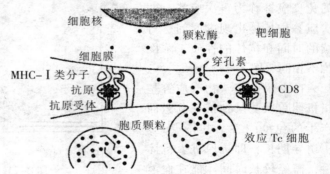

图 3-12　效应 Tc 细胞细胞毒作用示意图

2. 效应Th1细胞释放淋巴因子的作用　效应 Th1 细胞与相应抗原的特异性结合后可释放多种可溶性生物活性物质，统称为淋巴因子（LK）或细胞因子（CK）。淋巴因子种类多、作用广，主要的淋巴因子有 3 种。

（1）白细胞介素-2（IL-2）　①能促进 $CD8^+$Tc 细胞增殖分化为效应 Tc 细胞；②促进 $CD4^+$ Th1 细胞增殖分化，合成分泌 IL-2、TNF-β、IFN-γ 等细胞因子，扩大细胞免疫效应；③活化单核-吞噬细胞和 NK 细胞，增强其作用。

（2）肿瘤坏死因子（TNF-β）　①作用于血管内皮细胞使之表达黏附分子，同时刺激血管内皮细胞分泌 IL-8 和单核细胞趋化蛋白-1 等趋化性细胞因子，这些黏附分子和趋化因子能使血流中的中性粒细胞、淋巴细胞和单核细胞等与血管内皮细胞黏附，进而迁移和外渗至局部组织，引起炎症反应；②激活中性粒细胞，增强其吞菌杀菌能力；③局部产生高浓度的 TNF-β，可使周围组织细胞发生损伤坏死。

（3）干扰素（IFN-γ）　①作用于巨噬细胞和内皮细胞，增强其MHC-Ⅱ分子的表达，提高抗原提呈能力，扩大细胞免疫应答；②活化单核-吞噬细胞，增强其吞噬和胞内杀伤功能，并使其获得杀伤肿瘤的功能；③活化NK细胞，增强其杀伤肿瘤和抗病毒的作用；④促使活化巨噬细胞产生多种引发炎症反应的细胞因子和介质（如IL-2、1、6，血小板活化因子、前列腺素等），这些炎性分子在低浓度时可产生有利于机体的免疫效应，高浓度时则可加剧炎症反应，导致局部组织损伤坏死。

**（二）细胞免疫的生物学效应**

在机体的特异性免疫应答中，细胞免疫主要抗细胞内感染、抗肿瘤，同时还可参与Ⅳ型超敏反应、器官移植排斥反应。

### 五、免疫耐受与免疫调节

**（一）免疫耐受**

1. 免疫耐受的概念　免疫耐受是指机体免疫系统在一定条件下出现的对某种抗原刺激的特异性无应答状态。免疫耐受与免疫缺陷和免疫抑制截然不同，免疫缺陷和免疫抑制是指机体对任何抗原均不反应或反应减弱的非特异性无应答状态。由自身抗原诱导产生的免疫耐受称为天然免疫耐受或自身耐受；由外来抗原诱导产生的免疫耐受称为获得性免疫耐受或人工诱导的免疫耐受。

2. 免疫耐受的临床意义　生理条件下机体对自身组织的免疫耐受，对保证机体自身生理平衡与稳定作用重大，学习和研究免疫耐受知识，不论在理论上还是在医学实践中均有重大意义。其意义主要有：①维护自身生理平衡与稳定；②通过解除免疫耐受，激发免疫应答来促进清除病原体和肿瘤的控制；③通过人工诱导免疫耐受的方法来防治自身免疫性疾病、超敏反应和器官移植排斥反应。

**（二）免疫调节**

免疫调节是维持机体内环境稳定的关键因素，包括正负反馈两个方面，是由多种因子参与的十分复杂的免疫生物学过程。任何一个调节环节的失误，均可能引起全身或局部免疫应答的异常，最终导致自身免疫病、过敏、持续感染和肿瘤等疾病的发生。

# 第六节　抗感染免疫

## 一、抗感染免疫的概念与类型

**（一）抗感染免疫的概念**

抗感染免疫是指机体抵抗病原微生物及其有害代谢产物感染或侵害的防御机能，是机体重要的免疫功能。

**（二）抗感染免疫的类型**

抗感染免疫按照获得方式不同，分为先天性免疫（即非特异性免疫）和后天获得性免疫（即特异性免疫）；按照其作用的病原生物体不同，分为抗细菌免疫、抗病毒免疫、抗真菌免疫、抗寄生虫免疫等。各种类型的抗感染免疫在机体内往往不是独立发生的，而是相互关联、协同作用，从而发挥最佳免疫效应。

## 二、非特异性抗感染免疫

非特异性免疫是指机体在长期种系进化过程中逐渐形成并能遗传给后代的一种天然防御机能，由屏障结构、吞噬细胞及体液中的抗微生物物质等因素构成。其特点是：①先天遗传，人人具有；②免疫作用广泛，无特异性；③无个体差异，但有种系差异。

### （一）屏障结构

1. **体表屏障** 正常人体的皮肤与黏膜是机体的体表屏障，它通过物理机械性阻挡和化学性杀伤作用清除病原微生物，是抵御病原微生物入侵机体的第一道防线。

（1）物理机械性阻挡作用 健康完整的皮肤和黏膜凭借其表面致密的上皮细胞对病原微生物起到机械性阻挡作用。

（2）化学性杀伤作用 皮肤黏膜分泌物中有杀菌或抑菌成分。例如：皮脂腺分泌的不饱和脂肪酸可杀灭或抑制某些细菌或真菌，汗液、阴道分泌液中的乳酸，胃液中的胃酸，口腔、泪液中的溶菌酶等均具有很好的杀菌或抑菌作用。

（3）微生物拮抗作用 体表及与外界相通的腔道中分布有种类不同、数目不等的正常微生物群（即正常菌群），其相应部位的微生物种类、数量保持相对平衡稳定，对其他微生物的生长起拮抗作用，从而提高了机体的防御机能。

2. **血脑屏障** 主要由软脑膜、脉络丛、脑血管及星状胶质细胞构成。能阻止病原微生物及其代谢产物从血液进入脑组织或脑脊液。婴幼儿血脑屏障发育尚未完善，因而较易发生脑炎、脑膜炎等中枢神经系统感染。

3. **胎盘屏障** 由胎儿绒毛膜滋养层细胞与母体子宫内膜的基蜕膜构成。能防止病原微生物及其有害代谢产物进入胎儿体内。妊娠早期（一般为3个月以内），胎盘屏障发育不完善，感染母体的某些病原体（如风疹病毒等）易通过胎盘屏障入侵胎儿体内引起感染，影响胎儿发育，严重的可致胎儿畸形、流产、早产或死胎。所以怀孕早期的孕妇应尽量避免感染，一旦感染发生则应合理用药。

### （二）吞噬细胞

病原体突破皮肤黏膜屏障侵入机体后，分布在全身不同部位的吞噬细胞立即发挥其吞噬功能，杀伤侵入机体的病原体。体液中的杀菌物质也同时发挥其抗感染作用。

1. **吞噬细胞的种类** 主要有单核细胞、中性粒细胞、巨噬细胞。血液中的单核细胞及分布在组织中的巨噬细胞称为大吞噬细胞，主要吞噬清除细胞内病原体和凋亡、损伤、癌变的细胞。血液中的中性粒细胞、嗜酸性粒细胞称为小吞噬细胞，主要吞噬存在于细胞外的细菌等病原体。吞噬细胞表面的 IgG Fc 受体、补体 $C_3$ 受体及其胞内的溶菌酶使其表现出强大的吞噬杀菌功能。吞噬细胞除具有吞噬功能外，还有其他免疫功能。

2. **吞噬作用** 吞噬细胞对病原体的吞噬杀灭过程，大致分为3个连续的阶段（图3-13）。

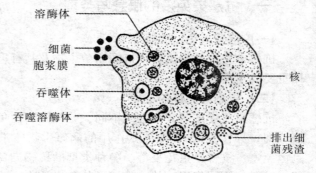

图3-13 吞噬细胞的吞噬过程示意图

（1）吞噬细胞与病原体接触 两者的接触既可以是随机相遇，也可经病原体刺激机体产生的趋化因子如 $C_{3a}$、$C_{5a}$、$C_{567}$ 等的趋化作用来完成。

（2）吞入病原体 根据吞噬细胞吞入的方式及被吞病原体的大小分为两种，一种是由吞噬细胞伸出伪足包围病原体并吞入胞内的称为吞噬，在吞噬细胞内形成吞噬小体；另一种是由接触到病原体的吞噬细胞膜内陷而吞入的称为吞饮，在吞噬细胞内形成吞饮小体。

（3）杀死、消化处理病原体 吞噬细胞内的溶酶体中含多种具有杀菌作用的物质，吞噬小体或吞饮小体与之融合后，其杀菌物质立即发挥生物学作用，对病原体进行杀死、消化、吸收或排泄，其中具有提呈抗原功能的吞噬细胞可将该病原体的抗原肽提呈给 Th 细胞，从而启动特异性免疫应答。

3. 吞噬作用的结果 有 3 种可能：①完全吞噬：将病原体吞噬后被彻底杀死消化清除；②不完全吞噬：某些被吞入的病原体（如结核杆菌、麻风杆菌等胞内寄生菌）抵抗力强，可在吞噬细胞胞内寄生，并随吞噬细胞向全身扩散，引起更广泛的感染，严重时可致吞噬细胞自身死亡；③损伤组织：吞噬细胞释放大量的溶酶体酶可破坏邻近组织，造成组织损伤。

参与机体非特异性免疫的免疫细胞除吞噬细胞外，还有自然杀伤细胞（NK 细胞）及部分 T 细胞、B 细胞，在抗感染免疫中起抗肿瘤、抗病毒、抗胞内寄生菌或免疫调节作用。

**（三）体液中的抗微生物物质**

正常人和动物体液中含有多种杀菌、抑菌物质，发挥重要的天然抗感染免疫作用。重要的抗微生物物质有：补体、溶菌酶、乙型溶素、细胞因子等。其中最重要的是补体。

1. 补体 补体是存在于正常人和动物体液中的一组具有酶活性的蛋白质。由 30 余种可溶性蛋白质和膜结合蛋白质组成，故又称补体系统。

（1）补体系统的组成和理化性质 补体系统的 30 余种成分按其发现的顺序分为 3 部分。第一部分为参与经典激活途径的补体成分，由 $C_{1(q、r、s)}$、$C_2$、$C_3$……$C_9$ 组成；第二部分主要是参与旁路激活途径的补体成分，有 B 因子、D 因子和 P 因子等；第三部分为参与调节补体激活的调节因子成分，如 $C_1$ 抑制物、I 因子、H 因子等。

补体主要分布在正常人、动物的血清中，约占血清球蛋白总量的 10%，以无活性的酶原形式存在，若被某些物质激活后，才具有酶活性。补体激活后的降解片段，小片段以 a 表示，大片段以 b 表示，如 $C_3$ 裂解后形成 $C_{3a}$、$C_{3b}$；多种补体成分裂解后形成的复合物，将各片段列于 C 的右下方表示，如 $C_{4b2b}$；补体被激活后，已具有酶活性的片段或复合物，在 C 右下方符号上加一横线表示，如 $C_{\overline{4b2b}}$。

补体成分均为糖蛋白，理化性质极不稳定，紫外线照射，机械震荡，56℃ 30 分钟，乙醇、强酸、强碱等化学物质均可使补体蛋白质变性而丧失活性，称为补体的灭活。补体在 0℃~10℃时活性仅可保存 3~4 天，因此研究或检测补体必须用新鲜血清或应保存在 -20℃以下。

（2）补体系统的激活途径 在某些激活物的刺激下或在某些物质特定的表面上，补体系统中各成分按一定顺序，以连锁酶促反应的方式依次被激活，从而表现出各种生物学效应。

补体的激活过程依据其起始顺序不同可分为 3 条途径：由抗原-抗体复合物结合 $C_{1q}$ 启动激活的途径，称经典途径；由 MBL 结合至细菌表面启动激活的途径，称为 MBL 途径；

由病原微生物（如细菌细胞壁成分）等提供接触表面，从 $C_3$ 启动激活的途径，称为旁路途径。

①经典途径：激活物主要是 IgG 或 IgM 型的抗体-抗原复合物（IC），激活过程可分为识别阶段、活化阶段和膜攻击阶段（图 3-14）。

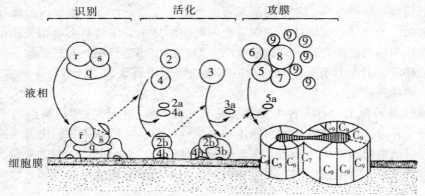

图 3-14 补体经典激活途径示意图

识别阶段：抗原抗体特异性结合后，抗体构型发生变化，使其 Fc 段的 $C_{1q}$ 结合点充分暴露，在 $Ca^{2+}$ 的参与下，$C_{1q}$ 与之结合并相继激活 $C_{1r}$、$C_{1s}$，形成 $C_{1\overline{r}}$、$C_{1\overline{s}}$；$C_{1\overline{s}}$ 具有酯酶活性。

活化阶段：$C_{1\overline{s}}$ 在 $Mg^{2+}$ 参与下，依次裂解 $C_4$ 形成 $C_{4a}$ 与 $C_{4b}$、裂解 $C_2$ 形成 $C_{2a}$ 与 $C_{2b}$；$C_{4b}$ 结合到靶细胞膜上，$C_{2b}$ 则与 $C_{4b}$ 结合，形成 $C_{4b2b}$，即 $C_3$ 转化酶。$C_{4b2b}$ 作用于 $C_3$，使其裂解为 $C_{3a}$ 与 $C_{3b}$，其中 $C_{3b}$ 固定到靶细胞膜上与 $C_{4b2b}$ 结合，形成 $C_{4b2b3b}$，即 $C_5$ 转化酶。本阶段中产生的 $C_{4a}$、$C_{2a}$、$C_{3a}$ 游离于体液中，发挥其相应的免疫效应（即过敏毒素作用、激肽样作用、趋化作用等）。

膜攻击阶段：$C_{4b2b3b}$ 裂解 $C_5$ 形成 $C_{5a}$ 与 $C_{5b}$，$C_{5a}$ 游离于体液中，$C_{5b}$ 先与 $C_6$、$C_7$ 结合形成 $C_{5b67}$（简写为 $C_{567}$ 复合物），可插入靶细胞膜脂质双层结构中，$C_{567}$ 为 $C_8$ 的受体，$C_8$ 与之结合形成 $C_{5678}$ 复合物，其中 $C_8$ 是 $C_9$ 的结合部位，12~15 个 $C_9$ 与靶细胞膜上的 $C_{5678}$ 结合，最后形成 $C_{56789}$ 膜攻击复合物（MAC）嵌入靶细胞膜，形成穿膜离子通道，细胞内成分外溢，导致靶细胞溶解。

②MBL 途径：激活物主要是甘露聚糖结合凝集素（MBL）。MBL 是一种钙依赖性糖结合蛋白，在病原微生物感染早期由肝细胞合成分泌。MBL 与病原微生物表面的甘露糖残基结合后，再与丝氨酸蛋白酶结合，形成 MBL 相关的丝氨酸蛋白酶（MASP）。MASP 活性类似于 $C_{1\overline{s}}$，可裂解 $C_4$、$C_2$ 形成 $C_{4b2b}$（$C_3$ 转化酶），此后反应过程与经典途径相同。MBL 途径在抗感染早期免疫中发挥重要作用（图 3-15）。

③旁路途径：又称替代途径。该途径越过 $C_1$、$C_4$、$C_2$，直接激活 $C_3$，在 B 因子、D 因子、P 因子等的参与下，依次激活 $C_5$~$C_9$，其激活物是病原菌细胞壁的脂多糖、酵母多糖

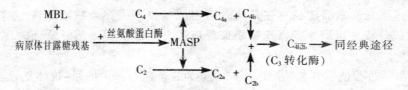

图 3-15 补体 MBL 激活途径示意图

等成分，因而在感染早期发挥重要作用。其激活过程可分为准备阶段、活化阶段及效应扩大阶段（图3-16）。

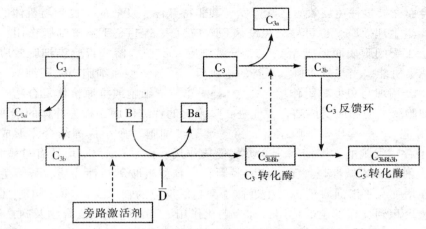

图3-16 补体旁路激活途径示意图

准备阶段：在正常生理情况下，机体不断产生低水平 $C_{3b}$，$C_{3b}$ 与 B 因子结合形成 $C_{3bB}$，在血清中的 D 因子可将 B 因子裂解成 Ba 和 Bb，形成 $C_{\overline{3bBb}}$，即旁路途径的 $C_3$ 转化酶。$C_{\overline{3bBb}}$ 极易被迅速降解，而血清中的备解素（P 因子）能与 $C_{\overline{3bBb}}$ 结合形成不易被灭活的 $C_{\overline{3bBbP}}$。

活化阶段：旁路途径激活物可保护 $C_{\overline{3bBb}}$ 或 $C_{\overline{3bBbP}}$，使之免受 I 因子、H 因子灭活。$C_{\overline{3bBb}}$ 或 $C_{\overline{3bBbP}}$ 裂解 $C_3$ 形成 $C_{3a}$ 与 $C_{3b}$，$C_{3b}$ 与 $C_{\overline{3bBb}}$ 或 $C_{\overline{3bBbP}}$ 结合形成 $C_{3bBb3b}$ 或 $C_{3bnBbP}$，即旁路途径的 $C_5$ 转化酶，此后与经典途径相同，裂解 $C_5$，并依次激活 $C_6$~$C_9$，形成 MAC，攻击靶细胞。

效应扩大阶段：旁路激活途径中 $C_{3b}$ 是 $C_3$ 转化酶（$C_{\overline{3bBb}}$ 或 $C_{\overline{3bBbP}}$）裂解 $C_3$ 的产物，同时又是该酶的组成部分，可放大激活效应，构成一个正反馈环。

在机体的抗感染免疫中，以上 3 条途径中最早被激活的是 $C_3$ 旁路途径，其次是 MBL 途径，最后是经典途径。3 条激活途径的末端通路是相同的，即形成膜攻击复合物（MAC），并攻击溶解靶细胞。不论是经典途径还是旁路途径、MBL 途径，$C_3$ 的激活占据重要地位，是补体系统激活的关键。3 条补体激活途径的比较（表3-3）。

表3-3 3条补体激活途径的异同

| 区别要点 | 经典途径 | MBL 途径 | $C_3$ 旁路途径 |
|---|---|---|---|
| 激活物 | Ag-Ab 复合物 | MBL-病原菌甘露糖残基 | 细菌脂多糖、酵母多糖等 |
| 参与的补体成分 | $C_1$~$C_9$ | $C_2$ ~$C_9$ | $C_3$、B 因子、D 因子、P 因子、$C_5$~$C_9$ |
| 参与的离子 | $Ca^{2+}$、$Mg^{2+}$ | $Ca^{2+}$ | $Mg^{2+}$ |
| $C_3$ 转化酶 | $C_{\overline{4b2b}}$ | $C_{\overline{4b2b}}$ | $C_{\overline{3bBb}}$ |
| $C_5$ 转化酶 | $C_{\overline{4b2b3b}}$ | $C_{\overline{4b2b3b}}$ | $C_{\overline{3bBb3b}}$ |
| 作用 | 在体液免疫效应阶段发挥作用 | 在感染早期发挥非特异性免疫效应 | 在感染早期发挥非特异性免疫效应 |

（3）补体的生物学功能　补体系统是机体非特异性免疫的重要组成部分，3条补体激活途径的最终效应是介导靶细胞溶解，激活过程中产生的各种补体片段，通过与相应的细胞受体结合而介导多种免疫效应，既可发挥其非特异性免疫效应，也参与机体的特异性免疫；既可产生生理效应，也可导致免疫病理效应（表3-4）。①溶解细胞作用：补体系统被激活后，于靶细胞表面形成MAC，介导溶细胞、溶菌、溶病毒感染细胞效应，是机体重要的抗感染机能。当与机体血型不符的输血后，可将异型血细胞当做靶细胞，从而引发输血反应。②调理与免疫黏附作用：$C_{3b}$、$C_{4b}$一端与靶细胞或抗原抗体复合物结合，另一端与吞噬细胞膜上的相应受体结合，促进吞噬细胞的吞噬作用，称为补体的调理作用。免疫黏附作用是$C_{3b}$一端与靶细胞结合，另一端与红细胞、血小板等结合，形成较大聚合物，有利于吞噬细胞的吞噬清除。③炎症递质作用：$C_{3a}$、$C_{4a}$、$C_{5a}$均具有过敏毒素作用，作用于肥大细胞、嗜碱性粒细胞，使之脱颗粒，释放组胺等活性介质，导致毛细血管扩张，通透性增强，平滑肌收缩，产生近似Ⅰ型超敏反应的临床症状。$C_{3a}$、$C_{5a}$、$C_{567}$具有吸引吞噬细胞聚积到炎症部位的作用，称为趋化作用。④清除免疫复合物及凋亡细胞作用：体内中等分子量的循环免疫复合物（IC）沉积于血管壁，激活补体可造成周围组织损伤。IC可经$C_{3b}$与机体表达$CR_1$的红细胞结合，经血流运输到肝脏而清除。机体内衰老的细胞可由多种补体成分（$C_{1q}$、$C_{3b}$等）被识别并与之结合，通过与吞噬细胞表面相应受体发生作用，清除凋亡细胞。

表3-4　补体及其裂解片段的生物学功能

| 补体或裂解片段 | 生物学功能 |
| --- | --- |
| $C_1 \sim C_9$ 或 $C_3$、$C_5 \sim C_9$ | 溶细胞、溶菌作用 |
| $C_{3b}$、$C_{4b}$ | 调理作用、免疫黏附作用 |
| $C_{3a}$、$C_{4a}$、$C_{5a}$ | 过敏毒素作用，炎症递质作用 |
| $C_{3a}$、$C_{5a}$、$C_{567}$ | 趋化作用 |
| $C_3$、$C_4$、$CR_1$ | 清除免疫复合物及凋亡细胞作用 |

2. 溶菌酶　是存在于人、动物血液、鼻咽分泌物、泪液、唾液、乳汁等体液中的具有杀菌作用的低分子碱性蛋白质，可破坏革兰阳性菌细胞壁肽聚糖的β-1，4糖苷键；而革兰阴性菌细胞壁外层有外膜结构保护，不易破坏，因此，溶菌酶主要破坏溶解革兰阳性菌。

3. 乙型溶素（β-溶素）　是存在于血清中的碱性多肽，凝血时血小板可大量释放，对革兰阳性菌细胞膜起破坏作用。

4. 细胞因子　细胞因子（CK）是由机体多种细胞分泌的，通过与细胞膜上的相应受体结合后而发挥生物学作用的小分子蛋白质或小分子多肽的统称。在病原体或炎性因子刺激下，体内多种细胞可合成并分泌多种不同的细胞因子，在抗感染免疫中具有重要作用。如干扰素具有抑制病毒增殖及增强巨噬细胞杀伤活性的作用；趋化性细胞因子能吸引中性粒细胞、单核细胞、淋巴细胞等聚集到病原体所在部位而清除病原体。

## 三、特异性抗感染免疫

特异性免疫是指个体在生命过程通过受病原体感染、接种疫苗等抗原物质刺激自动产生或输入抗体等免疫效应物质而被动获得的一种免疫力。其特点是：①后天获得，不能遗传；②免疫作用有特异性，记忆性；③有个体差异。

当病原体突破机体的天然防御功能时，机体即启动特异性免疫应答，通过体液免疫与细胞免疫发挥特异性免疫的抗感染作用。

**（一）体液免疫的抗感染作用**

1. 通过抗体清除病原体　参与的抗体类型有 IgG、IgM、sIgA，起主要作用的是 IgG。抗体分子量大，不能进入细胞内，因此，主要对细胞外生长的病原体起作用。

2. 直接抗感染作用　抑制病毒、细菌吸附、中和细菌外毒素。

3. 间接抗感染作用　抗体与病原体结合后，通过联合补体、吞噬细胞、NK 细胞等将病原体清除。

**（二）细胞免疫的抗感染作用**

细胞内寄生病原体，如结核杆菌、麻风杆菌、病毒等，可以抵抗吞噬细胞的杀菌作用，体液免疫又发挥不了作用，因此抗细胞内寄生的病原体主要依赖细胞免疫。

1. 通过效应T细胞发挥作用　通过效应 Tc 细胞的细胞毒作用杀伤受感染的靶细胞；通过效应 Th1 细胞释放淋巴因子，激活吞噬细胞、NK 细胞杀伤受感染的靶细胞。主要对细胞内寄生的病原体（如结核杆菌、麻风杆菌、病毒、真菌等）起作用。

2. 产生免疫效应缓慢　需 48~72 小时后发挥作用。

3. 造成被寄生宿主细胞损伤　在发挥抗感染免疫的同时，常常造成被寄生宿主细胞的损伤，导致免疫病理损伤或迟发性超敏反应。

机体对某一特定病原体的抗感染作用，既有非特异性免疫，也可有特异性免疫；既有体液免疫，也可有细胞免疫，是一个综合作用的过程。

## 四、抗感染免疫的结局

1. 保护性免疫　大多数抗感染免疫对机体起到保护作用，产生的免疫效应物质或效应细胞，促进病原体的清除，有利于机体的痊愈，并对相应病原体的再次感染起抵抗作用。

2. 免疫病理损伤　少数抗感染免疫在抗病原体的同时，可引起机体的免疫抑制，免疫反应性降低；还可能诱发自身免疫性疾病或超敏反应，导致组织损伤或功能紊乱。

因此，在预防疾病、治疗疾病的过程中，要充分注意机体抗感染免疫的特点，尽量发挥其正面的免疫效应，将免疫病理损伤降到最低。

# 综合测试

**（一）名词解释**

1. 免疫　2. ADCC 作用　3. 抗原提呈细胞　4. 抗原　5. 抗体　6. 免疫应答　7. 免疫耐受　8. 不完全吞噬

**（二）填空题**

1. 免疫的"三大"功能有_____、_____、_____。

2. 人类中枢免疫器官包括_____和_____；外周免疫器官包括_____、_____、_____。

3. 抗原具有两种基本性能，即_____和_____。

4. 破伤风抗毒素对人体而言既是_____又是_____。

5. IgFab 段可与_____特异性结合，Fc 段的主要功能有_____、_____、_____。

6. 人类免疫球蛋白根据 H 链的不同分为_____、_____、_____、_____共 5 类。

7. 免疫应答的基本过程人为地分为_____、_____、_____。

8. 机体的非特异性免疫由_____、_____、_____3 部分组成。

9. 补体的生物学功能有_____、_____、_____、_____。

10. 体液中的抗微生物物质主要有_____、_____、_____。

（三）A1 型题

1. 免疫对机体而言
   A. 有益　　　B. 有害　　　　　　C. 有益无害　　　　D. 有益有害　　　　E. 有害无益

2. 机体免疫防御功能过高，可引起
   A. 肿瘤　　　B. 自身免疫性疾病　　C. 超敏反应　　　　D. 免疫耐受　　　　E. 免疫缺陷病

3. 胸腺发育不良，可导致哪种细胞缺乏
   A. T 细胞　　B. NK 细胞　　　　C. B 细胞　　　　　D. 单核细胞　　　　E. 中性粒细胞

4. Tc 细胞特有的表面标志是
   A. CD2　　　B. CD3　　　　　　C. CD4　　　　　　D. CD8　　　　　　E. TCR

5. Th 细胞特有的表面标志是
   A. CD2　　　B. CD3　　　　　　C. CD4　　　　　　D. CD8　　　　　　E.TCR

6. 人类 B 细胞发育成熟的场所是
   A. 骨髓　　　B. 胸腺　　　　　　C. 淋巴结　　　　　D. 脾脏　　　　　　E. 肝脏

7. 半抗原的特性是
   A. 既有免疫原性又有抗原性　　　　B. 只有抗原性而无免疫原性
   C. 只有免疫原性而无抗原性　　　　D. 既无免疫原性也无抗原性
   E. 与蛋白质结合后具有抗原性

8. 决定抗原特异性的是
   A. 大分子物质　　　B. 自身物质　　　C. 异种物质　　　D. 抗原表位　　　E. 同种异体物质

9. 异嗜性抗原属
   A. 完全抗原　　　　B. 半抗原　　　　C. 共同抗原　　　D. 自身抗原　　　E. 特异性抗原

10. 类毒素的特性是
    A. 有免疫原性也有毒性　　　　　　B. 有免疫原性无毒性
    C. 无免疫原性也无毒性　　　　　　D. 无免疫原性而有毒性
    E. 有免疫原性而毒性较弱

11. 分子量最大、产生最早、消失最快的 Ig 是
    A. IgG　　　　B. IgM　　　　　C. IgA　　　　　D. IgD　　　　　E. IgE

12. 在局部黏膜表面发挥免疫作用的 Ig 是
    A. IgG　　　　B. IgM　　　　　C. sIgA　　　　D. IgD　　　　　E. IgE

13. 能合成、分泌抗体的细胞是
    A. T 细胞          B. B 细胞          C. NK 细胞          D. 浆细胞          E. 单核细胞

14. 再次应答的特点是
    A. 潜伏期长          B. 抗体产生快，维持时间长          C. 抗体浓度及抗体亲和力低
    D. 先产生 IgG 后产生 IgM          E. 以 IgM 为主

15. 释放淋巴因子引起炎症反应的细胞是
    A. Tc 细胞          B. B 细胞          C. Th1 细胞          D. Th2 细胞          E. Ts 细胞

16. 能特异性杀伤病毒感染细胞的细胞是
    A. Tc 细胞          B. 巨噬细胞          C. Th1 细胞          D. Th2 细胞          E. NK 细胞

17. 妊娠初期孕妇感染病毒易导致胎儿畸形的原因是
    A. 胸腺发育未成熟          B. 外周免疫器官发育未成熟
    C. 血-脑屏障发育未完善          D. 胎盘屏障发育未完善
    E. 皮肤黏膜屏障发育未完善

18. 补体经典途径的激活物质是
    A. 抗原          B. 抗体          C. 脂多糖          D. 抗原抗体复合物     E. 凝集素

(四) 简答题

1. 列举医学上重要的抗原。

2. 简述免疫球蛋白的基本结构。

3. 简述体液免疫有哪些生物学效应。

（张金来　何海明）

# 第四章　临床免疫

## 第一节　超敏反应

超敏反应又称变态反应或过敏反应，指机体再次接受相同抗原刺激后发生的一种以生理功能紊乱或组织细胞损伤为主的异常的特异性免疫应答。引起超敏反应的抗原称为变应原。根据超敏反应的发生机制和临床特点的不同分为四型，即 Ⅰ 型、Ⅱ 型、Ⅲ 型和 Ⅳ 型。

### 一、Ⅰ 型超敏反应

Ⅰ型超敏反应又称过敏型超敏反应。

#### （一）变应原

1. 药物　如青霉素、链霉素、头孢菌素、普鲁卡因、有机碘等。
2. 动物成分　如马血清、皮屑、羽毛、寄生虫、螨等。
3. 食物　如虾、鱼、贝、蟹、蛋、奶、食品添加剂、保鲜剂等。
4. 其他　如植物花粉、真菌孢子、石油、橡胶、塑料、化纤、农药等。

#### （二）发生机制

Ⅰ型超敏反应的发生机制可分为致敏阶段和发敏阶段（图 4-1）。以青霉素药物为例阐述Ⅰ型超敏反应的发生机制。

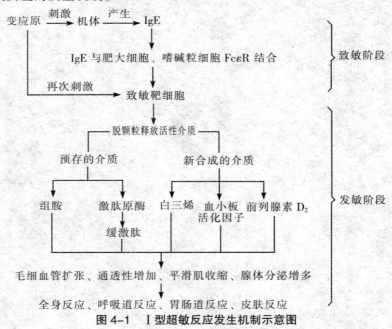

图 4-1　Ⅰ型超敏反应发生机制示意图

1. **致敏阶段** 青霉素的降解产物青霉烯酸或青霉噻唑是变应原（半抗原），初次进入机体，与体内的组织蛋白结合成为完全抗原刺激某些 B 细胞产生相对应的抗青霉烯酸或抗青霉噻唑抗体（IgE），IgE 通过 Fc 段与肥大细胞和嗜碱性粒细胞细胞膜结合，成为致敏肥大细胞和嗜碱性粒细胞，机体进入致敏状态。变应原进入机体到出现致敏状态需要的时间为 2 周左右，此状态一般能持续半年以上。

2. **发敏阶段** 当青霉素再次进入处于致敏状态的机体，青霉烯酸或青霉噻唑迅速与肥大细胞或嗜碱性粒细胞胞膜表面的抗青霉烯酸或抗青霉噻唑抗体（IgE）特异性结合，激活肥大细胞或嗜碱性粒细胞，导致细胞膜通透性增加，脱出颗粒，释放组胺、肝素、嗜酸性粒细胞趋化因子等活性介质。同时迅速生成白三烯、前列腺素、血小板活化因子等活性介质（图 4-2）。活性介质作用于靶器官，引起的病理表现是生理功能紊乱。①平滑肌收缩：如气管及支气管平滑肌收缩引起呼吸困难；胃肠道平滑肌收缩引起腹痛。②小血管扩张、毛细血管通透性增加：导致血浆外渗、局部水肿、嗜酸性粒细胞浸润为主的炎症，全身表现可有面色苍白、手足发凉、脉搏细速、血压下降，严重的可发生休克。③黏膜腺体分泌增加：可表现为流泪、流涕、痰多、呕吐、腹泻。④刺激感觉神经：引起强烈痒感。各种介质的作用相同，即三大作用：平滑肌收缩，小血管扩张、毛细血管通透性增加和黏膜腺体分泌增加。其中组胺是引起痒感的唯一介质；白三烯引起支气管平滑肌持续痉挛的效力非常强，故是引起支气管哮喘的主要介质。

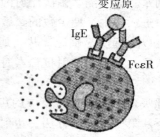

图 4-2 **肥大细胞脱颗粒释放活性介质示意图**

### （三）特点

1. 发生快，消退也快，故又称为速发型超敏反应。
2. 由 IgE 抗体介导，补体不参与。
3. 以生理功能紊乱为主，无明显的组织细胞损伤。
4. 有明显的个体差异和遗传倾向。

### （四）常见的临床疾病

1. **过敏性休克** 是一种最严重的超敏反应。主要临床表现为胸闷、气急、呼吸困难、面色苍白、出冷汗、手足发凉、脉搏细速、血压下降等，严重者可因抢救不及时而死亡。依据引起过敏性休克的变应原不同分两种类型：

（1）**药物过敏性休克** 由青霉素引起的过敏性休克最常见，其次链霉素、头孢菌素、普鲁卡因和有机碘等也可引起过敏性休克。临床发现，少数人在初次注射青霉素时也可发生过敏性休克，这可能与其曾经使用过被青霉素污染的医疗器械或吸入青霉素孢子而使机体处于致敏状态有关。

（2）**血清过敏性休克** 临床应用动物免疫血清（破伤风抗毒素和白喉抗毒素）紧急预防和治疗时，可因有些患者曾注射过相同的血清制剂，而发生过敏性休克。因此，使用前要进行皮肤试验或采用脱敏治疗，预防血清过敏休克的发生。

2. **呼吸道过敏反应** 常见的临床疾病是支气管哮喘和过敏性鼻炎。变应原主要是植物花粉、尘螨、真菌孢子、动物皮屑和羽毛等。

3. **消化道过敏反应** 临床表现有恶心、呕吐、腹痛、腹泻等胃肠炎症状，故又称为过敏性胃肠炎。变应原主要食物如鱼、虾、蟹、蛋、牛奶等。

4. 皮肤过敏反应　主要临床表现是荨麻疹、特应性皮炎（湿疹）和血管性水肿等。变应原主要有冷热刺激、药物、食物和肠道寄生虫等。

**（五）防治原则**

1. 查找变应原，避免接触　最常用的方法是询问病史和进行变应原皮肤试验。

2. 特异性脱敏和减敏治疗

（1）脱敏治疗　对必须使用破伤风抗毒素和白喉抗毒素又对其过敏的患者，可采用小剂量、短间隔、多次注射的方法，避免发生过敏反应，称为脱敏治疗。原理：小剂量变应原进入体内，使少数的致敏肥大细胞和嗜碱性粒细胞脱颗粒，释放少量生物活性介质，不足以引起明显临床症状。所以短时间内小剂量多次注射的方法，可解除机体的致敏状态。然后，再大量注射抗毒素时就不会引起过敏反应。

（2）减敏治疗　对一些已查明的变应原（如花粉、尘螨），但是，却难以避免接触的呼吸道、皮肤过敏反应的患者，采用小剂量、较长间隔（1周左右）、逐渐增量、多次皮下注射变应原的方法，达到减敏的目的。原理：皮下注射，可能与改变了变应原进入机体的途径，诱导机体产生大量特异性 IgG 类抗体有关。这种 IgG 类抗体通过与相应变应原结合，而影响或阻断变应原与 IgE 抗体结合，故又称为封闭性抗体。

3. 抗过敏药物治疗

（1）抑制生物活性介质释放　如肾上腺素、色甘酸钠、氨茶碱等。

（2）拮抗生物活性介质作用　如扑尔敏、苯海拉明、异丙嗪等。

（3）改善效应器官反应性　如糖皮质激素、钙剂和维生素 C 等。

## 二、Ⅱ型超敏反应

Ⅱ型超敏反应又称为细胞毒型或细胞溶解型超敏反应。

**（一）抗原特点**

1. 天然存在于细胞膜上　如血型抗原和 HLA 等。

2. 外源性抗原　如青霉素、磺胺、奎宁等药物半抗原进入体内与血细胞膜结合变为完全抗原。

3. 修饰性自身抗原　药物（如吲哚美辛和甲基多巴）或病毒感染导致红细胞膜成分改变，改变的成分是修饰性自身抗原。

**（二）发生机制**

以免疫性血细胞减少症为例阐述Ⅱ型超敏反应的发生机制。药物吲哚美辛进入体内导致红细胞膜成分改变形成修饰性自身抗原，刺激 B 细胞产生特异性抗红细胞自身抗体（IgG 和 IgM），IgG 和 IgM 抗体与红细胞膜上的自身抗原特异性结合，此时红细胞成为被攻击的对象即靶细胞。溶解破坏靶细胞的方式主要有 3 种（图 4-3）：①激活补体，使补体发生酶促级联反应，形成膜攻击复合物导致靶细胞溶解。②吞噬细胞发挥调理作用，吞噬靶细胞。③NK 细胞发挥 ADCC 作用杀伤靶细胞。

**（三）特点**

1. 参与的抗体为 IgG 和 IgM。

2. 导致细胞溶解或组织细胞损伤，故称为细胞毒型或细胞溶解型超敏反应。

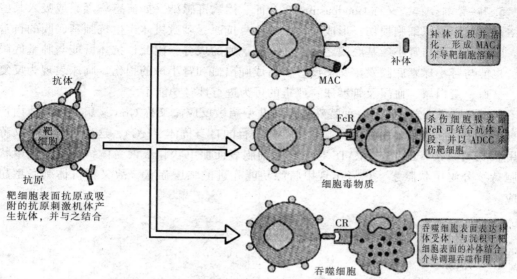

图 4-3　靶细胞溶解破坏方式示意图

3. 有补体、吞噬细胞、NK 细胞参与。

4. 有个体差异。

**（四）常见的临床疾病**

1. **输血反应**　发生原因主要是血型不符的输血。异型红细胞进入血管内迅速与受者血液中相对应的天然血型抗体（IgM）结合，激活补体，导致红细胞溶解破坏，受者出现溶血反应的临床表现。其次反复多次输入异型 HLA 血液，可刺激受者产生相对应的抗白细胞抗体或抗血小板抗体，引起白细胞输血反应或血小板输血反应。

2. **新生儿溶血症**　发生原因主要是母子血型不合。

（1）母胎 Rh 血型不合　孕妇为 Rh⁻血型，胎儿为 Rh⁺血型。母亲初次妊娠时，因流产、胎盘出血或分娩时胎盘剥离，胎儿少量的 Rh⁺红细胞可进入母体，刺激母体产生抗 Rh 抗体（IgG）。当再次妊娠胎儿仍然是 Rh⁺血型，抗 Rh 抗体（IgG）通过胎盘进入胎儿体内，与红细胞膜上 Rh 抗原结合，激活补体导致红细胞破坏，引起流产、死产或新生儿溶血症。预防方法：对初产孕妇分娩后 72 小时内注射抗 Rh 抗体，目的是阻断 Rh⁺红细胞对母体的致敏。

（2）母胎 ABO 血型不合　多见于母亲为 O 型，胎儿为 A 型、B 型或 AB 型。由母胎 ABO 血型不合引起的新生儿溶血症发生率较高，但症状较轻。

3. **药物过敏性血细胞减少症**　青霉素、磺胺、奎尼丁等药物与血细胞膜蛋白或血浆蛋白结合而成为完全抗原，刺激机体产生抗药物抗原表位的特异性抗体。该抗体与存在于血细胞膜上的药物结合或与药物结合形成抗原抗体复合物再结合到血细胞膜上，导致血细胞破坏。引起药物过敏性溶血性贫血、粒细胞减少症、血小板减少性紫癜。

4. **自身免疫性溶血性贫血**　药物（如甲基多巴类）、感染（如 EB 病毒）及辐射等可使自身红细胞膜表面抗原发生改变，形成修饰性的自身抗原，刺激机体产生抗自身红细胞的 IgG 类抗体，这种抗体与红细胞结合后，引起红细胞溶解。

5. 肺-肾综合征　又称 Goodpasture 综合征。因病毒感染（如流感病毒）或吸入某些有机溶剂造成肺组织细胞损伤，形成修饰性的自身抗原，刺激机体产生抗肺基底膜的自身抗体。肺泡基底膜与肾小球基底膜之间存在共同抗原的成分，因此该抗体既能与肺基底膜结合，也能与肾小球基底膜发生交叉反应，造成肺出血和肾小球的损伤。临床表现为反复咯血、贫血、蛋白尿、血尿及管型尿，严重的可为进行性肾功能不全。

6. 甲状腺功能亢进　是一种特殊类型的 II 型超敏反应。又称 Graves 病。患者体内产生一种能与甲状腺细胞表面促甲状腺激素受体结合的自身抗体（IgG），这种自身抗体又称长效甲状腺刺激素（LATS）。LATS 与甲状腺细胞表面促甲状腺激素受体结合，刺激甲状腺细胞持续分泌甲状腺素，患者出现甲状腺功能亢进的临床症状，故又称抗体刺激型超敏反应。

### 三、III 型超敏反应

#### (一) 抗原

1. 微生物　如链球菌和真菌等。

2. 异种蛋白质　如马血清蛋白等。

3. 药物　如胰岛素等。

4. 自身抗原　如变性 IgG、变性核酸和变性蛋白等。

#### (二) 发生机制

III 型超敏反应的发生机制与免疫复合物（IC）的分子大小密切相关。通常情况下，血液中的不溶性大分子免疫复合物易被单核-吞噬细胞吞噬清除；可溶性小分子免疫复合物通过肾小球的滤过随尿排出；可溶性中等大小免疫复合物既不被单核-吞噬细胞吞噬清除，也不能通过肾小球的滤过随尿排出。可溶性中等大小免疫复合物在血液中循环，当循环至血流缓慢或血管迂回曲折部位时，免疫复合物沉积在血管基底膜引起血管组织损伤。可溶性中等大小免疫复合物的形成是引起 III 型超敏反应的主要原因。以链球菌感染后肾小球肾炎为例阐述其发生机制（图 4-4）。

1. 中等大小免疫复合物的形成和沉积　链球菌感染机体后刺激免疫细胞产生特异性抗体（IgG、IgM 和 IgA），该抗体与相应的抗原特异性结合形成可溶性中等大小的免疫复合物。该免疫复合物在血液中循环，当循环至血流缓慢或血管迂回曲折部位时，免疫复合物沉积在血管基底膜。最常见的沉积部位是肾小球、关节、心肌等部位。

2. 中等大小 IC 激活补体引起血管壁及其周围炎症反应　沉积在血管基底膜上的免疫复合物通过激活补体系统，产生 $C_{3a}$、$C_{5a}$ 和 $C_{3b}$ 降解物引起血管壁组织免疫损伤。其方式有：①$C_{5a}$ 是趋化因子，吸引中性粒细胞吞噬免疫复合物，释放大量的溶酶体酶等，在溶解破坏免疫复合物的同时也溶解破坏血管基底膜及邻近组织。②$C_{3a}$、$C_{5a}$ 具有过敏毒素作用，使嗜碱性粒细胞和肥大细胞脱颗粒，释放组胺等炎症介质，导致血管通透性增加，出现水肿等炎症反应，同时促进免疫复合物进一步沉积并使中性粒细胞在免疫复合物沉积部位聚集。③$C_{3a}$、$C_{5a}$ 及 $C_{3b}$ 引起血小板聚集、活化、释放组胺等炎症介质，加剧局部渗出性反应；并激活凝血系统，形成微血栓，造成局部缺血、出血和坏死。

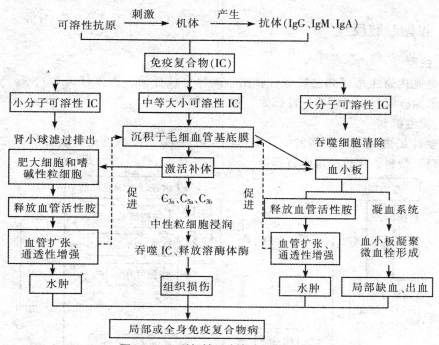

图 4-4　Ⅲ型超敏反应发生机制示意图

## （三）特点

1. 与中等大小可溶性免疫复合物的形成有关。

2. 参与的抗体为 IgG、IgM 和 IgA。

3. 引起血管壁及其周围组织炎症反应。

4. 补体、中性粒细胞、嗜碱性粒细胞、肥大细胞和血小板等参与。

5. 有个体差异。

## （四）常见的临床疾病

1. **局部免疫复合物病**　见于胰岛素依赖型糖尿病患者，在注射胰岛素部位出现红肿、出血和坏死等剧烈炎症反应。

2. **血清病**　见于大剂量注射动物免疫血清（如破伤风抗毒素）。某些患者在注射后 1~2 周，出现发热、皮疹、淋巴结肿大、关节肿痛和一过性蛋白尿等表现，称为血清病。

3. **感染后肾小球肾炎**　以 A 族链球菌感染后最多见。发生急性肾小球肾炎一般出现在链球菌感染后 2~3 周。

4. **类风湿性关节炎（RA）**　可能是因为病毒或支原体持续感染引起机体 IgG 类抗体发生蛋白质变性形成自身抗原，继而刺激机体产生抗变性 IgG 抗体的 IgM 类自身抗体，即类风湿因子（RF）。RF 与自身变性 IgG 结合形成免疫复合物，并反复沉积在关节滑膜毛细血管壁上，引起炎症性损伤。

5. **系统性红斑狼疮（SLE）**　可能是紫外线、感染、药物等因素引起患者体内出现多种变性核酸或变性核蛋白等自身抗原，继而刺激机体产生自身抗核抗体。自身抗原与自身抗体结合成免疫复合物，沉积在全身多处血管基底膜，导致组织损伤，出现全身多器官病变。

## 四、Ⅳ型超敏反应

### (一) 抗原

主要是胞内寄生菌（如结核分枝杆菌、麻风分枝杆菌、布鲁杆菌等）、病毒、真菌、寄生虫、细胞抗原（如肿瘤特异性抗原、移植抗原等）。

### (二) 发生机制

以接触性皮炎为例阐述其发生机制（图 4-5）。引起接触性皮炎的变应原常有农药、油漆、染料、塑料、化妆品或磺胺药等。

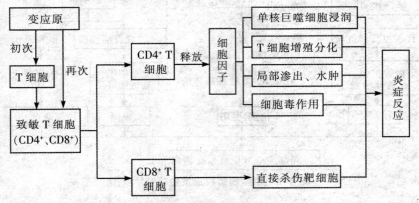

图 4-5　Ⅳ型超敏反应发生机制示意图

1. 效应性T细胞（Th1和Tc）形成　抗原初次进入机体后由抗原呈递细胞加工、处理、提呈给 T 细胞，T 细胞识别抗原后，自身活化、增殖、分化为效应 Th1 和效应 Tc。

2. 效应Th1和效应Tc引起组织炎症反应　当抗原再次进入机体时，抗原与效应 Th1 和效应 Tc 特异性结合。①效应 Th1 细胞释放 TNF-β、IFN-γ、IL-2 等细胞因子，在抗原存在的部位出现以单核吞噬细胞和淋巴细胞浸润为主的炎症反应和组织损伤。②效应 Tc 细胞通过释放穿孔素和颗粒酶，引起靶细胞的溶解破坏。

### (三) 特点

1. 发生慢、消退也慢，故又称为迟发型超敏反应。
2. 由 T 细胞介导，无抗体参加。
3. 主要引起以单个核细胞浸润为主的炎症反应。
4. 除接触性皮炎外无明显的个体差异。

### (四) 常见的临床疾病

1. 传染性超敏反应　指机体感染胞内寄生菌、病毒、某些寄生虫和真菌后，引起细胞免疫为主的免疫应答，在清除病原生物或阻止病原生物扩散的同时，出现单个核细胞浸润为主、组织细胞损伤的炎症。如结核分枝杆菌感染引起肺结核，在肺组织出现干酪样坏死、肺空洞等。

2. 接触性皮炎　可能是患者接触农药、油漆、染料、塑料、化妆品或磺胺药等变应原。当再次接触相同变应原 24 小时以后，接触部位出现红斑、丘疹、水疱等皮肤炎症，48~96 小时达高峰，严重者可出现剥脱性皮炎。

3. 移植排斥反应　见于同种异体器官或组织移植术后，因为供者与受者之间存在主要组织相容性抗原（HLA）的差异，引起排斥反应，最终导致移植物坏死、脱落。减轻或延缓移植排斥反应，受者在移植术后需要大剂量、长期使用免疫抑制剂。

# 第二节 免疫学检测

免疫学检测就是应用免疫学方法检查测定病原体、疾病相关因子及评估机体免疫功能状态，包括抗原或抗体检测和免疫细胞检测。

## 一、抗原或抗体检测

抗原与相应抗体在体内或体外均可发生特异性结合反应，称为抗原抗体反应。由于抗体主要存在于血清中，临床上多用血清标本进行实验，故体外的抗原抗体反应又称血清学反应。由于抗原与抗体相对应才能发生特异性结合，因此，可以利用已知抗原检测未知的抗体可以辅助诊断某些传染病或流行病学调查，也可以利用已知抗体检测未知的抗原来鉴定病原微生物、诊断某些疾病、进行抗原分析及激素和酶的微量测定。

**（一）抗原抗体反应的特点**

1. 特异性　指相对应的抗原与抗体才能发生特异性结合。

2. 可逆性　指抗原与抗体特异性结合后，在一定条件可发生解离，恢复抗原、抗体的游离状态。

3. 可见性　指抗原、抗体两者的比例适当，特异性结合后出现肉眼可见反应。

**（二）抗原抗体反应的方法**

1. 凝集反应　颗粒性抗原与相应抗体，在一定条件下特异性结合，出现肉眼可见的凝集物，称为凝集反应。

（1）直接凝集反应　①玻片法凝集反应：细菌或红细胞与相应抗体直接结合所呈现的凝集现象。是一种定性试验，用于细菌和 ABO 血型的鉴定。②试管法凝集反应：是一种定量试验，如诊断伤寒的肥达反应，用已知抗原检测血清中相应抗体，以抗原抗体结合出现可见反应的血清最大稀释度为效价，表示被检血清中相应抗体的含量。

（2）间接凝集反应和反向间接凝集反应　将可溶性抗原吸附于某些与免疫无关的颗粒载体（"O"红细胞、乳胶颗粒等）表面，再与相应抗体进行反应产生的凝集现象，称为间接凝集反应。将抗体吸附于某些与免疫无关的颗粒载体表面，再与相应可溶性抗原进行反应产生的凝集现象，称为反向间接凝集反应。常用于某些传染病的诊断、AFP 的测定。

2. 沉淀反应　可溶性抗原与相应抗体在一定的条件下特异性结合，可出现肉眼可见的沉淀物称为沉淀反应。如：①单向琼脂扩散试验可用于血清中免疫球蛋白、补体 $C_3$ 等的定量测定。②双向琼脂扩散试验常用于抗原或抗体的定性检测和两种抗原相关性分析。

3. 免疫标记技术　指将已知抗体或抗原标记上易显示的物质（即标记物），通过检测标记物间接的反映抗原抗体反应的情况，既可以定性也可以定量。常用的标记物有酶、荧光素、放射性核素、胶体金等。

（1）免疫酶技术　标记物采用辣根过氧化物酶。目前常用的是酶联免疫吸附试验

（ELISA）。此法特异性强，敏感性高；既可测定抗体又能测定可溶性抗原。

（2）免疫荧光技术　标记物采用异硫氰酸荧光素和罗丹明等。此法广泛应用于细菌、螺旋体、病毒性疾病的诊断。也可用于免疫细胞表面CD分子的测定、检测自身免疫病的抗核抗体等。

（3）放射免疫测定法　标记物采用放射性核素。应用范围广，可测定多种激素、维生素、药物、IgE抗体等。放射性核素有一定的危害性，且需要特殊仪器设备。

## 二、免疫细胞检测

主要检查内容是T细胞及其所产生的细胞因子。测定机体外周血中T细胞的数量及其功能，有助于了解被检者的免疫状态，对研究免疫缺陷病和自身免疫性疾病、判断肿瘤患者预后等具有重要临床意义。

### （一）T细胞数量检测

1. 单克隆抗体检测法　应用抗CD3、CD4和CD8的单克隆抗体在流式细胞分析仪上自动检测或在荧光显微镜下检测T细胞数量及T细胞亚群。

2. E花环试验　T细胞表面有绵羊红细胞受体（又称E受体，即CD2）。在体外条件下，T细胞能直接与绵羊红细胞结合形成花环，此试验称E花环试验。正常人的E花环形成率约为60%~80%。

### （二）T细胞功能检测

1. 淋巴细胞转化试验　原理：T细胞膜上促分裂原（如PHA）受体，与PHA结合后刺激T细胞进行有丝分裂，转化为淋巴母细胞。方法是取外周血分离淋巴细胞，然后加入PHA，在营养液中培养3天，再进行涂片染色，镜下观察淋巴母细胞，计算出转化为淋巴母细胞的百分率。正常人的转化率为70%左右。

2. 皮肤试验　原理与IV型超敏反应相同。常用的方法是结核菌素试验。

# 第三节　免疫学防治

免疫学防治就是应用免疫原理对疾病进行预防和治疗的措施，包括免疫预防和免疫治疗。

## 一、免疫预防

人体获得免疫的方式有4种：①自然主动免疫：指个体在生活过程中感染病原微生物后机体产生的特异性免疫应答。②人工主动免疫：指对个体接种疫苗或类毒素后机体产生的特异性免疫应答。③自然被动免疫：指胎儿或新生儿经胎盘或乳汁获得母亲的抗体，而产生的免疫力。④人工被动免疫：将抗体或细胞因子注入其体内而产生的免疫功能。

免疫预防是人为地给传染病易感人群接种疫苗或注射抗体等生物制剂，使机体获得某种特异性免疫来预防传染病的方法。

### （一）人工主动免疫的生物制品

疫苗是指用于诱导机体产生特异性免疫应答的抗原性物质。国际上把细菌性制剂、病毒性制剂及类毒素统称为疫苗。常用的疫苗有死疫苗、活疫苗、类毒素和新型疫苗等。接种疫苗产生免疫力较慢，但免疫力较持久，故用于预防。

1. **死疫苗** 选用免疫原性强的标准株微生物，经人工培养后，用理化方法灭活而制成。死疫苗在机体内不能增殖，免疫作用弱，故需经多次接种且量要大，并不具有细胞免疫效应。但其具有稳定性、易保存等优点。常用的死疫苗有伤寒、乙脑、百日咳、霍乱、流感、狂犬病、钩体病疫苗等。

2. **减毒活疫苗** 用人工变异或从自然界筛选获得的减毒或无毒的活的病原微生物制备而成。活疫苗在机体内能增殖，免疫作用强，故接种量小，一般只需接种 1 次。但其稳定性差、不易保存，且在体内有回复突变的可能性。对于有免疫缺陷者和孕妇一般不宜接种活疫苗。常用的活疫苗有卡介苗、麻疹、风疹、脊髓灰质炎疫苗等。

3. **类毒素** 细菌外毒素用 0.3%~0.4%甲醛处理，使其失去毒性保留其免疫原性即为类毒素。常用的类毒素有白喉类毒素和破伤风类毒素。白喉类毒素和破伤风类毒素常与百日咳死疫苗混合制成百白破三联疫苗。

4. **新型疫苗** 主要有：①亚单位疫苗：去除病原体中与激发保护性免疫无关、甚至有害的成分，只提取病原体中可刺激机体产生保护性免疫的抗原成分制备而成的疫苗即为亚单位疫苗。如乙型肝炎亚单位疫苗。②合成疫苗：将能诱导机体产生保护性免疫的人工合成的抗原肽结合于载体上（常用脂质体），再加入佐剂而制成的疫苗即为合成疫苗。③基因工程疫苗。

### （二）人工被动免疫的生物制品

抗体是人工被动免疫主要的生物制品，输入抗体后该个体立即获得免疫力，但维持时间短，一般为2~3周，临床上用于治疗或紧急预防疾病。

1. **抗毒素** 将类毒素注入动物（马）体内，动物（马）体内产生相应的抗毒素，故抗毒素是一种动物免疫血清。抗毒素能中和外毒素的毒性，用于治疗或紧急预防外毒素所致的疾病。常用的有破伤风抗毒素和白喉抗毒素。使用时应注意防止超敏反应的发生。

2. **丙种球蛋白** 从健康成年人的血浆或健康产妇胎盘血中提取制成，前者称人血浆丙种球蛋白，后者称胎盘丙种球蛋白。主要用于原发性或继发性免疫缺陷病的治疗，也可用于紧急预防麻疹、脊髓灰质炎和甲型肝炎。

3. **抗病毒免疫血清** 如抗狂犬病毒免疫血清、抗乙型肝炎免疫血清、抗麻疹免疫血清和抗乙型脑炎免疫血清等，用于预防相应的传染病。

### （三）人工主动免疫与人工被动免疫的区别（表4-1）

表4-1 人工主动免疫与人工被动免疫的比较

| 区别要点 | 人工主动免疫 | 人工被动免疫 |
|---|---|---|
| 输入物质 | 抗原（如疫苗） | 抗体（如抗毒素、丙种球蛋白） |
| 免疫力出现时间 | 1~2周后生效 | 注入后立即生效 |
| 免疫力维持时间 | 数月至数年 | 2~3周 |
| 用途 | 预防 | 治疗或紧急预防 |

### （四）计划免疫

计划免疫是根据特定传染病的疫情监测和人群免疫状况分析，按照规定的免疫程序有计划地进行人群免疫接种，以提高人群免疫水平，达到控制以至消灭相应传染病的重要措施。

我国儿童计划免疫的基础疫苗有 5 种（表 4-2）：即卡介苗、百日咳-白喉-破伤风（百白破）混合疫苗、三价脊髓灰质炎活疫苗、麻疹疫苗和乙型肝炎疫苗。2007 年，国家扩大了计划免疫免费提供的疫苗种类，又新增了 8 种疫苗：甲型肝炎疫苗、乙脑疫苗、流脑多糖疫苗、风疹疫苗、腮腺炎疫苗、钩体病疫苗、流行性出血热疫苗和炭疽疫苗。

表 4-2　我国儿童计划免疫程序

| 年龄 | 疫苗 |
| --- | --- |
| 出生时 | 卡介苗 1、乙肝疫苗 1 |
| 1 个月 | 乙肝疫苗 2 |
| 2 个月 | 三价脊髓灰质炎疫苗 1 |
| 3 个月 | 三价脊髓灰质炎疫苗 2、百白破 1 |
| 4 个月 | 三价脊髓灰质炎疫苗 3、百白破 2 |
| 5 个月 | 百白破 3 |
| 6 个月 | 乙肝疫苗 3 |
| 8 个月 | 麻疹疫苗 1 |
| 1.5~2 岁 | 百白破 4 |
| 4 岁 | 三价脊髓灰质炎疫苗 4 |
| 7 岁 | 卡介苗 2、麻疹疫苗 2、白喉破伤风二联疫苗 |
| 12 岁 | 卡介苗 3（农村） |

## 二、免疫治疗

免疫治疗是指应用免疫学原理，针对疾病的发病机制，通过人为地增强或抑制机体的免疫功能，以达到治疗疾病目的而所采取的措施。常用的生物制剂有：

1. 抗毒素血清、丙种球蛋白　抗毒素血清主要用于治疗或紧急预防细菌外毒素所致疾病；丙种球蛋白主要用于治疗丙种球蛋白缺乏症和预防麻疹、甲型肝炎、脊髓灰质炎等。

2. 人特异性免疫球蛋白　来源于恢复期患者的血清、接受类毒素和疫苗免疫者的血清，含有高效价特异性抗体。如：抗狂犬病毒免疫血清、抗乙型肝炎免疫血清等，用于预防相应的传染病；2003 年 SARS 流行期间，有人尝试以 SARS 患者恢复期血清治疗 SARS 患者，取得一定的疗效。

3. 抗T淋巴细胞免疫血清　用 T 淋巴细胞免疫动物制备的免疫血清，再分离纯化而得的免疫球蛋白。其作用能抑制 T 细胞功能，可用于：①抗抑制排斥反应，延长移植物的存活时间。②治疗系统性红斑狼疮、类风湿性关节炎等某些自身免疫性疾病。

4. 细胞因子　如干扰素（IFN）、白细胞介素 2（IL-2）、粒细胞-巨噬细胞集落刺激因子（GM-CSF）等。

5. 其他生物制剂　如单克隆抗体、治疗性疫苗等。

**考点链接**

1. 血清中只含有抗B凝集素（抗B抗体）的血型是

    A. A型        B. B型        C. AB型        D. O型        E. A2B型

**解析：** 红细胞膜上的抗原与血清中抗体不能相对应，血清中只含有抗B抗体，红细胞膜上存在A抗原。**参考答案：A。**

2. 诊断系统性红斑狼疮最有价值的检查

    A. 抗核蛋白抗体              B. 类风湿因子              C. 狼疮细胞

    D. 抗核抗体                 E. $C_3$补体

**解析：** 系统性红斑狼疮是由自身产生的抗核抗体引起的。**参考答案：D。**

3. 类风湿性关节炎的辅助检查，特异性较大的是

    A. 血沉增快              B. 类风湿因子阳性           C. 抗核抗体阳性

    D. X线示关节间隙狭窄畸形      E. 狼疮细胞阳性

**解析：** 类风湿性关节炎是由自身产生的类风湿因子引起的。**参考答案：B。**

4. 外源性支气管哮喘，浆细胞产生的使人体致敏的抗体是

    A. IgA        B. IgG        C. IgE        D. IgM        E. IgD

**解析：** 外源性支气管哮喘是由IgE引起的Ⅰ型超敏反应。**参考答案：C。**

5. 作为重要的社会传染性疾病，肺结核属于哪型超敏反应

    A. Ⅰ型        B. Ⅱ型        C. Ⅲ型        D. Ⅳ型        E. Ⅴ型

**解析：** 传染性肺结核属传染性超敏反应，即Ⅳ型超敏反应。**参考答案：D。**

6. 下列与系统性红斑狼疮发病有关的因素不包括

    A. 遗传        B. 病毒感染        C. 紫外线照射        D. 雌激素    E. 胰岛素

**解析：** 系统性红斑狼疮是由自身产生的抗核抗体引起的，自身抗核抗体的产生与遗传、病毒感染、紫外线照射、雌激素水平等因素有关，与胰岛素无关。**参考答案：E。**

7. 急性链球菌感染后，肾小球肾炎患者的血生化改变意义最大的是

    A. 抗"O"明显升高              B. 血沉升高             C. 血IgG升高

    D. 血白蛋白下降              E. 血$C_3$明显下降

**解析：** A群链球菌产生的溶血素"O"刺激机体产生抗链球菌溶血素"O"抗体。**参考答案：E。**

8. 患者，女性，25岁。2小时前打扫室内清洁时突然出现咳嗽、胸闷、呼吸困难，追问病史近3年来每年秋季常有类似发作。体检：两肺满布哮鸣音，心脏无异常。X线胸片显示心肺无异常。该例诊断为

    A. 慢性喘息性支气管炎              B. 慢性阻塞性肺疾病（A型）

    C. 慢性阻塞性肺疾病（B型）          D. 支气管哮喘

    E. 心源性哮喘

**解析：** 粉尘引起的Ⅰ型超敏反应。**参考答案：D。**

9. 患者，男性，输血后不久，即感心前区压迫感。腰背剧痛，寒战，呼吸急促，血压下降，创口渗血，出现血红蛋白尿。可能是

    A. 发热反应            B. 过敏反应           C. 细菌污染反应

    D. 溶血反应            E. 枸橼酸中毒反应

解析：发生溶血可出现血红蛋白尿。**参考答案：D。**

10. 初次接种脊髓灰质炎疫苗的时间是

    A. 1个月       B. 2个月      C. 3个月     D. 4个月     E. 5个月

解析：出生：卡介苗、乙肝疫苗；2个月：脊髓灰质炎三价混合疫苗、乙肝疫苗；3个月：脊髓灰质炎三价混合疫苗、白百破混合制剂；4个月：脊髓灰质炎三价混合疫苗、白百破混合制剂；5个月：白百破混合制剂；6个月：乙肝疫苗；8个月：麻疹活疫苗。**参考答案：B。**

# 综合测试

(一) 名词解释

1. 超敏反应       2. 脱敏疗法       3. 疫苗

(二) 填空题

1. 在 Ⅰ 型超敏反应中，由肥大细胞与嗜碱粒细胞释放并合成的活性介质有_____、_____、_____ 等。

2. 新生儿溶血症多见于母子_____血型不合，母亲为_____血型，子女为_____血型。

3. Ⅳ 型超敏反应性疾病主要包括_____和_____。

4. 常用的抗原抗体反应有_____、_____及_____。

(三) A1 型选择题

1. 与 Ⅳ 型超敏反应发生有关的成分是

    A. 补体            B. 嗜中性粒细胞           C. IgG 和 IgM 抗体

    D. 血小板          E. 淋巴因子

2. 能使胎儿 $Rh^+$ 红细胞发生溶解破坏的抗体

    A. 免疫抗体 IgM       B. 天然抗体 IgM       C. 单价免疫 IgG 抗体

    D. 双价免疫 IgG 抗体     E. 亲细胞性 IgG 抗体

3. 下列哪种疾病是由 Ⅲ 型超敏反应引起的

    A. 血清过敏性休克       B. 接触性皮炎          C. 类风湿性关节炎

    D. 新生儿溶血症         E. 急性荨麻疹

4. ABO 血型不合的输血引起的溶血性贫血属于哪型超敏反应

    A. Ⅰ 型       B. Ⅱ 型       C. Ⅲ 型       D. Ⅳ 型       E. A+B

5. 没有抗体参与的超敏反应属于

    A. Ⅰ 型       B. Ⅱ 型       C. Ⅲ 型       D. Ⅳ 型       E. A+B

6. 卡介苗进入人体后刺激机体产生的免疫属于

    A. 自然自动获得免疫      B. 自然被动获得免疫      C. 人工自动获得免疫

    D. 人工被动获得免疫      E. A+C

7. 用于 ABO 血型检定的实验属于

    A. 凝集反应      B. 沉淀反应      C. 补体参与的反应

    D. 免疫标记技术      E. 协同凝集试验

（四）问答题

1. 青霉素过敏性休克属于哪一型超敏反应？其发病机制如何？并简述其防治原则。

2. 比较人工主动免疫与人工被动免疫的异同点。

（刘雪梅）

69

# 第五章　常见病原菌

能引起人类或动植物疾病的细菌称为病原菌。常见病原菌按其生物学特性和致病特点可分为化脓性球菌、肠道杆菌、弧菌、厌氧菌、分枝杆菌、白喉棒状杆菌及其他病原菌。

## 第一节　化脓性球菌

病原性球菌主要引起人及动物的化脓性炎症，故也称为化脓性球菌。主要包括革兰阳性球菌如葡萄球菌、链球菌、肺炎链球菌及革兰阴性球菌如脑膜炎奈瑟菌和淋病奈瑟菌等。

### 一、葡萄球菌

葡萄球菌因细菌常堆聚成葡萄串状而得名。该菌广泛分布于自然界、人和动物的皮肤及与外界相通的腔道中，大多数不致病；病原性葡萄球菌主要引起皮肤黏膜、各种组织器官的化脓性炎症，也可引起败血症等，是最常见的化脓性细菌。有些人的皮肤和鼻咽部可带有此致病菌株，一般人的鼻咽部带菌率可达20%~50%，而医务人员带菌率可高达70%，是为医院内交叉感染的重要传染源。

#### （一）主要生物学性状

1. 形态与染色　菌体为球形或椭圆形，典型排列呈葡萄串状，平均直径0.8~1.0μm。为革兰染色阳性（图5-1）。

2. 培养特性　兼性厌氧或需氧，对营养要求不高。在液体培养基中呈混浊生长。在普通琼脂平板上可形成圆形、隆起、表面光滑湿润、边缘整齐、不透明的有色菌落，直径约2mm，不同菌株可产生不同的脂溶性色素，有金黄色、白色、柠檬色等，有助于该菌的鉴别。在血平板上，多数致病性葡萄球菌菌落周围出现透明溶血环（β溶血）。

3. 生化反应　触酶试验阳性，致病菌株能分解甘露醇。

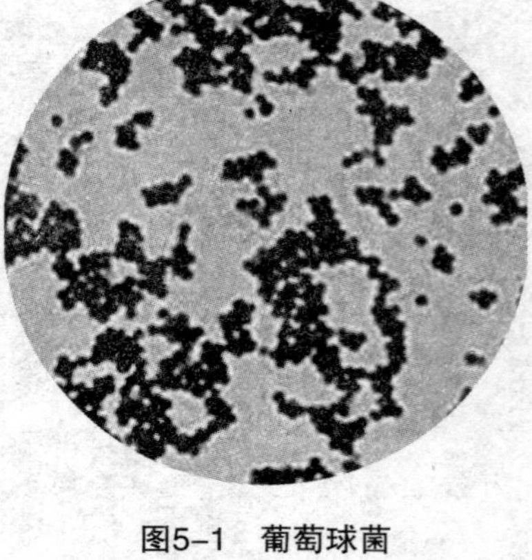

图5-1　葡萄球菌

4. 分类　根据色素和生化反应的不同可分为：①金黄色葡萄球菌：主要产生金黄色色素和血浆凝固酶，为致病菌；②表皮葡萄球菌：产生白色色素，偶可致病，为条件致病菌；③腐生葡萄球菌：可产生白色或柠檬色色素，一般不致病。

5. 抵抗力　葡萄球菌的抵抗力在无芽胞细菌中最强。在干燥的脓痰中可存活 2~3 个月，加热 60℃ 1 小时或 80℃ 30 分钟才被杀死；耐盐性强；对甲紫敏感；对青霉素、庆大霉素等敏感，但耐药菌株迅速增多，目前金黄色葡萄球菌对青霉素的耐药菌株高达 90% 以上，尤其是耐甲氧西林金黄色葡萄球菌，已经成为医院内感染最常见的致病菌。

**（二）致病性**

1. 致病物质　金黄色葡萄球菌可产生多种侵袭性酶类和外毒素，毒力强，主要有：

（1）血浆凝固酶　能使含有枸橼酸钠或肝素等抗凝剂的人或兔血浆发生凝固的酶类物质，是鉴别葡萄球菌有无致病性的重要指标。血浆凝固酶可使血浆中的纤维蛋白原变成固态的纤维蛋白，沉积在菌体表面，阻碍吞噬细胞对细菌的吞噬及杀菌物质的杀伤作用，同时也限制了病灶中细菌的扩散，使病灶的脓汁变得黏稠。

（2）杀白细胞素　能破坏中性粒细胞和巨噬细胞。

（3）葡萄球菌溶血素　为外毒素，能溶解人及多种动物的多种细胞膜。对红细胞、白细胞、血小板、肝细胞、成纤维细胞、血管平滑肌细胞等均有损伤作用。

（4）表皮剥脱毒素　能分离皮肤表层细胞，使表皮与真皮脱离引起烫伤样皮肤综合征，多见于新生儿、幼儿和免疫功能低下的成人。患者皮肤呈弥漫性红斑和水疱，继以表皮上层大片脱落，受损部位的炎症反应轻微。

（5）毒性休克综合征毒素-1（TSST-1）　具有超抗原活性，引起机体发热、休克及脱屑性皮疹。该毒素还可增强机体对内毒素的敏感性，并随着内毒素在体内蓄积，可引起机体多个器官系统的功能紊乱或毒性休克综合征。

（6）肠毒素　是一组热稳定性的可溶性蛋白质，耐热 100℃ 30 分钟，能抵抗胃肠液中蛋白酶的水解作用。食入被肠毒素污染的食品，毒素与肠道神经细胞受体结合，刺激呕吐中枢，导致以呕吐为主要症状的食物中毒。

2. 所致疾病　有化脓性感染和毒素性疾病两种类型。

（1）化脓性感染　主要引起化脓性炎症。①皮肤软组织感染，如疖、痈、毛囊炎、蜂窝组织炎、伤口化脓等，其脓汁黄而黏稠、化脓病灶局限、与周围组织界限明显；②内脏器官感染，如气管炎、肺炎、脓胸等。③全身感染包括败血症和脓毒血症等。

（2）毒素性疾病　由金黄色葡萄球菌产生的多种外毒素引起。①食物中毒：进食含有足量葡萄球菌肠毒素的食物后 1~6 小时出现症状，先有恶心、呕吐、上腹痛，继而腹泻。呕吐最为突出。多数患者于 1~2 天内恢复。②烫伤样皮肤综合征：由表皮剥脱毒素引起。开始皮肤有红斑，1~2 天表皮起皱继而出现大疱，最后表皮脱落。③假膜性肠炎：在不规范使用广谱抗生素的情况下，肠道中的优势菌如大肠埃希菌、脆弱类杆菌等被抑制或杀灭后，耐药的葡萄球菌趁机大量繁殖并产生肠毒素，引起以腹泻为主的菌群失调性肠炎。病理特点是肠黏膜被一层炎性假膜所覆盖，该炎性假膜系由肠黏膜坏死块、炎性渗出物和细菌组成。④毒性休克综合征：主要由 TSST-1 引起。主要表现为急性高热、低血压、猩红热样皮疹伴脱屑，严重时出现休克，某些患者还会出现呕吐、腹泻、肌肉疼痛等症状。

**（三）免疫性**

人类对葡萄球菌有一定的天然免疫力，当机体免疫力下降时易被感染。病后虽获得一定的免疫力，但不强，难以防止再次感染。

**（四）微生物学检查**

1. 标本采集　依据不同的病型采集不同的标本。化脓性病灶采集脓汁、渗出液、穿刺液；疑为败血症采集血液；食物中毒采集剩余食物、呕吐物等。

2. 标本检查　先将标本直接涂片染色镜检，根据细菌的形态、排列和染色性作出初步诊断。后将标本接种到合适培养基进行培养，根据菌落特点、凝固酶试验结果等鉴别是否为致病性葡萄球菌。

**（五）防治原则**

注意个人卫生和消毒隔离，以防止医源性感染；皮肤有创伤时应该及时消毒处理；加强食品卫生管理；合理使用抗生素，根据药敏试验选择有效的抗菌药物。

## 二、链球菌属

链球菌是另一类常见的化脓性球菌。广泛分布于自然界、人体的鼻咽部和胃肠道中，多为正常菌群，少数为致病菌。

**（一）主要生物学性状**

1. 形态与染色　菌体为球形或椭圆形，直径 0.6~1.0μm，链状排列，因菌种和生长环境不同，链的长短不一。革兰染色阳性（图5-2）。

2. 培养特性　需氧或兼性厌氧，少数为专性厌氧。对营养要求较高，在含有血液、血清的培养基上能良好生长。在血清肉汤中易形成长链而呈絮状沉淀于管底；在血琼脂平板上可形成灰白色、表面光滑、透明或半透明的细小菌落，不同菌株溶血情况不一。

3. 生化反应　不分解菊糖，不被胆汁溶解（与肺炎链球菌鉴别），触酶试验阴性（与葡萄球菌鉴别）。

4. 分类

（1）根据在血平板上的溶血现象分类　①甲型溶血性链球菌或草绿色链球菌：大多为条件致病菌，菌落周围有 1~2mm 宽的草绿色溶血环，称为甲型溶血或 α 溶血；②乙型溶血性链球菌或溶血性链球菌：致病力强，菌落周围有 2~4mm 宽而透明的无色溶血环，称为乙型溶血或 β 溶血；③丙型链球菌或称不溶血链球菌：一般无致病性，不产生溶血素。

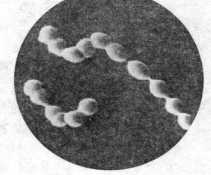

图5-2　链球菌

（2）根据抗原结构分类　按链球菌细胞壁中多糖抗原的不同，分为A、B、C、D……V 共 20 群。对人有致病的链球菌株，90%左右属于 A 群，其他群少见。根据 M 抗原不同，A 群又可分为 100 多个型。

5. 抵抗力　较弱，60℃ 30 分钟即可杀死，在干燥尘埃中可存活数月。对常用消毒剂敏感，对青霉素、红霉素及磺胺类药物敏感。青霉素是治疗链球菌感染的首选用药。

**（二）致病性**

1. 致病物质　乙型溶血性链球菌有较强的侵袭力，并产生多种外毒素和胞外酶。致病物质主要有 3 大类：

（1）细菌胞壁成分　①脂磷壁酸：能与人类多种细胞膜表面的相应受体结合，增强该菌对人体皮肤和呼吸道黏膜的黏附性。②M 蛋白：有抗吞噬细胞的吞噬作用，与心肌、肾小球基底膜有共同抗原，能刺激机体产生特异性抗体，损伤心肾血管组织，引起超敏反应。

（2）外毒素类　①致热外毒素：又称红疹毒素或猩红热毒素，是人类猩红热的主要毒性物质，化学成分为蛋白质，主要引起皮疹及能通过血脑屏障，直接作用于下丘脑引起发热反应。②链球菌溶血素：有溶解红细胞、破坏白细胞和血小板的作用。根据其对 $O_2$ 的稳定性不同，分为链球菌溶血素 O（SLO）和链球菌溶血素 S（SLS）两种。其中 SLO 对 $O_2$ 敏感，免疫原性强，可刺激机体产生抗体。85%~90%被链球菌感染的患者，于感染 2~3 周后至病愈数月到 1 年时间内可检出 SLO 抗体。风湿热患者血清中 SLO 抗体显著增高，活动性病例升高更为显著，一般效价在 1:400 以上。因此测定 SLO 抗体含量，可作为链球菌新近感染指标之一或风湿热及其活动性的辅助诊断。SLS 对 $O_2$ 稳定，无免疫原性，溶血能力较强，与血平板上溶血环的形成有关。

（3）侵袭性酶类　①透明质酸酶：又称扩散因子，能分解透明质酸，使组织细胞间隙扩大，有利于病原菌在组织中扩散。②链激酶：又称链球菌溶纤维蛋白酶，能使血液中纤维蛋白酶原变为纤维蛋白酶，此酶可溶解血块或阻止血浆凝固，有利于病原菌在组织中扩散。③链道酶：又称链球菌 DNA 酶，能降解脓液中具有高度黏稠性的 DNA，使脓液变稀，促进病原菌的扩散。

以上因素可造成链球菌引起的感染病灶与周围界限不清，脓液稀薄，扩散趋势明显。

2. 所致疾病

（1）乙型溶血性链球菌　所致疾病可分为化脓性、中毒性和超敏反应性 3 类。①化脓性感染：皮肤和皮下组织感染有淋巴管炎、淋巴结炎、蜂窝织炎、痈、脓疱疮等；其他系统感染有扁桃体炎、咽炎、咽峡炎、鼻窦炎、产褥感染、中耳炎、乳突炎等。②中毒性疾病：猩红热，为儿童急性呼吸道传染病。主要症状为发热、咽炎、全身弥漫性鲜红色皮疹。③超敏反应性疾病：风湿热和急性肾小球肾炎。

（2）甲型溶血性链球菌　是感染性心内膜炎最常见的致病菌。该菌是寄居在口腔、上呼吸道及女性生殖道的正常菌群之一。当拔牙或扁桃体摘除术时，可侵入血流，若心瓣膜有病损或人工瓣膜者，细菌可停留繁殖，引起亚急性心内膜炎。此外，其中的变异链球菌与龋齿的发生有密切关系。

（三）微生物学检查

1. 标本采集　不同病型采集不同的标本。如创伤感染的脓汁，咽喉、鼻咽腔等病灶的棉拭子，败血症的血液等。

2. 标本检查　通过涂片染色镜检，发现有典型链状排列球菌时，可作出初步诊断。通过分离培养及药敏试验，有助于进行病菌的鉴定及指导临床选择合适的药物。疑为风湿热患者，做抗链球菌溶血素 O 试验，效价≥400U 时有临床意义。

（四）防治原则

链球菌感染主要通过飞沫传播，应该及时治疗患者和带菌者，以控制或减少传染源。此外，还应对空气、医疗器械和敷料等进行消毒和灭菌。对于急性咽峡炎和扁桃体炎患者，尤其是儿童，须彻底治疗，以防止急性肾小球肾炎、风湿热及亚急性细菌性心内膜炎的发生。青霉素 G 为首选治疗药物。

### 三、肺炎链球菌

肺炎链球菌，俗称肺炎球菌。经常寄居于正常人的鼻咽腔中，多数不致病或致病力弱。

#### （一）主要生物学性状

1. 形态与染色　革兰阳性球菌，矛头状，成双排列，宽端相对，尖端向外，可有荚膜（图5-3）。

2. 培养特性　营养要求高，在含有血液或血清的培养基中生长良好。在血平板上菌落细小、灰白色、圆形略扁、半透明，有草绿色溶血环（α溶血），培养时间大于48小时，菌落中央常下陷呈脐窝状。

3. 生化反应　胆汁溶菌试验阳性，菊糖发酵试验阳性，这可用于与甲型溶血性链球菌鉴别。

4. 抗原结构及分型

（1）荚膜多糖抗原　根据抗原的不同，可将肺炎链球菌分为90个血清型，其中1~3型致病力最强。

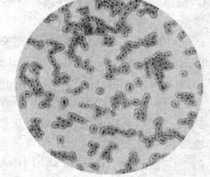

图5-3　肺炎链球菌

（2）C物质　存在于细胞壁中的一种磷壁酸，为一种特异性抗原，可与血清中的C反应蛋白（CRP）结合而沉淀。CRP在炎症的活动期（如风湿病）含量增高，感染控制后又迅速降至正常。因此，用C物质测定CRP含量，对活动性风湿热及急性炎症疾病的诊断有一定意义。

5. 抵抗力　较弱，但有荚膜的菌株抗干燥能力较强。对一般消毒剂、青霉素、红霉素、林可霉素等敏感。

#### （二）致病性

1. 致病物质　主要是荚膜，具有抗吞噬作用；此外，还有肺炎链球菌溶素O，类似A群链球菌的SLO，能溶解人及一些动物的红细胞；脂磷壁酸，具有黏附作用；神经氨酸酶，与细菌的定植、繁殖和扩散有关。

2. 所致疾病　肺炎链球菌可存在于正常人的口腔及鼻咽部，一般不致病，当机体免疫力低下时，可由上呼吸道侵入，引起大叶性肺炎；肺炎后可继发胸膜炎、脓胸，也可引起中耳炎、乳突炎、败血症和脑膜炎等。在麻疹病毒等呼吸道病毒感染后，或营养不良及抵抗力差的小儿、老年人等易感染此菌。

#### （三）微生物学检查

取痰、脓汁或脑脊液沉淀物直接涂片镜检；分离培养与鉴定及动物毒力试验等。

#### （四）防治原则

注射多价肺炎链球菌荚膜多糖疫苗，对儿童、老年人及慢性病患者有较好的预防作用。

### 四、奈瑟菌属

奈瑟菌属是一群革兰阴性双球菌。人类是奈瑟菌属的自然宿主，对人致病的主要有脑膜炎奈瑟菌和淋病奈瑟菌。

### (一) 脑膜炎奈瑟菌

**1. 主要生物学性状**

(1) 形态与染色 肾形或咖啡豆形,直径 $0.6~0.8\mu m$,革兰阴性双球菌,两菌接触面平坦或略向内陷;在患者脑脊液中,菌体多位于中性粒细胞内 (图5-4)。

(2) 培养特性 对营养要求高,常选用巧克力色血琼脂培养基培养,专性需氧,在含 5% $CO_2$ 环境中生长更好,最适生长温度为 35℃,低于 30℃不生长。最适 pH 值为 7.4~7.6。35℃孵育 24 小时后,形成直径 1.0~1.5mm 的无色、圆形、光滑、透明、似露珠状菌落,不溶血。

(3) 生化反应 分解葡萄糖和麦芽糖,产酸不产气。

(4) 抗原结构与分类 ①荚膜多糖群特异性抗原:可将脑膜炎奈瑟菌分为 13 个血清群,其中 C 群致病力最强。在我国流行的主要是 A 群。②外膜蛋白:型特异性抗原,根据该菌外膜抗原的不同,脑膜炎奈瑟菌各血清型又可分为若干个血清型 (A 群除外)。

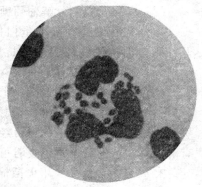

图5-4 脑膜炎奈瑟菌

(5) 抵抗力 很弱。对干燥、热、寒冷等十分敏感;常用消毒剂可迅速将其杀死。对磺胺、青霉素、链霉素等敏感,但对磺胺易产生耐药性。

**2. 致病性与免疫性**

(1) 致病物质 有荚膜、菌毛、内毒素等,其中内毒素发挥主要作用。

(2) 所致疾病 脑膜炎奈瑟菌是流行性脑脊髓膜炎 (流脑) 的病原体,传染源是患者或带菌者,通过飞沫传播。细菌侵入易感者机体,首先在鼻咽部繁殖,潜伏期一般 2~4 天,机体抵抗力强,多为隐性感染或仅有轻微的上呼吸道炎症;机体抵抗力弱时,细菌大量繁殖后引起菌血症或败血症,患者突然恶寒、高热、恶心呕吐、皮肤黏膜出现出血点或瘀斑;少数患者可因细菌突破血脑屏障达到脑脊髓膜,引起化脓性炎症,患者出现剧烈头痛、喷射状呕吐、颈项强直等脑膜刺激症状。严重者发生微循环障碍、DIC、肾上腺出血、中毒性休克,预后不良。按病原菌的毒力、数量和机体免疫力高低的不同,临床表现有普通型、暴发型、慢性败血症型等 3 种类型。

(3) 免疫性 以体液免疫为主。

**3. 微生物学检查** 取患者脑脊液、血液、刺破血瘀斑取出的带血组织液;带菌者可采集鼻咽棉拭子标本。标本采集应注意保温保湿,最好床边接种培养。一般检查方法有直接涂片镜检、分离培养与鉴定等试验;快速诊断方法有对流免疫电泳和SPA协同凝集试验。

**4. 防治原则** 预防的关键是及时隔离和治疗患者,控制传染源、切断传播途径和提高人群的免疫力。对儿童注射流脑荚膜多糖疫苗进行特异性预防。流行期间儿童可口服磺胺类药物预防。治疗首选青霉素和磺胺类药,也可用头孢曲松、头孢唑啉等。

### (二) 淋病奈瑟菌

淋病奈瑟菌是人类淋病的病原菌。

**1. 主要生物学性状**

(1) 形态与染色 形态、染色与脑膜炎奈瑟菌相似。菌体成双排列,两菌接触面平坦，似一对咖啡豆。急性期患者的脓汁标本中，淋病奈瑟菌大多存在于中性粒细胞内。有荚膜和菌毛（图5-5）。

（2）培养特性　营养要求和培养条件与脑膜炎奈瑟菌相同，经35℃孵育24~48小时后，形成直径0.5~1.0mm、圆形、凸起、湿润、光滑、半透明、灰白色菌落。

（3）生化反应　分解葡萄糖，产酸不产气。

（4）抗原结构　菌毛蛋白抗原，存在于有毒菌株上；脂多糖抗原；外膜蛋白抗原，淋病奈瑟菌分型的基础。

（5）抵抗力　对热、冷、干燥和消毒剂极度敏感。

2. 致病性　人类是淋病奈瑟菌的唯一宿主。成人淋病主要通过性接触感染，也可经患者分泌物污染的衣服、毛巾、浴盆等间接传染；母体患有淋菌性阴道炎或子宫颈炎时可通过生殖道传给新生儿，引起淋球菌性结膜炎。

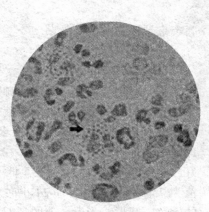

图5-5　淋病奈瑟菌

3. 微生物学检查　用无菌棉拭子蘸取泌尿生殖道脓性分泌物或子宫颈口分泌物，直接涂片染色镜检，可见中性粒细胞内有革兰阴性双球菌；也可分离培养与鉴定。

4. 防治原则　开展防治性病的知识教育。治疗首选青霉素G。新生儿出生时用1%硝酸银滴眼，以预防新生儿淋菌性眼结膜炎。

# 第二节　肠道杆菌

肠道杆菌是一大群生物学性状相似的革兰阴性杆菌，常寄居在人和动物肠道中，随人和动物的粪便排出而广泛分布于土壤、水和腐物中。人体中的肠道杆菌，多数为正常菌群；但当宿主免疫力降低或该菌入侵肠外部位时，可成为条件致病菌而引起感染；少数为致病菌，例如伤寒沙门菌、志贺菌、致病性大肠埃希菌等。

肠道杆菌的共同特性：

1. 形态与结构　中等大小的革兰阴性杆菌。无芽胞，多数有周鞭毛，少数有荚膜或包膜，致病菌大多有菌毛。

2. 培养特性　需氧或兼性厌氧。对营养要求不高，在普通琼脂平板培养基上生长，形成湿润、光滑、灰白色、直径2~3mm的菌落。在含乳糖的肠道选择培养基上，肠道致病菌不分解乳糖，菌落无色；非致病菌分解乳糖产酸，菌落有色。此特性有鉴别意义。

3. 生化反应　生化反应活泼，能分解多种糖类和蛋白质，产生不同的代谢产物，常借此鉴别菌属或菌种等。

4. 抗原构造　复杂，均有菌体（O）抗原，多数有鞭毛（H）抗原，有些还有荚膜或包膜（K、Vi）抗原。

5. 抵抗力　不强。对理化因素敏感，易被一般消毒剂杀灭。

## 一、大肠埃希菌

大肠埃希菌，俗称大肠杆菌，是埃希菌属中最常见的菌种，为人和动物肠道中的正常菌群。在正常情况下，对机体有营养作用（提供维生素 B 和 K）；当宿主免疫力下降或该菌侵入肠外组织或器官时，可引起肠外感染。某些菌株具有较强的毒力，可引起肠内感染。

大肠埃希菌常随人和动物的粪便污染外界环境、水源、食品等，因此在环境卫生和食品卫生学上检测大肠菌群数等常作为饮水、食品等被粪便污染的指标。

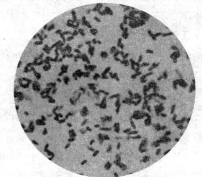

图 5-6　大肠埃希杆菌

### （一）主要生物学性状

大肠埃希菌为中等大小的革兰阴性杆菌，长 1~3μm，宽 0.5~0.7μm。无芽胞，多数有周鞭毛，少数有荚膜。有普通菌毛和性菌毛（图 5-6）。

### （二）致病性

**1. 致病物质**

（1）黏附因子（特殊菌毛）　能使细菌紧密黏附在肠道和泌尿道黏膜上皮细胞上。

（2）肠毒素　有耐热和不耐热两种。耐热肠毒素通过激活小肠黏膜细胞膜上的鸟苷酸环化酶，使细胞内 cGMP 水平增高，导致肠黏膜细胞过度分泌；不耐热肠毒素同霍乱肠毒素，通过激活肠细胞内的腺苷酸环化酶，使细胞内的 cAMP 水平增高，导致肠黏膜细胞过度分泌。二者均可导致腹泻。

（3）K 抗原　有抗吞噬等作用。

**2. 所致疾病**

（1）肠道外感染　以泌尿系统感染多见，如尿道炎、膀胱炎、肾盂肾炎。亦可引起腹膜炎、阑尾炎、手术创伤感染、新生儿脑膜炎等。在婴儿、老年人或免疫力低下者可引起败血症。

（2）肠道内感染　有多个型别的致病性大肠埃希菌可直接导致肠道感染引起腹泻，常见的有 5 种类型：①肠产毒素型大肠埃希菌：是引起婴幼儿和旅游者腹泻的重要病原菌，致病物质主要是肠毒素和黏附素，临床症状可从轻度腹泻至严重的霍乱样水泻。②肠致病型大肠埃希菌：是婴幼儿腹泻的主要病原菌，不产肠毒素，可导致小肠黏膜上皮细胞排列紊乱和功能受损，造成严重腹泻；传染性强，严重者可致死，成人很少感染。③肠侵袭型大肠埃希菌：主要侵犯较大儿童和成人，不产肠毒素，病原菌直接侵入结肠黏膜上皮细胞内繁殖，释放的内毒素破坏细胞引起炎症、溃疡，产生黏液脓血便，临床表现酷似菌痢。④肠出血型大肠埃希菌：是出血性结肠炎的病原体，感染的主要来源是被污染的牛奶、肉类、蔬菜、水果等食品，临床症状可从轻度水泻至伴有剧烈腹痛的血便，约 10% 小于 10 岁的患儿可并发急性肾功能不全、血小板减少、溶血性尿毒综合征（HUS）。⑤肠集聚型大肠埃希菌：致病物质是毒素和黏附素，不侵袭细胞，引起婴幼儿持续性水样腹泻，伴有脱水，偶有血便。

### （三）防治原则

增强机体免疫力，防止内源性感染；加强水源和食品卫生管理。在药敏试验结果指导下选用抗菌药物。

## 二、沙门菌属

沙门菌属是一大群寄居于人类和动物肠道中，型别繁多，生物学性状相似的革兰阴性杆菌。广泛分布于自然界中，只有少数对人类致病，如伤寒沙门菌、甲型副伤寒沙门菌、肖氏沙门菌、希氏沙门菌等。其他一些对动物致病，有时偶尔也传染给人，是人畜共患的病原菌，可引起食物中毒或败血症，如鼠伤寒沙门菌、肠炎沙门菌、鸭沙门菌、猪霍乱沙门菌等。

### （一）主要生物学性状

1. 形态与染色　革兰阴性杆菌，长 2~3μm，宽 0.5~1.0μm；有菌毛，多数周鞭毛，一般无荚膜，无芽胞。

2. 培养特性　兼性厌氧，营养要求不高，在普通琼脂培养基上形成中等大小、无色半透明的光滑型菌落，在 SS 培养基上形成无色半透明菌落。

3. 抗原构造　主要有 O、H 抗原，少数有 Vi 抗原。

4. 抵抗力　不强，对热、一般消毒剂敏感。但对胆盐、煌绿等的耐受性较强；在水中能存活 2~3 周，粪便中可存活 1~2 月，可在冷冻土壤中过冬。对环丙沙星等药物敏感。

### （二）致病性与免疫性

1. 致病物质

（1）侵袭力　有毒菌株借菌毛侵袭小肠黏膜上皮细胞并导致细胞死亡；Vi 抗原具有微荚膜的功能，能抵抗吞噬细胞的吞噬和杀伤，并阻挡抗体、补体破坏菌体的作用。

（2）内毒素　沙门菌死亡后释放较强的内毒素，是主要的致病物质。可引起宿主体温升高、外周血白细胞数下降，大量毒素可导致中毒症状和休克。

（3）肠毒素　个别沙门菌如鼠伤寒沙门菌等可产生，引起食物中毒。

2. 所致疾病

（1）肠热症　包括伤寒沙门菌引起的伤寒，以及甲型副伤寒沙门菌、肖氏沙门菌、希氏沙门菌引起的副伤寒。传染源为患者及带菌者。潜伏期约 1~2 周。病菌随污染的食物、饮水进入胃里，当菌量较多或胃酸不足时，未被杀死的细菌进入小肠，侵入小肠壁及肠系膜淋巴结中大量繁殖后进入血液，引起第一次菌血症，患者可出现发热、全身疼痛等前驱症状。入血的病菌随血流进入全身脏器如骨髓、肝、脾、肾、胆囊等并在其中繁殖后，再次进入血流，引起第二次菌血症。此时临床症状明显而典型，为病程的第 2~3 周，患者出现持续高热、相对缓脉、皮肤玫瑰疹、肝脾大、外周血白细胞明显下降等全身中毒症状。胆囊中病菌随胆汁排入肠道，一部分随粪便排出；一部分可通过肠黏膜再次进入肠壁淋巴组织，使已致敏的组织发生超敏反应，导致局部坏死、溃疡，严重者有出血或发生肠穿孔等并发症的可能。肾脏中的病菌可随尿排出。若无并发症，病情自第 3~4 周后好转。1%~5% 的肠热症患者可转变为无症状携带者，成为重要的传染源。

（2）胃肠炎（食物中毒）　临床上最常见，因摄入大量被沙门菌污染的食物而引起急性胃肠炎症状。2~3 天自愈。常引起群体性食物中毒。

（3）败血症　患者以儿童和免疫力低下的成人多见。病菌以猪霍乱沙门菌、丙型副伤寒沙门菌、鼠伤寒沙门菌、肠炎沙门菌等多见。症状严重，有高热、寒战、厌食和贫血等。

（4）无症状带菌者 指在症状消失后 1 年或更长时间内仍可在其粪便中检出相应沙门菌者。有 1%~5% 伤寒或副伤寒患者可转变为无症状带菌者。病原菌滞留在胆囊或泌尿道中，并不断经粪便或尿排出体外而成为危险的传染源。

3. 免疫性 肠热症病后能获得牢固的免疫力，很少发生再感染，即便发生，症状也较轻。此与机体的特异性细胞免疫的防御机制有关。

**（三）微生物学检查**

1. 标本采集 肠热症患者因病期不同采集不同标本，第 1 周取静脉血；第 1~3 周取骨髓；第 2 周起取粪便，第 3 周起还可取尿液。副伤寒病程较短，采样的时间可相对提前。胃肠炎患者取粪便、呕吐物和可疑食物。败血症者取血液。

2. 标本检查 经增菌及选择培养基培养后，挑取无色半透明可疑菌落进行生化反应和血清学鉴定。

3. 肥达试验（widal test） 用已知伤寒沙门的 O、H 抗原，以及副伤寒沙门菌的 H 抗原与受检者血清做定量凝集试验，测定受检血清有无相应抗体及其效价，以辅助诊断伤寒及副伤寒。肥达试验结果的解释必须结合临床表现、病程、病史以及地区流行病学情况。

**（四）防治原则**

及时发现、隔离、治疗患者及带菌者，控制传染来源。加强饮水、食品卫生监督，以切断传播途径。对易感人员使用疫苗以提高免疫力。目前使用的有效药物主要是环丙沙星等。

## 三、志贺菌属

志贺菌属俗称痢疾杆菌，是人类细菌性痢疾的病原菌。本菌包括痢疾志贺菌、福氏志贺菌、鲍氏志贺菌、宋内志贺菌，也可分别称为 A、B、C、D 菌群；血清群有 44 个。我国流行的主要是 B 群，其次是 D 群。

**（一）主要生物学性状**

1. 形态与染色 革兰阴性杆菌，长 2~3μm，宽 0.5~0.7μm，无芽胞，有菌毛但无鞭毛。

2. 培养特性 营养要求不高，在普通琼脂培养基上形成中等大小、无色半透明的光滑型菌落，在 SS 培养基上形成无色半透明菌落。

3. 抗原构造 有 O、K 抗原。

4. 抵抗力 较弱，对热、一般消毒剂、酸敏感。对环丙沙星、痢特灵、氨苄青霉素、庆大霉素等药物敏感，但细菌易形成多重耐药性。

**（二）致病性与免疫性**

1. 致病物质

（1）菌毛 能黏附于结肠黏膜上皮细胞上，有助于细菌穿入细胞内繁殖。

（2）内毒素 志贺菌属所有的菌株都具有强烈的内毒素。内毒素作用于肠黏膜，使其通透性增高，进一步促进肠道对内毒素的吸收，引起发热、神志障碍，甚至中毒性休克。内毒素破坏肠黏膜上皮，造成黏膜下层炎症，并有毛细血管血栓形成，导致坏死、脱落、形成溃疡，出现典型的脓血黏液便。内毒素还可作用于肠壁自主神经，致肠蠕动失调和痉挛，尤以直肠括约肌痉挛最为明显；因而出现腹痛、腹泻、里急后重等症状。

（3）外毒素 称志贺毒素，由 A 群志贺菌产生。具有神经毒性、细胞毒性和肠毒性 3 种生物活性，可引起细胞坏死、神经麻痹和水样腹泻。

2. 所致疾病 细菌性痢疾（简称菌痢），是最常见的肠道传染病。传染源是患者和带菌者，无动物宿主。细菌经粪-口途径传播。潜伏期为 1~3 天。人类对志贺菌易感，少至 200 个细菌就可致病。细菌性痢疾有急性、慢性两种类型：

（1）急性痢疾 经 1~3 天的潜伏期后，突然发病。初期有发热、腹痛、水样腹泻，后转为排黏液脓血便，伴里急后重、下腹疼痛等症状。经及时治疗，预后良好；若治疗不当，则可转为慢性。急性中毒性痢疾多见于小儿，常无明显的消化道症状而表现为全身中毒症状，如高热、休克、多器官衰竭等，死亡率高。

（2）慢性痢疾 急性痢疾治疗不彻底，造成反复发作，迁延不愈，病程超过 2 个月以上者。

3. 免疫性 病后可获得一定免疫力，但免疫期短。抗感染免疫主要依赖消化道黏膜表面的分泌型 IgA（sIgA）。

### （三）微生物学检查

1. 标本采集 在使用抗生素之前取新鲜粪便的脓血或黏液部分，迅速送检。中毒性痢疾患者可取肛拭子。

2. 标本检查 将标本用肠道选择鉴别培养基进行分离培养，通过生化反应和血清学试验作出鉴定。

### （四）防治原则

预防细菌性痢疾应对患者和带菌者进行及时诊断、隔离和彻底治疗，还应切断传播途径，包括加强水源、粪便的管理及食品卫生监督等。特异性预防采用多价减毒活疫苗。治疗用药有环丙沙星、痢特灵、氨苄青霉素、庆大霉素等，但易出现多重耐药菌株，故治疗时应结合药敏试验选择敏感药物。

## 四、其他肠道杆菌

### （一）变形杆菌属

变形杆菌属广泛分布于自然界和人及动物的肠道中，与医学关系密切的主要有普通变形杆菌和奇异变形杆菌，二者均为条件致病菌，常引起泌尿道感染、化脓性感染、食物中毒和儿童腹泻。

变形杆菌为革兰阴性杆菌，长 1~2μm，宽 0.4~0.6μm，有多形性。有周鞭毛，在固体培养基上呈扩散生长，形成以细菌接种部位为中心的厚薄交替、同心圆型的层层波状菌苔，称为迁徙生长现象。

普通变形杆菌 $X_{19}$、$X_2$ 和 $X_k$ 菌株的菌体抗原（O 抗原）与斑疹伤寒立克次体和恙虫病立克次体有共同抗原，故可用 $OX_{19}$、$OX_2$、$OX_k$ 以代替立克次体作为抗原与患者血清进行交叉凝集反应。此称为外斐试验（Weil-Felix test），以辅助诊断有关立克次体病。

### （二）克雷白菌属

克雷白菌属有 7 个种，其中肺炎克雷白菌和肉芽肿克雷白菌与人类关系密切。肺炎克雷白菌又分为 3 个亚种：肺炎亚种、鼻炎亚种和鼻硬结亚种。

克雷白菌属的细菌为革兰阴性球杆菌，有较厚的荚膜，多数有菌毛，无鞭毛。兼性厌氧，营养要求不高。

1. 肺炎克雷白肺炎亚种　属于正常群菌，当机体免疫力降低或长期大量应用抗生素导致菌群失调时，可引起感染。常见的有呼吸道、泌尿道和创伤感染，有时可引起败血症、腹膜炎、脑膜炎等，是医院中常见的条件致病菌。

2. 肺炎克雷白菌鼻炎亚种　主要侵犯鼻咽部，引起慢性萎缩性鼻炎和鼻黏膜的化脓性感染。

3. 肺炎克雷白菌鼻硬节亚种　主要侵犯鼻咽部，导致慢性肉芽肿样病变和硬节形成。

4. 肉芽肿克雷白菌　在无细胞的培养基中不能生长，可引起生殖器和腹股沟部位的肉芽肿病变。

### （三）肠杆菌属

肠杆菌属有 14 个种，广泛分布于自然界中，是重要的条件致病菌。

肠杆菌属细菌为革兰阴性短而粗的杆菌，长 1.2~3.0μm，宽 0.6~1.0μm，有周鞭毛，无芽胞，有的菌株有荚膜。营养要求不高，在普通平板上形成湿润、灰白色或黄色的黏液状大菌落。

肠杆菌属是肠杆菌科中最常见的环境菌群，但不是肠道的常居菌群。产气肠杆菌和阴沟肠杆菌为条件致病菌，可导致肠道外感染，与泌尿道、呼吸道、创口感染等有关，偶可引起败血症和脑膜炎；坂崎肠杆菌毒力强，可引起新生儿败血症和脑膜炎，死亡率可达75%左右；杰高维肠杆菌可引起泌尿道感染；聚团肠杆菌引起感染的部位广泛，成为医院感染的重要条件致病菌。

### （四）沙雷菌属

沙雷菌属包括 13 个种，临床标本中以黏质沙雷菌最多见。为革兰阴性小杆菌，长 0.9~2.0μm，宽 0.5~0.8μm。有周鞭毛，某些有微荚膜，无芽胞。营养要求不高，菌落不透明，白色、红色或粉红色。

沙雷菌可从土壤、水、人和动物的粪便中分离到。长期以来认为对人体无害。近年来发现某些菌株如黏质沙雷菌与肺炎、泌尿道感染、心内膜炎、腹膜炎、败血症以及外科术后感染等有关，最常见的是泌尿道感染。

# 第三节　弧 菌 属

弧菌属细菌是一大群菌体短小、弯曲呈弧形的革兰阴性菌。广泛分布于自然界，以水体表面最多。大多数为非致病菌，对人类致病的主要有霍乱弧菌和副溶血性弧菌，分别引起霍乱和食物中毒。

## 一、霍乱弧菌

霍乱弧菌是引起烈性消化道传染病霍乱的病原体。霍乱在两千多年前已有记载，曾发生过多次世界性大流行，为我国法定的甲类传染病。霍乱弧菌分为两个生物型：古典生物型和埃托生物型。

### (一) 主要生物学性状

菌体呈弧状或逗点状，长 1~3μm，宽 0.3~0.8μm，为革兰染色阴性（图 5-7）。无芽胞，有菌毛，某些菌株有荚膜，菌体一端有单鞭毛。若取患者米泔水样粪便或培养物作悬滴观察，细菌运动非常活泼，呈穿梭样或流星状。兼性厌氧，营养要求不高，耐碱不耐酸；在 pH 8.8~9.2 碱性蛋白胨水或碱性琼脂平板上生长良好，菌落较大、圆形、扁平、无色透明或半透明似水滴状。该菌对热、日光、干燥、酸及常用消毒剂敏感。在水中可存活 1~3 周；在正常胃酸中仅可存活 4 分钟；100℃煮水中 1~2 分钟可被杀死；以 1 份含氯石灰加 4 份水处理患者排泄物或呕吐物 1 小时可达消毒目的。

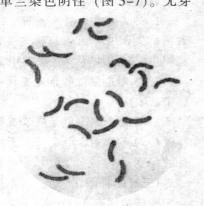

图 5-7　霍乱弧菌

### (二) 致病性与免疫性

**1. 致病物质**

（1）鞭毛与菌毛　霍乱弧菌活泼的鞭毛运动有助于细菌穿过肠黏膜表面的黏液层，菌毛有助其黏附于小肠黏膜上皮细胞上。

（2）霍乱肠毒素　是目前已知的致泻毒素中作用最强烈的毒素，是肠毒素的典型代表。化学成分为蛋白质，由 A 单位和 B 亚单位组成，B 亚单位与小肠黏膜上皮细胞上的神经苷脂（受体）结合，使 A 单位脱离并进入细胞内，作用于膜上的腺苷酸环化酶，使细胞内的 ATP 转变为 cAMP，胞内 cAMP 浓度增高，肠黏膜上皮细胞分泌功能亢进，致使 $Na^+$、$K^+$、$HCO_3^-$、$H_2O$ 等大量分泌，使大量水分和电介质进入肠腔，可引起严重的呕吐和腹泻。

**2. 所致疾病**　霍乱是一种烈性消化道传染病。人类是霍乱弧菌的唯一易感者。传染源为患者和带菌者。传播途径主要是通过污染的水源或食品经消化道感染。典型病例一般在感染 2~3 天突然出现腹泻和呕吐，多无腹痛，每天腹泻数次或数十次、呕吐十几次或数十次。严重时，每小时失水量可高达 1L。腹泻物、呕吐物如米泔水样。由于大量水分和电解质丧失，患者严重脱水，导致电解质紊乱和代谢性酸中毒，重者可因肾衰竭、休克而死亡。如未经及时治疗，死亡率高达 25%~60%。若及时补充液体和电解质，则大多数患者可在数日内恢复。霍乱古典生物型所致疾病较埃托生物型严重。

**3. 免疫性**　病后机体可产生对同型菌的牢固免疫力，主要是体液免疫。

### (三) 标本的采集与送检

霍乱是烈性传染病，传播快，播散广，对首例患者的病原学诊断应快速、准确，并及时作出疫情报告。取患者米泔水样粪便、呕吐物作为检查标本，注意粪、尿不能混合。标本应尽快送检，如不能及时送检，应将标本置于保存液中。标本要严密包装，专人送检。

### (四) 防治原则

及时发现、隔离和治疗患者，严格处理患者的呕吐物和排泄物，必要时实行疫区封锁，以防疫情蔓延。加强饮水消毒和食品卫生管理；加强国境检疫，做好疫情报告。培养良好个人卫生习惯，不生食贝壳类海产品等。接种霍乱疫苗，提高人群免疫力。治疗以及时补充水和电解质为主，同时使用抗生素治疗。

## 二、副溶血性弧菌

副溶血性弧菌是一种嗜盐性弧菌。菌体呈多形性，有周鞭毛或单鞭毛，运动活泼，革兰染色阴性。在含氯化钠培养基中生长良好，无盐则不生长。不耐热，90℃ 1 分钟即被杀死；不耐酸，1%醋酸或 50%的食醋中 1 分钟死亡。在淡水中 2 天内死亡，海水中能存活 47 天以上。

本菌广泛分布于近海的海水、海底沉积物和鱼类、贝壳类海产品中。人因食入被该菌污染而烹饪不当的海产品或盐渍食物而引起食物中毒，在我国沿海地区食物中毒中最常见。多发于夏秋季节，一般恢复较快。病后免疫力不强。

注意饮食卫生，海产品、盐渍食品加热后食用是主要的预防办法。治疗可选诺氟沙星、庆大霉素、磺胺类药物。

# 第四节 厌氧性细菌

厌氧性细菌是一大群必须在无氧环境中才能生长繁殖的细菌。根据能否形成芽胞，将其分为两大类：厌氧芽胞梭菌和无芽胞厌氧菌。厌氧芽胞梭菌大多严格厌氧，革兰染色阳性，能形成芽胞，芽胞直径比菌体宽，使菌体膨大呈梭状，故名芽胞梭菌。

厌氧芽胞梭菌广泛分布于土壤、人和动物肠道中；多数为腐物寄生菌，少数为致病菌。能引起人类疾病的主要有破伤风梭菌、产气荚膜梭菌和肉毒梭菌。

## 一、破伤风梭菌

破伤风梭菌是破伤风的病原体，大量存在于土壤、人和动物肠道内。

### (一) 主要生物学性状

革兰染色阳性，菌体细长，长 2~5μm，宽 0.3~1.5μm，有周鞭毛、无荚膜。芽胞正圆形，比菌体粗，位于菌体的顶端，带有芽胞的菌体呈鼓槌状，为本菌典型特征 (图 5-8)。专性厌氧，常用疱肉培养基培养，血平板厌氧培养后有溶血现象。芽胞抵抗力强，在 100℃ 水中 1 小时可被破坏，5%苯酚 15 小时可将芽胞杀死，干燥土壤里可存活数十年。

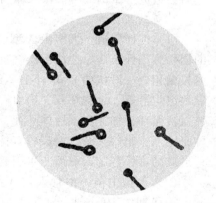

**图 5-8 破伤风梭菌**

### (二) 致病性

1. 致病条件 破伤风梭菌主要经伤口感染，其感染的重要条件是伤口形成厌氧微环境，如创面组织坏死多，局部缺血；伤口窄而深（如刺伤），有泥土或异物污染；或伴有需氧或兼性厌菌混合感染等，均易形成厌氧微环境，有利于细菌生长繁殖，产生毒素，毒素侵入血液引起毒血症。该菌无侵袭力，仅在伤口局部繁殖。

2. 致病物质 破伤风痉挛毒素。属神经毒素，毒性极强，对脑干和脊髓前角神经细胞有高度的亲和力，能阻止抑制性神经介质的释放，使肌肉活动的兴奋与抑制失调，造成骨

**病原生物与免疫学基础**

骼肌强直痉挛。

3. 所致疾病　破伤风。潜伏期 1~2 周。典型症状是牙关紧闭、苦笑面容、颈项强直、角弓反张，重者因呼吸肌痉挛而窒息死亡。

**（三）防治原则**

正确处理伤口、及时清创扩创；用 3% 过氧化氢清洗伤口，防止厌氧微环境的形成，是重要的非特异性防治措施。对儿童、军人和其他易受伤的人群，注射精制破伤风类毒素。对伤口较深或污染严重者，应注射破伤风抗毒素（TAT），做紧急预防，注射前必须先做皮肤过敏试验。对破伤风患者，应早期、足量注射 TAT，并同时应用抗菌（首选青霉素）、镇静、解痉等药对症治疗。

### 二、产气荚膜梭菌

产气荚膜梭菌是引起气性坏疽的主要病原菌。该菌广泛分布于自然界及人与动物的消化道中，芽胞常存在于土壤中。

**（一）主要生物学性状**

革兰阳性的粗大杆菌，长 3~5μm，宽 0.6~1.5μm。菌体两端钝圆；芽胞呈椭圆形，位于菌体中央或次极端，直径小于菌体横径。在机体内能形成明显荚膜。专性厌氧。能分解多种糖类产酸产气，在牛乳培养基中，能迅速分解乳糖产酸使酪蛋白凝固，并产生大量气体将凝固的酪蛋白冲成蜂窝状，气势凶猛，称为"汹涌发酵"，为本菌的特点之一。根据产生的外毒素种类，将产气荚膜梭菌分为 A、B、C、D、E 5 个型，致病的主要是 A 型。

**（二）致病性**

1. 致病物质　本菌既能产生强烈外毒素，又具有荚膜及分泌多种侵袭性酶类，入侵机体后会造成严重的局部感染及全身中毒。

2. 所致疾病

（1）气性坏疽　大多由 A 型引起，多见于战伤，也见于平时的工伤及车祸等，是严重的创伤感染性疾病。往往由产气荚膜梭菌及多种其他梭菌同时感染引起，致病条件与破伤风梭菌相似。潜伏期 8~48 小时，细菌在入侵局部迅速繁殖，因毒素和酶的分解破坏作用，导致组织溶解、细胞坏死、出血、炎症、水肿并伴气肿，造成局部压力增高，从而影响肢体血液循环，加速远端肢体坏死；神经末梢被刺激而导致剧烈疼痛。严重病例表现为组织肿胀剧烈，水气夹杂，触摸时有捻发感，大块组织坏死，并有恶臭。当大量毒素和组织坏死形成的毒性产物入血后，可引起毒血症、休克，死亡率高。

（2）食物中毒　由食入被 A 型产气荚膜梭菌肠毒素污染的食物（多为肉类食品）引起。潜伏期约 10 小时，临床表现为腹痛、腹胀、水样腹泻；无热、无恶心呕吐。1~2 天自愈。

**（三）防治原则**

伤口及时清创处理，消除局部厌氧环境；及早切除局部感染和坏死的组织；大量使用青霉素等抗生素杀灭病原菌；早期可使用气性坏疽多价抗毒素和高压氧舱法治疗；避免医院内交叉感染。

### 三、肉毒梭菌

肉毒梭菌广泛分布于土壤及动物粪便中。受本菌污染的食品在厌氧环境下，细菌产生毒性极强烈的外毒素，经消化道吸收后引起肉毒食物中毒及婴儿肉毒病。

#### （一）主要生物学性状

革兰阳性粗大杆菌，长 4~6μm，宽 0.9~1.2μm，芽胞椭圆形，大于菌体，位于菌体次极端，带有芽胞的菌体呈网球拍状（图 5-9）。周鞭毛，无荚膜。

#### （二）致病性

1. 致病物质 肉毒毒素。为嗜神经毒素，是已知毒性最强烈的外毒素，毒性比氰化钾强 1 万倍，纯结晶的肉毒毒素 1mg 可杀死 2 亿只小鼠，对人致死量约为 0.1μg。根据免疫原性的不同，可将肉毒毒素分为 A、B、$C_\alpha$、$C_\beta$、D、E、F、G 共 8 个型，引起人类疾病的为 A、B、E 和 F 型，我国以 A 型为主。肉毒毒素不耐热，煮沸 1 分钟即可被破坏；耐酸，在胃液中 24 小时不被破坏。

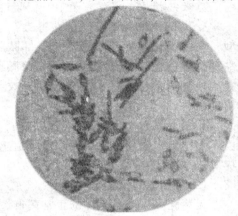

图 5-9 肉毒梭菌

2. 所致疾病

（1）食物中毒 肉毒梭菌污染罐头、腊肠、发酵豆制品等食品，在厌氧条件下生长繁殖并产生大量肉毒毒素；毒素经肠道吸收后作用于外周胆碱能神经，抑制神经肌肉接头处神经介质乙酰胆碱的释放，影响神经冲动的传递，导致肌肉弛缓性麻痹。潜伏期可短至数小时，先有乏力、头晕、头痛，接着出现复视、斜视、眼睑下垂，眼球肌肉、舌肌麻痹，严重者可出现吞咽、语言、呼吸障碍，进而因呼吸肌和心肌麻痹而死亡。很少有肢体麻痹，患者神志清醒、不发热、胃肠道症状很少见。

（2）婴儿肉毒病 多见于 2 周至 8 个月婴儿。可能是婴儿食入含肉毒梭菌芽胞污染的食物，芽胞发芽繁殖，产生的毒素被吸收而致病。症状与肉毒毒素中毒类似，早期症状有便秘，吸乳、啼哭无力。

#### （三）防治原则

加强食品卫生管理和监督；食品低温保存防止芽胞发芽，进食前加热煮沸可破坏毒素。对肉毒中毒患者应尽早注射多价肉毒抗毒素，同时加强护理和对症治疗，特别是维护呼吸功能，以降低死亡率。

### 四、无芽胞厌氧菌

无芽胞厌氧菌是一大类寄生于人和动物体内的正常菌群。种类繁多，在正常菌群中其数量占有绝对优势，是其他非厌氧性细菌的 10~1000 倍。主要分布在皮肤、口腔、上呼吸道、泌尿道等部位。在正常情况下，它们对人体无害；但在特定状态下转为条件致病菌而引起内源性感染。所致疾病虽不如厌氧芽胞梭菌严重，但其感染十分广泛，在临床上越来越受到重视。在临床厌氧菌中，无芽胞厌氧菌的感染率占 90%，以混合感染多见。

无芽胞厌氧菌包括革兰阴性无芽胞厌氧杆菌（脆弱类杆菌、产黑色素类杆菌、口腔类杆菌、核梭杆菌、坏死梭杆菌）、革兰阳性无芽胞厌氧杆菌（丙酸杆菌属、双歧杆菌属、真杆菌属）、革兰阴性厌氧球菌（韦荣菌属）、革兰阳性厌氧球菌（消化链球菌属）。其中以革兰阴性的脆弱类杆菌和革兰阳性的消化链球菌引起的感染最为多见。

**（一）致病性**

1. **致病条件**　本类细菌是人体正常菌群，当寄居部位改变、宿主免疫力下降、菌群失调情况下，若局部还有坏死组织及血供障碍等厌氧微环境，则易于引起内源性感染。

2. **致病物质**　主要有菌毛、侵袭性酶类和毒素等。

3. **感染特征**　①属内源性感染，感染部位可遍及全身，多呈慢性过程；②无特定病型，大多为化脓性感染，形成局部脓肿或组织坏死，也可形成败血症；③分泌物或脓汁黏稠，乳白色、粉红色、血色或棕黑色，有恶臭，有时有气体；④使用氨基糖苷类抗生素（如链霉素、庆大霉素）长期无效；⑤分泌物直接涂片查见细菌，但普通培养法无细菌生长。

4. **所致疾病**　主要为化脓性感染，可发生在全身各组织器官中，如腹腔感染、口腔感染、女性生殖道和盆腔感染、呼吸道感染、中枢神经系统感染、皮肤及软组织感染、败血症等。

**（二）标本的采集与送检**

无芽胞厌氧菌是人体的正常菌群，采集标本时应避免正常菌群的污染，应以无菌操作在无正常菌群存在的部位采集，如血液、骨髓、腹腔液、深部脓肿等；标本采集后应尽快送检，避免干燥和接触空气。

**（三）防治原则**

无特别的预防方法。治疗可用青霉素、头孢菌素、万古霉素、甲硝唑等。

# 第五节　分枝杆菌属

分枝杆菌属是一类细长略弯曲的杆菌，因有分枝生长的趋势而得名。由于本属细菌的细胞壁含有大量脂质，采用一般染色法进行染色时菌体不易着色，但经加温或延长染色时间而着色后却能抵抗盐酸酒精的脱色，故又称抗酸杆菌。对人致病的主要有结核分枝杆菌和麻风分枝杆菌。

## 一、结核分枝杆菌

结核分枝杆菌是引起结核病的病原体。对人有致病性的结核分枝杆菌有人型和牛型等。结核分枝杆菌可侵犯身体各器官，但以肺结核最多见。结核病至今仍为世界性的重要传染病。估计世界人口中约 1/3 受过结核分枝杆菌的感染。据 WHO 报道，目前全球有2000万结核病患者，每年新发病例 800 万人，每年死于结核病的约有 300 万人。我国是 22 个结核病高负担国家之一，结核病人数居世界第二位，每年约 13 万人死于结核病。近年来世界上有些地方因艾滋病、吸毒、酗酒、穷困及免疫抑制剂的应用，发病率又有上升趋势。

**（一）主要生物学性状**

1. **形态与染色**　菌体为细长略弯的杆菌，长 1~4μm，宽 0.4μm，常聚集成团，有分枝生长现象；经抗酸染色后呈红色。

**2. 培养特性** 专性需氧菌。营养要求高，最适 pH 为 6.5~6.8。常用营养丰富的罗氏培养基培养。该菌生长缓慢，约经 18 小时才分裂一次；在固体培养基上经 2~4 周的培养，才出现乳白色或淡黄色、干燥、菜花状的菌落。

**3. 抵抗力** 耐干燥，在干燥痰中可存活 6~8 个月，在尘埃上能保持传染性 8~10 天。耐酸碱，在 3%HCl、6%H₂SO₄、4%NaOH 中 30 分钟仍具活力，因此，常用酸、碱处理含有杂菌的标本及消化标本中的黏稠物质。对湿热、紫外线及 70%~75%酒精敏感，在液体中加热 62℃~63℃ 15 分钟，直接日光照射 2~7 小时，75%酒精消毒 2 分钟即可被杀死。5%石炭酸 24 小时可杀死痰液中的结核菌。对链霉素、异烟肼、利福平、乙胺丁醇、卡那霉素等敏感。

**4. 变异性** 结核分枝杆菌可发生形态、菌落、毒力和耐药性的变异。如传统的卡介苗（BCG），就是由 Calmette 和 Guerin 2 人将有毒的牛型结核分枝杆菌培养于含甘油、胆汁、马铃薯的培养基中，经 13 年 230 次传代而获得的减毒菌株制成的疫苗，广泛用于人类结核病的预防。

**（二）致病性**

结核分枝杆菌不含内毒素，也不产生外毒素和侵袭性酶类。其致病性可能与细菌在宿主细胞内大量繁殖引起的炎症，菌体成分、代谢产物的毒性以及感染后机体形成的免疫病理损伤有关。

**1. 致病物质**

（1）脂质 包括索状因子、磷脂、蜡质 D、硫酸脑苷脂等毒性成分。脂质使本菌能在吞噬细胞中顽强增殖，诱发机体出现迟发型超敏反应，导致结核结节形成和干酪样坏死。

（2）蛋白质 主要成分为结核菌素，与蜡质 D 结合后可诱发迟发型超敏反应。

（3）荚膜 具有黏附、抗吞噬和抗体液中杀菌物质的作用。

**2. 所致疾病** 结核分枝杆菌可通过呼吸道、消化道或皮肤黏膜破损处侵入机体，引起多种组织器官的感染。其中以肺部感染最常见。由于侵入细菌的毒力、数量及机体免疫力状态的不同，肺部感染可分为原发感染和继发感染。

（1）原发感染 为初次感染，多见于儿童。结核分枝杆菌经呼吸道进入肺泡后被吞噬细胞吞噬，并在细胞内生长繁殖；受感染的吞噬细胞裂解死亡，所释放出来的大量细菌，在肺泡里引起炎症，称为原发病灶。初次感染的机体由于缺乏特异性免疫，结核分枝杆菌常经淋巴管到达肺门淋巴结，并在其中繁殖，引起肺门淋巴结肿大。原发病灶、淋巴管炎和肿大的肺门淋巴结称为原发综合征。感染 3~6 周后，机体产生特异性细胞免疫，同时也出现超敏反应。90%以上的原发感染形成纤维化和钙化而自愈，但病灶内常仍有一定量的结核分枝杆菌长期潜伏，不但能刺激机体产生免疫，也可成为结核病复发和内源性感染的来源。少数免疫力低下者，细菌经血和淋巴管道扩散，引起粟粒性结核或结核性脑膜炎等。

（2）继发感染 为再次感染，多见于成人或较大儿童。多由原发感染引起，当机体免疫力下降时，潜伏在原发病灶中的结核分枝杆菌再次大量繁殖而发病；也可由外源性结核分枝杆菌的侵入而引起。此时机体已建立起抗结核的特异性免疫，可形成结核结节和干酪样坏死，病灶局限。若干酪样坏死液化破溃，排入邻近支气管，则可形成空洞并释放大量结核分枝杆菌，此称为开放性肺结核。

**（三）免疫性**

**1. 免疫性** 机体感染结核分枝杆菌后，虽能产生多种抗体，但对机体无保护作用。抗感染免疫主要是细胞免疫，又称为有菌免疫，即结核分枝杆菌在体内存在时才有免疫力，一旦体内的结核分枝杆菌被消除，免疫力也随之消失。机体在产生抗结核免疫时，也发生迟发型超敏反应。

2. 结核菌素试验 是应用结核菌素进行皮肤试验来测定机体对结核分枝杆菌是否存在迟发型超敏反应（即细胞免疫力）的体内试验，可间接判断受试者对结核分枝杆菌有无免疫力。常用的结核菌素有两种：旧结核菌素（OT）和纯蛋白衍生物（PPT）。目前主要采用 PPD，包括人结核分枝杆菌制成的 PPD-C 和卡介苗制成的 BCG-PPD。结核菌素试验主要用于：①选择卡介苗接种对象及测定预防接种后的免疫效果；②婴幼儿（尚未接种卡介苗者）结核病的辅助诊断；③检测机体细胞免疫功能及状态；④对尚未接种卡介苗的人群作结核分枝杆菌感染的流行病学调查。

（1）方法 分别取两种 PPD 5U 注射于受试者两前臂掌侧皮内，48~72 小时后观察受试点有无红肿、硬结及测量其直径。

（2）结果和意义

阴性反应：直径小于 5mm，无硬结，表明未感染过结核分枝杆菌或未接种过卡介苗。但也要排除：①感染初期；②老年人；③严重结核病患者或其他传染病，如麻疹导致的细胞免疫低下；④获得性细胞免疫低下，如患 AIDS、肿瘤等或使用过免疫抑制剂者。

阳性反应：直径大于 5mm，表明机体已感染过结核分枝杆菌或卡介苗接种成功，对结核分枝杆菌有一定免疫力。

强阳性反应：直径大于 15mm，表明体内可能有活动性结核病。

（四）微生物学检查

结核病在临床上常借助 X 光线摄片诊断，但微生物学检查仍是确诊的重要依据。

1. 标本采集 根据感染部位不同选择相应标本，如痰、支气管灌洗液、尿、粪便、脑脊液、胸水、腹水、血液等。儿童常将痰咽下，可取洗胃液检查。标本经酸碱处理、浓缩集菌后进行检测。

2. 直接涂片镜检 标本直接涂片或集菌后涂片，用抗酸染色，镜检如发现抗酸阳性杆菌，结合临床症状可作出初步诊断。为提高镜检阳性率，还可用金胺染色，在荧光显微镜下，结核分枝杆菌在暗背景中发出金黄色荧光。

3. 分离培养 将处理后的标本接种于罗氏培养基上，37℃培养，每周观察一次；2~4周形成肉眼可见的菌落，结合菌落特征及抗酸染色结果进行鉴定。也可将标本接种于含血清的液体培养基中，或涂于无菌玻片上，待玻片干燥后再置于含血清的液体培养基中，37℃培养 1~2 周可见管底有颗粒生长，取沉淀物涂片，或取涂菌培养的玻片进行抗酸染色及镜检，此方法可快速获得结果，并可进一步作生化、药敏等测定。

4. 动物试验 将集菌后的标本注入豚鼠腹股沟皮下，3~4 周后若局部淋巴结肿大，结核素试验阳转，即可进行解剖；观察肺、肝、脾、淋巴结等器官有无结核病变，并可作形态、培养等检查。

5. 细菌核酸检测 近年来已将多聚酶链反应（PCR）扩增技术应用于结核分枝杆菌DNA 鉴定，对结核病的早期和快速诊断有意义。PCR 技术无需培养即可在 1~2 天得出结果，每毫升标本中仅需几个结核分枝杆菌即能获得阳性。但操作中需注意实验器材的污染问题，防止出现假阳性或假阴性结果。

**（五）防治原则**

接种卡介苗（BCG）是预防结核病最有效的措施。接种对象是新生儿和结核素试验阴性儿童。目前常用治疗药物有利福平、异烟肼、对氨水杨酸、乙胺丁醇、链霉素等，早期、联合、足量、足疗程用药可提高疗效并减少耐药性。

## 二、麻风分枝杆菌

麻风分枝杆菌，是麻风的病原菌，其形态、染色与结核分枝杆菌相似；是一种胞内感染菌，在体外培养至今尚未成功。

麻风是一种慢性病。患者是唯一传染源。患者鼻咽腔分泌物、皮疹渗出液、乳汁、精液及阴道分泌物中均可带菌。麻风分枝杆菌主要通过破损的皮肤、黏膜，呼吸道吸入或密切接触传播。潜伏期一般6个月至5年，长者可达20年。根据临床表现、宿主的免疫状态和病理变化可将大多数患者分为结核样型和瘤型。介于两型之间的少数患者，又再分为两类，即界线类和未定类。结核样型：约占60%~70%，患者免疫力强，大量细菌被巨噬细胞杀灭，传染性小，称为闭锁性麻风；麻风分枝杆菌主要侵犯皮肤与外周神经，很少侵犯内脏；早期皮肤出现斑疹，周围神经由于细胞浸润变粗变硬，感觉功能障碍。瘤型：约占20%~30%，患者免疫力弱，病变组织经抗酸染色可见大量抗酸阳性杆菌聚集，传染性强，称开放型麻风；麻风分枝杆菌主要侵犯皮肤黏膜，并累及神经系统；血清中出现大量自身抗体，并与自身抗原形成抗原-抗体免疫复合物，复合物沉积在皮肤和黏膜下，形成红斑和结节，面部结节融合可呈狮子面容，是麻风的典型病灶。界线类兼有结核样型和瘤型的特点，能向两型演变；未定类为麻风的前期病变，大多数病例多转化为结核样型。

麻风病目前尚无特异性的预防方法。早发现、早隔离、早治疗患者为主要防治措施。治疗用药有砜类、利福平、氯苯吩嗪及丙硫异烟胺等。

# 第六节 白喉棒状杆菌

白喉棒状杆菌属于棒状杆菌属，俗称白喉杆菌，是引起白喉的病原菌。

## 一、主要生物学性状

### （一）形态与染色
菌体为细长弯曲的杆菌，常一端或两端膨大呈棒状，故名棒状杆菌。无荚膜、无鞭毛、不形成芽胞。革兰染色阳性，美蓝染色可见异染颗粒，阿氏染色两端浓染，为本菌特征之一。

### （二）培养特性与生化反应
需氧或兼性厌氧菌，营养要求高，在含凝固血清的吕氏血清斜面上生长迅速；在亚碲酸钾血平板上培养，由于细菌能还原碲元素，使菌落呈黑色。

### （三）抵抗力
白喉棒状杆菌对湿热抵抗力不强，对寒冷和干燥抵抗力强。在物品表面可生存数天到数周。对一般消毒剂敏感，对青霉素、红霉素、氯霉素敏感，对磺胺类药物不敏感。

## 二、致病性与免疫性

### （一）致病物质

主要为白喉外毒素和表面抗原等。白喉外毒素是白喉棒状杆菌产生的毒性强烈、免疫原性很强的蛋白质，由 A、B 两个片段组成，其中 A 为毒性片段，B 为结合片段。A 片段进入细胞后能干扰细胞蛋白质的合成，导致细胞变性和坏死。

### （二）所致疾病

人对白喉棒状杆菌普遍易感，尤其是儿童。多在秋冬季流行，传染源是患者和带菌者，主要经飞沫传播。白喉棒状杆菌最常侵犯的部位是咽、喉、气管和鼻腔黏膜。细菌在感染的部位生长繁殖并分泌外毒素，引起局部炎症及全身中毒症状。由于细菌和毒素在局部作用使黏膜上皮细胞坏死、血管扩张、组织水肿、炎症细胞浸润，血管渗出物含有纤维蛋白，将炎症细胞、黏膜坏死组织和白喉棒状杆菌凝集在一起，形成灰白色膜状物，称为假膜。咽部假膜与组织紧密粘连不易拭去，若强行剥离可引起出血。假膜向气管内延伸则易造成脱落，可引起呼吸道阻塞以致窒息。白喉棒状杆菌一般不侵入血流，但被吸收入血的外毒素随血流播散，与易感的心肌、肝、肾、外周神经、肾上腺等脏器的组织或细胞结合，在临床上出现多种症状，如心肌炎、声嘶、软腭麻痹、吞咽困难、膈肌麻痹以及肾上腺功能障碍等。

### （三）免疫性

感染或预防接种后可获得牢固的免疫力，主要是抗毒素的中和作用。抗毒素可阻止外毒素进入细胞。新生儿从母体被动获得抗毒素而有免疫力，出生后这种免疫力逐渐消失。1~5 岁儿童为白喉易感人群。近年来由于对婴幼儿及学龄儿童普遍进行预防接种，儿童与青少年发病率下降，白喉在人群中的传播日益减少，隐性感染的机会也随之减少，以致出现发病年龄推迟的现象。

## 三、微生物学检查

### （一）标本采集

用鼻咽拭子直接从患者鼻咽腔、咽喉等病变部位假膜边缘取材。

### （二）直接涂片镜检

将棉拭子标本直接涂片，进行美蓝、革兰或奈瑟法染色，镜检有典型异染颗粒的白喉棒状杆菌，结合临床症状可作初步诊断。

### （三）分离培养

将标本接种于吕氏血清斜面培养基上，35℃培养 10~18 小时即可见灰白色小菌落，取培养物涂片镜检。必要时用生化反应和毒力试验进一步鉴定。

## 四、防治原则

### （一）人工主动免疫

注射白喉类毒素是预防白喉的主要措施。目前国内外均应用白喉类毒素、百日咳疫苗和破伤风类毒素混合制剂（简称百白破三联疫苗）。婴儿出生 3 个月初次接种，在 3~4 岁和 6~8 岁各加强接种一次，以后每 10 年重复接种 1 次。这样可获得较好的免疫力。

### （二）人工被动免疫

用于紧急预防和治疗。对密切接触白喉患者的易感儿童需肌肉注射白喉抗毒素 1000~3000U 作为紧急预防，同时应注射白喉类毒素以延长免疫力。治疗患者应早期足量使用白喉抗毒素。但应注意预防超敏反应的发生。此外还要同时用青霉素、红霉素等有效抗生素治疗。

## 第七节　其他致病菌

其他致病菌见表 5-1。

表 5-1　其他致病菌

| 菌名 | 主要生物学特性 | 致病物质 | 传播途径 | 所致疾病 | 预防原则 |
|---|---|---|---|---|---|
| 铜绿假单胞菌 | 革兰阴性小杆菌，有端鞭毛，产水溶性色素，对多种抗生素耐药 | 内毒素 | 空气、接触、医疗器械等多种途径 | 继发感染，如皮肤、皮下组织感染和败血症 | 严格无菌操作，防止医源性感染，选择敏感抗生素，避免耐药性产生 |
| 百日咳鲍特菌 | 革兰阴性短小杆菌 | 荚膜、菌毛、多种毒素 | 呼吸道 | 百日咳 | 接种百日咳菌苗或百白破三联疫苗 |
| 布鲁菌 | 革兰阴性小杆菌，需氧菌，营养要求高，生长较慢 | 内毒素、荚膜、侵袭性酶类 | 皮肤、黏膜、呼吸道等多途径 | 家畜流产、人的波浪热 | 加强动物检疫、接种减毒活疫苗 |
| 炭疽芽胞杆菌 | 革兰阳性粗大杆菌，呈竹节状排列，有荚膜，易形成芽胞 | 荚膜、毒素 | 皮肤、呼吸道、消化道 | 人、动物炭疽病（皮肤炭疽、肠炭疽、肺炭疽） | 加强动物检疫、禁止解剖病畜，需深埋或焚烧。可接种疫苗预防 |
| 鼠疫耶氏菌 | 革兰阴性短杆菌，两极浓染，有荚膜、鞭毛 | 荚膜、内、外毒素 | 带菌鼠蚤叮咬、呼吸道 | 鼠疫（自然疫源性的烈性传染病） | 严格检疫，灭鼠灭蚤，接种减毒活疫苗 |
| 流感嗜血杆菌 | 革兰阴性短小杆菌，多形性，生长需要 X、V 因子 | 荚膜、菌毛、内毒素 | 呼吸道 | 原发性感染和继发性感染 | 接种流感嗜血杆菌荚膜多糖抗原 |
| 空肠弯曲菌 | 革兰阴性细长杆菌，菌体呈弧状、S 形或螺旋形 | 不耐热肠毒素 | 接触、消化道 | 急性肠炎、食物中毒、败血症 | 加强饮食卫生和对人、畜、禽粪便管理 |
| 幽门螺杆菌 | 革兰阴性杆菌，菌体弯曲螺旋形、S 形及海鸥展翅状，有端鞭毛，运动活泼 | 鞭毛、黏附素、尿素酶等多种因素 | 粪-口途径 | 慢性胃炎、胃和十二指肠溃疡 | 试用幽门螺杆菌疫苗预防 |
| 嗜肺军团菌 | 革兰阴性粗短杆菌，呈多形性，有菌毛和鞭毛 | 菌毛、酶、毒素 | 呼吸道 | 军团菌病 | 加强水源管理 |

考点链接

1. 布鲁菌病的热型为
    A. 稽留热              B. 弛张热              C. 波状热
    D. 不规则热           E. 间歇热
解析：布鲁菌可反复出现菌血症并致体温升高。**参考答案：C。**

2. 社区获得性肺炎最常见的致病菌是
    A. 金黄色葡萄球菌     B. 流感嗜血杆菌        C. 肺炎克雷白杆菌
    D. 肺炎链球菌         E. 大肠杆菌
解析：肺炎链球菌是呼吸道正常菌群，机体抵抗力降低时易引起肺炎。**参考答案：D。**

3. 肺结核患者最有诊断意义的实验室检查是
    A. 白细胞分类         B. 血沉                C. 结核抗体
    D. 结核菌素试验       E. 痰结核分枝杆菌检查
解析：直接查到病原体。**参考答案：E。**

4. 急性心包炎患者血培养有细菌生长，可考虑
    A. 结核性心包炎       B. 化脓性心包炎        C. 肿瘤性心包炎
    D. 急性非特异性心包炎     E. 心脏损伤综合征
解析：感染化脓性细菌经血流播散至心包，并在一般培养基中生长。**参考答案：B。**

5. 外源性产褥感染的主要致病菌是
    A. 金黄色葡萄球菌     B. 大肠杆菌            C. A群链球菌
    D. 淋病奈瑟菌         E. 产气荚膜杆菌
解析：在阴道、肠道等部位带菌率高，致病力强。**参考答案：C。**

6. 儿童猩红热是由哪种病原体引起的
    A. 金黄色葡萄球菌     B. A群链球菌           C. 肺炎链球菌
    D. 脑膜炎奈瑟菌       E. 伤寒沙门菌
解析：A群链球菌可产生红疹毒素（即猩红热毒素）。**参考答案：B。**

7. 引起中毒型细菌性痢疾的细菌是
    A. 大肠埃希菌属       B. 沙门菌属            C. 变形杆菌
    D. 志贺菌属           E. 弧菌属
解析：志贺菌属引起细菌性痢疾，其中能产外毒素的菌型可引起中毒型细菌性痢疾。**参考答案：D。**

8. 不能引起败血症的细菌是
    A. 大肠杆菌           B. 葡萄球菌            C. 链球菌
    D. 破伤风梭菌         E. 铜绿假单胞菌
解析：破伤风梭菌是专性厌氧菌，必须在厌氧环境中生长繁殖。**参考答案：D。**

9. 泌尿系统感染最常见的细菌是

　　A. 大肠杆菌　　　　　　　B. 变形杆菌　　　　　　　C. A群链球菌

　　D. 淋病奈瑟菌　　　　　　E. 金黄色葡萄球菌

**解析：** 大肠杆菌常来源于患者肠道，多为机会感染，以泌尿系统感染最为常见。**参考答案：** A。

10. 结核菌素试验（PPD）阳性反应的临床意义中，正确的是

　　A. 儿童PPD阳性表示体内有活动性结核

　　B. 婴儿PPD强阳性表示体内有活动性结核

　　C. PPD硬节直径5mm以上为强阳性

　　D. PPD强阳性表示病情重

　　E. PPD强阳性表示曾接种过卡介苗

**解析：** PPD阳性也有可能是接种过疫苗或感染过肺结核；PPD强阳性硬节直径应在2cm以上；PPD强阳性只是表示体内有活动性结核病灶，不能代表病情轻重；接种过卡介苗PPD可呈阳性，不会出现强阳性。**参考答案：** A。

# 综合测试

**（一）名词解释**

　　1. 血浆凝固酶　　2. 肥达试验　　3. 外斐试验　　4. 结核菌素试验

**（二）填空题**

1. 根据革兰染色的不同，可将病原性球菌分为两类：革兰阳性的＿＿＿＿＿＿＿、＿＿＿＿＿＿＿、＿＿＿＿＿＿＿，革兰阴性的＿＿＿＿＿＿＿、＿＿＿＿＿＿＿。

2. 脑膜炎奈瑟菌的致病因素包括＿＿＿＿＿＿＿、＿＿＿＿＿＿＿、＿＿＿＿＿＿＿。

3. 淋病的传播方式是＿＿＿＿＿＿＿、＿＿＿＿＿＿＿。

4. 沙门菌属所致疾病有＿＿＿＿＿＿＿、＿＿＿＿＿＿＿、＿＿＿＿＿＿＿、＿＿＿＿＿＿＿4种。

5. 志贺菌属的细菌又称为＿＿＿＿＿＿＿，它是＿＿＿＿＿＿＿病的病原体，此病临床上常见的3种类型是＿＿＿＿＿＿＿、＿＿＿＿＿＿＿、＿＿＿＿＿＿＿。

6. 霍乱弧菌主要通过污染的＿＿＿＿＿＿＿或＿＿＿＿＿＿＿经口传播，其致病物质是＿＿＿＿＿＿＿、

7. 食用未煮熟的海产品发生的食物中毒一般由＿＿＿＿＿＿＿弧菌引起。

8. 带芽胞的破伤风梭菌呈＿＿＿＿＿＿＿状，带芽胞的肉毒梭菌呈＿＿＿＿＿＿＿状。

9. 目前已知毒性最强的生物毒素是＿＿＿＿＿＿＿。

10. 结核分枝杆菌常用＿＿＿＿＿＿＿法进行染色，菌体呈＿＿＿＿＿＿＿色。

**（三）A1 型题**

1. 金黄色葡萄球菌引起的皮肤化脓性感染多为局限性，原因是该菌能产生了

　　A. 透明质酸酶　　　　　　B. 溶纤维蛋白酶　　　　　C. DNA酶

　　D. 血浆凝固酶　　　　　　E. 溶血毒素

2. 长期使用广谱抗生素后，还能在肠道中大量繁殖而引起肠道菌群失调的病原菌是
    A. 葡萄球菌             B. 链球菌             C. 肺炎链球菌
    D. 脑膜炎奈瑟菌        E. 淋病奈瑟菌

3. 猩红热是一种中毒性疾病，由下列哪种致病因素引起
    A. 溶血毒素            B. 杀白细胞毒素      C. 红疹毒素
    D. 内毒素              E. 剥脱性毒素

4. 作为食品、饮水及药品卫生监督检测指标的肠道杆菌是
    A. 大肠埃希菌          B. 猪霍乱沙门菌      C. 宋内氏志贺菌
    D. 变形杆菌            E. 克雷白菌

5. 伤寒的并发症常发生在
    A. 病程的第 1 周        B. 病程的第 2 周      C. 病程的第 2~3 周
    D. 病程的第 3 周        E. 病程的第 4 周

6. 霍乱患者排"米泔水样"粪便是由下列哪种致病因素直接引起
    A. 鞭毛               B. 菌毛             C. 黏液素酶
    D. 霍乱肠毒素         E. 溶血毒素

7. 在正常情况下，没有无芽胞厌氧菌存在的部位是
    A. 肠道      B. 尿道      C. 阴道      D. 子宫      E. 口腔

8. 破伤风梭菌的致病因素是
    A. 溶血毒素           B. 红疹毒素        C. 肠毒素
    D. 痉挛毒素           E. 杀白细胞毒素

9. 为预防破伤风应注射
    A. 破伤风减毒活疫苗    B. 破伤风死菌苗      C. 破伤风类毒素
    D. 破伤风外毒素      E. 破伤风溶血素

10. 引起肾盂肾炎最常见的细菌是
    A. 变形杆菌          B. 大肠埃希菌      C. 葡萄球菌
    D. 真菌            E. 粪链球菌

11. 新生儿因断脐时使用未彻底灭菌的接生用具，可发生
    A. 破伤风           B. 肉毒中毒       C. 气性坏疽
    D. 坏死性肠炎      E. 腹泻

12. 足底被钉子深扎，冲洗伤口最好选择
    A. 20% 肥皂水        B. 3% 过氧化氢      C. 5% 盐水
    D. 生理盐水        E. 10% 硝酸银溶液

（四）简答题

1. 葡萄球菌、链球菌在引起局部化脓性感染时各有何特点？为什么？
2. 简述葡萄球菌的致病物质和所致疾病。
3. 简述链球菌的致病物质和所致疾病。
4. 简述痢疾杆菌的致病物质和所致疾病。
5. 简述破伤风梭菌感染的条件。

（陈华民）

# 第六章 病毒概述

病毒是一类个体微小、结构简单、无细胞结构、只含一种类型核酸（DNA 或 RNA）、必须在活细胞内以复制方式增殖的非细胞型微生物。

在微生物所致的疾病中，75%是由病毒引起。病毒性疾病不仅传染性强，流行广泛，后遗症严重，死亡率高，并与一些非传染性疾病和肿瘤的发生密切相关，而且诊断困难，很少有特效药物。如 20 世纪 80 年代初出现的艾滋病，2003 年流行的急性呼吸系统综合征（SARS）等。

## 第一节 病毒的基本性状

### 一、病毒的大小与形态

#### （一）大小

病毒的大小是指病毒体的大小，病毒体是有感染性的完整病毒颗粒。病毒的大小通常以纳米（nm）为测量单位，绝大多数病毒需用电子显微镜来观察，最大的病毒直径约 300nm，最小的病毒直径约 20nm，绝大多数病毒直径小于 150nm。

#### （二）形态

病毒的形态多种多样（图 6-1）。有球形、杆形、砖形弹形和蝌蚪形等，对人类致病的大多数病毒为球形或近似球形。

### 二、病毒的结构与化学组成

病毒基本结构包括核心、衣壳；辅助结构包膜、刺突。病毒的化学组成主要有核酸、蛋白质、脂类和糖类。

#### （一）基本结构

病毒的核心与衣壳在一起构成核衣壳，有些病毒的核衣壳就是结构完整的、具有传染性的病毒体，因其外没有包膜故称为

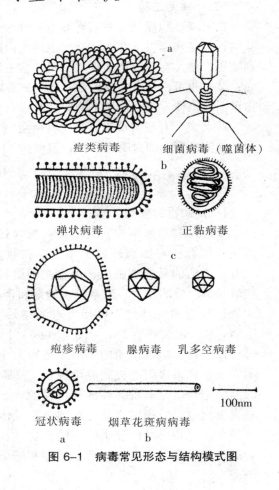

痘类病毒　　　　　细菌病毒（噬菌体）

弹状病毒　　　　　正黏病毒

疱疹病毒　　　腺病毒　　乳多空病毒

冠状病毒　　烟草花斑病毒　　100nm

图 6-1　病毒常见形态与结构模式图

裸病毒，有些病毒核衣壳外有包膜称为包膜病毒（图6-2）。

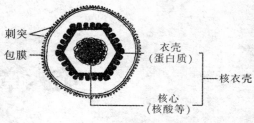

图6-2 病毒结构模式图

**1. 核心** 位于病毒体的中心，只含一种核酸（RNA或DNA）及少量功能蛋白质，病毒的核酸构成病毒的基因组，携带着病毒的全部遗传信息，决定病毒的形态、复制、遗传变异和感染等。裸露的核酸也具有感染性，故称感染性核酸。

**2. 衣壳** 是包绕在病毒核酸外的一层蛋白质，由一定数量的壳粒组成。不同病毒衣壳蛋白质壳粒的数量及排列方式不同，主要有3种对称型：即20面体立体对称型、螺旋对称型和复合对称型，可作为病毒鉴别和分类的依据之一。

病毒衣壳的功能有：①保护病毒核酸：衣壳蛋白包绕着核酸，可使其免受核酸酶和其他理化因素的破坏；②参与病毒的感染过程：病毒蛋白质可与宿主细胞膜上的受体特异性结合，介导病毒穿入细胞，这种特异性决定了病毒对宿主细胞的亲嗜性。③具有免疫原性：衣壳是一种良好的抗原，可诱发机体发生免疫应答。

**（二）辅助结构**

**1. 包膜** 包膜是某些病毒核衣壳外包裹的1~2层由蛋白质、脂质和少量糖类组成的膜状结构，是病毒以出芽方式从宿主细胞内释放时穿过核膜和细胞膜时获得的。脂质对脂溶剂敏感；糖类与病毒体的吸附、侵入宿主细胞有关。包膜的主要功能是：①保护病毒核衣壳；②包膜蛋白具有免疫原性；③与病毒的吸附、亲嗜性有关；④毒素样作用：包膜脂蛋白可引起机体发热、血压下降等全身中毒症状。

**2. 刺突** 有些病毒包膜表面有糖蛋白组成的突起，称为刺突，具有免疫原性和黏附作用。如流感病毒的血凝素和神经氨酸酶。

## 三、病毒的增殖

### （一）病毒的复制

病毒没有细胞结构，缺乏进行独立代谢的酶系统。因此，在细胞外处于无活性和静止状态，只有进入活的易感细胞内，由宿主细胞提供合成核酸和蛋白质的原料、酶系统、能量和合成场所，才能进行增殖。其过程包括吸附、穿入、脱壳、生物合成、组装释放5个阶段（图6-3）。

**1. 吸附** 病毒增殖的第一步是吸附于易感细胞表面，病毒吸附的方式有两种：①病毒与细胞的静电结合，是非特异性的和可逆的；②病毒的衣壳蛋白或包膜蛋白与易感细胞表面受体的特异性结合，是特异性的和不可逆的，这种特异性结合决定了病毒对宿主细胞的亲嗜性和感染宿主的范围。

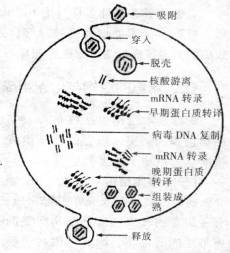

图6-3 病毒复制周期示意图

2. **穿入** 病毒吸附于易感细胞后，可通过不同方式进细胞内，这个过程称为穿入。病毒穿入细胞膜的方式有3种：①胞饮：即细胞膜内陷将病毒（一般为裸病毒）包裹其中，形成类似吞噬泡的结构使病毒体进入胞质内；②融合：是指病毒包膜与细胞膜融合，使病毒核衣壳进入胞质中；③转位作用：有些裸病毒吸附宿主细胞膜后，其衣壳蛋白的某些多肽成分发生改变，使病毒直接穿过细胞膜进入细胞，这种方式较为少见。

3. **脱壳** 病毒在特异性蛋白水解酶作用下脱去蛋白质外壳释放出基因组核酸。

4. **生物合成** 病毒核酸复制和病毒蛋白质合成的阶段。这一阶段细胞内找不到完整的病毒体，用血清学检测不出病毒的抗原，称为隐蔽期。

病毒的生物合成包括3个重复过程：①以病毒核酸为模板转录、翻译合成早期蛋白质，即功能蛋白；②以病毒核酸为模板，依靠早期蛋白质复制出子代病毒核酸；③以子代病毒核酸为模板，转录、翻译合成晚期蛋白质，即子代病毒结构蛋白。

5. **组装与释放性** 复制的子代病毒核酸与合成的子代病毒结构蛋白在宿主细胞内组装成病毒体；成熟病毒通过破胞或出芽方式从宿主细胞游离出来，一般裸病毒破胞一次性释放，包膜病毒以出芽方式陆续释放，在通过细胞膜或核膜时获得包膜。

### （二）包涵体

某些病毒在宿主细胞内增殖后，于细胞质或细胞核内形成圆形或椭圆形、嗜酸性或嗜碱性的斑块结构，称为包涵体。由病毒颗粒或未组装的病毒成分组成，是细胞被病毒感染的标志，可在普通光学显微镜下观察到，用于辅助诊断某些病毒性疾病。

### （三）异常增殖

病毒在宿主细胞内复制时，由于病毒本身或宿主细胞的原因，并非所有的病毒成分都能组装成完整的病毒体，而常有异常增殖。

1. **缺陷病毒** 由于病毒基因组不完整或基因位点改变，因而病毒在宿主细胞内不能复制出完整的有感染性的病毒体，这种病毒称为缺损病毒。当缺损病毒与另一种病毒共同培养或共同感染时，若后者能弥补缺陷病毒的不足，使缺损病毒能增殖出完整的有感染性的病毒，这种具有辅助作用的病毒称为辅助病毒。如丁型肝炎病毒必须在乙型肝炎病毒或其他嗜肝DNA病毒的辅助下才能进行增殖。

2. **顿挫感染** 病毒进入宿主细胞后，有的宿主细胞缺乏病毒复制所需的酶、能量、原料等必要条件，不能复制出有感染性的病毒颗粒，称为顿挫感染。

## 四、病毒的干扰现象

两种病毒同时或先后感染同一宿主细胞时，可发生一种病毒抑制另一种病毒增殖的现象，称为干扰现象。干扰现象可发生在不同病毒之间，也可发生在同种、同型、甚至同株病毒之间。常常是先进入的干扰后进入的、死的干扰活的、缺陷病毒干扰完整病毒。

干扰现象是机体非特异性免疫的一个重要组成部分，病毒之间的干扰现象能阻止发病，也可使感染终止。如毒力较弱的呼吸道病毒感染后，机体在一定时间内对呼吸道病毒不易感；又如减毒活疫苗诱生干扰素，能阻止毒力较强的病毒感染。但在使用病毒疫苗时，应避免干扰现象的发生。

### 五、病毒的抵抗力

病毒受理化因素作用后失去感染性，称为病毒的灭活。大多数病毒耐冷不耐热，长期保存病毒应在-70℃以下；大多病毒（除肝炎病毒外）56℃ 30分钟即被灭活。γ射线、X射线和紫外线等均可使病毒灭活。包膜病毒对乙醚、氯仿、丙酮、去氧胆酸盐等脂溶剂敏感。病毒对各种氧化剂、酚类、醇类等消毒剂敏感，对甘油有耐受力。病毒对抗生素不敏感。有些中草药如板蓝根、大青叶、大黄、贯仲等对某些病毒有抑制作用。

### 六、病毒的变异性

病毒的变异包括多方面，有毒力变异、免疫原性变异、耐药性变异等。

1. 免疫原性变异　在自然界中，有些病毒容易发生免疫原性变异，如甲型流感病毒包膜表面的血凝素和神经氨酸酶免疫原性容易发生变异，使其引起流感流行。

2. 毒力变异　即病毒从强毒株变为弱毒或无毒株，或从无毒或弱毒变为强毒株。在人工诱导下毒力减弱的病毒变异株可用于制备减毒活疫苗，如狂犬疫苗、麻疹减毒活疫苗等。

# 第二节　病毒的致病性与免疫性

病毒侵入机体并在易感细胞内复制增值，与机体发生相互作用的过程称为病毒感染。

### 一、病毒的感染方式与类型

#### (一) 病毒的感染方式与途径

病毒感染机体的方式分为水平感染和垂直感染。

1. 水平感染　病毒在人群不同个体之间传播而导致的感染，称为水平感染。水平感染的途径与细菌感染途径基本一致，即包括呼吸道、消化道、接触、创伤、虫媒等途径。在自然条件下，皮肤、呼吸道、消化道黏膜是病毒入侵机体的三大重要门户。

(1) 呼吸道感染　吸入散布在空气中的病毒或污染病毒的尘埃、飞沫而受感染。经呼吸道感染的疾病很多，如流感病毒、副流感病毒、鼻病毒等。有的病毒以呼吸道黏膜为原发病灶，通过血流扩散到其他器官引起疾病，如腮腺炎病毒、麻疹病毒等。

(2) 消化道感染　食入被病毒污染的水、食物等而感染。如甲型肝炎病毒、脊髓灰质炎病毒。

(3) 接触感染　通过直接接触、间接接触感染。如单纯疱疹病毒、人类免疫缺陷病毒、人乳头瘤病毒等。

(4) 伤口感染　有些病毒通过动物咬伤从皮肤伤口侵入机体而感染。如狂犬病病毒等。

(5) 虫媒感染　有些病毒通过昆虫叮咬而感染。如流行性乙型脑炎病毒等。

(6) 医源性传播　经注射、输血、拔牙、手术、器官移植等，病毒经血感染。如人类免疫缺陷病毒、乙型及丙型肝炎病毒等。

2. 垂直感染 病毒从母体经过胎盘或经产道传播给胎儿或新生儿的感染，称为垂直感染，是病毒感染的特点之一。通过胎盘传播的主要有风疹病毒、巨细胞病毒、乙型肝炎病毒、人类免疫缺陷病毒等；经产道传播的主要有单纯疱疹病毒2型、人类免疫缺陷病毒等。

### （二）病毒感染的类型

病毒侵入机体后，因病毒的种类、毒力、数量和机体的免疫力不同，可表现为不同的感染类型。根据有无临床症状分为隐性感染和显性感染，根据病毒在体内滞留的时间不同分为急性感染和持续感染。

1. 隐性感染 病毒感染后不出现临床症状为隐性感染或亚临床感染。这是由于机体抵抗力较强，而病毒的毒力较弱、数量较少，进入机体后不能大量增殖，不至于造成组织细胞的严重损伤。如脊髓灰质炎病毒、甲型肝炎病毒、乙型脑炎病毒引起的隐性感染多见。有些隐性感染者可成为病毒携带者，病毒在体内增殖并向外排毒，为重要的传染源，在流行病学上具有重要意义。

2. 显性感染 病毒感染后出现临床症状为显性感染。这是由于机体抵抗力较弱，而病毒的毒力较强、数量较多，进入机体后大量增殖，造成组织细胞的严重损伤。

（1）急性感染 潜伏期短，发病急，病程仅有数日或数周，恢复后机体不再有病毒存在。如流感、甲型肝炎等。

（2）持续感染 潜伏期常较长，发病缓，病毒在机体内持续数月、数年甚至数十年，可出现症状，也可不出现症状，但长期携带病毒，成为重要感染源。持续感染可分为3种类型：①慢性感染：病毒长期存在于血液或组织中并不断排出体外，病程可长达数月或数年，甚至数十年。如乙型肝炎病毒引起的慢性肝炎。②迟发感染：又称为慢发病毒感染，病毒感染后潜伏期长，可达数年或数十年，一旦出现症状为亚急性进行性加重，直至死亡。如人类免疫缺陷病毒引起的艾滋病和麻疹病毒引起的亚急性硬化性全脑炎等。③潜伏感染：原发感染后，病毒基因潜伏于一定的组织或细胞中，并不能产生感染性病毒，也不出现临床症状。但在某些条件下病毒被激活而急性发作时出现临床症状。如水痘-带状疱疹病毒初次感染引起儿童水痘，病愈后病毒潜伏在脊髓后根神经节或颅神经的感觉节内，当机体免疫力下降时可活化、增殖、扩散到皮肤引起成人带状疱疹。当免疫力改善时，带状疱疹可自愈，病毒又可潜伏至原处，在一定条件下又可发作。

## 二、病毒的致病性

### （一）病毒的致病机制

1. 病毒对宿主细胞的直接作用

（1）杀细胞效应 病毒在细胞内增殖引起细胞裂解死亡称为杀细胞感染。多见于裸病毒，如脊髓灰质炎病毒、腺病毒等。其杀细胞机制有：①阻断细胞DNA、RNA和蛋白质的合成使细胞死亡；②病毒蛋白本身的毒性使细胞破坏；③病毒感染后导致细胞溶酶体破坏，引起自溶；④病毒感染引起细胞细胞器的损伤。

（2）细胞膜改变 包膜病毒常在感染细胞膜表面表达病毒基因编码的糖蛋白，可促进感染细胞之间的融合，形成具有诊断价值的多核巨细胞（典型病理特征）。另外，感染细胞表面可出现病毒基因编码的新抗原，导致免疫病理损伤。

（3）包涵体损伤　有些病毒感染后形成的包涵体可破坏细胞的正常结构和功能，有时可导致细胞死亡。

（4）细胞转化　某些病毒 DNA 或其片段整合到宿主细胞的 DNA 中，使宿主细胞的遗传性状发生改变，甚至发生恶性转化，成为肿瘤细胞。

（5）细胞凋亡　病毒感染细胞后引起细胞凋亡，使细胞质收缩、核染色体裂解等。

2. 病毒感染的免疫损伤作用

（1）体液免疫的病理作用　许多病毒感染细胞后可使细胞表面出现新抗原，这种抗原与抗体结合后，可激活补体或发生 ADCC 作用，导致细胞破坏；病毒抗原也可与相应抗体形成免疫复合物，沉积于血管壁基底膜上，活化补体引起Ⅲ型超敏反应，造成局部组织损伤。

（2）细胞免疫的病理作用　效应 Tc 细胞可识别并损伤受病毒感染而出现新抗原的靶细胞，即引起第Ⅳ型超敏反应而造成组织细胞的损伤。

（3）免疫细胞损伤作用　某些病毒可损伤免疫细胞，如人类免疫缺陷病毒能与 CD4$^+$T 细胞结合，损伤 CD4$^+$T 细胞。另外，疱疹病毒、风疹病毒可抑制淋巴细胞的活化。

## 二、机体的抗病毒免疫

### （一）非特异性免疫

主要是干扰素的作用。干扰素是由病毒或其他干扰素诱生剂刺激白细胞、成纤维细胞、淋巴细胞等所产生的一种糖蛋白，具有抗肿瘤、抗病毒、免疫调节等作用。由人类细胞诱生的干扰素有 α、β 和 γ 3 种，根据性状不同又分Ⅰ型和Ⅱ型（表 6-1）。

表 6-1　各型干扰素的主要特性

| 类型 | | 诱生剂 | 产生细胞 | 性质 | 抗病毒 | 抗肿瘤 |
|---|---|---|---|---|---|---|
| Ⅰ型 | α | 各种病毒 | 人白细胞 | 稳定 | 较强 | 较弱 |
| | β | 聚肌胞 | 成纤维细胞 | 稳定 | 较强 | 较弱 |
| Ⅱ型 | γ | 各种抗原 | T 细胞 | 不稳定 | 较弱 | 较强 |

### （二）特异性免疫

1. 体液免疫的作用　对病毒抗原产生的 IgG、IgM、IgA 抗体有中和作用、补体结合作用和血凝抑制作用等。IgG 是主要的抗病毒中和抗体，能与病毒表面的抗原结合，阻止病毒的吸附和穿入，并可防止病毒通过血流播散。抗体与病毒结合后可通过调理作用促进吞噬细胞对病毒的吞噬；也可通过 ADCC 作用裂解病毒感染细胞；抗体与包膜病毒结合后激活补体导致病毒裂解。分泌型 IgA 主要存在于黏膜分泌物中，具有中和病毒、局部抗病毒作用。IgM 产生最早，中和作用不及 IgG；不能通过胎盘，如新生儿血中检出 IgM 抗体，可诊断为宫内感染。

2. 细胞免疫的作用　当病毒侵入细胞后，抗体的作用就受到限制，主要是细胞免疫发挥作用。效应 Tc 细胞杀伤病毒感染细胞；效应 Th1 细胞可释放淋巴因子活化巨噬细胞、NK 细胞发挥抗病毒作用。

# 第三节 病毒感染的检查与防治原则

## 一、病毒感染的检查

### （一）标本的采集与送检

1. 标本的采集　严格无菌操作；发病初期或急性期采集；不同病毒感染采集不同部位的标本，如呼吸道感染取鼻咽分泌物、肠道感染取粪便、脑内感染取脑脊液、病毒血症取血液等。血清学诊断要在不同的时间取双分血清进行效价的测定。

2. 标本的送检　标本采集后应立即送检，否则须放在装有冰块的保温瓶或含有抗生素的50%甘油盐水中。同时注意标记。

### （二）检验程序

1. 直接涂片染色镜检　简便和快速的检测方法之一，对于包涵体和某些大病毒颗粒可用光学显微镜检查，但大多数病毒需用电子显微镜或免疫电镜检查。

2. 分离培养　病毒必须在活细胞中方能进行生命活动。常用的分离培养方法有动物接种、鸡胚接种和组织细胞培养。

（1）动物接种　是最原始的方法。根据不同的病毒种类，选择敏感动物和接种途径。常用的动物有鼠、兔、猴，有的还需要雪貂和猩猩等，可在鼻内、皮内、皮下、脑内、腹腔、静脉等接种。常以动物接种发病或死亡作为感染的指标。

（2）鸡胚接种　是一种比较经济简便的方法。一般采用孵化9~14天的鸡胚，按病毒特性分别接种于羊膜腔、尿囊腔、卵黄囊等部位。孵育2天后，观察鸡胚的活动和死亡情况，收集相应的组织或囊液，用血凝实验和血凝抑制实验等作病毒鉴定。

（3）组织细胞培养　是分离鉴定病毒最常用的方法。一般将病毒接种到离体的活组织块或分散的细胞中培养，后者又称单层细胞培养。病毒在细胞内增殖时可见细胞变圆、聚集、坏死、溶解、脱落、细胞融合为多核巨细胞等细胞病变效应或形成包涵体。

3. 病毒感染的快速诊断

（1）免疫学检查　免疫荧光技术、酶免疫技术、放射免疫技术、红细胞凝集抑制试验、中和试验等均可以测定病毒的抗原或抗体，进行病毒的早期诊断。临床上常用的方法主要是免疫荧光法和酶联免疫吸附试验（ELISA）。

（2）基因检查　主要有核酸杂交技术、多聚酶链反应技术等。

## 二、病毒感染的防治原则

病毒感染目前为止仍没有很好的诊断和治疗方法，所以预防非常重要而且有效。

### （一）非特异性预防

1. 控制感染源　隔离、治疗患者，对艾滋病等还须加强国镜检疫。

2. 切断感染途径　严格消毒灭菌、加强卫生管理等。如流感流行期间应尽量避免人群聚集，必要时戴口罩，保持室内通风清洁消毒，不随地吐痰；不饮生水，饮食分餐制；患者的血液、分泌物、排泄物、用具、食具以及医用器械等要进行严格灭菌。

3. 保护易感人群　用人工免疫提高机体免疫力，也可用药物等预防。

**（二）特异性预防**

1. 人工主动免疫　应用各种疫苗进行人工主动免疫。如流行性乙型脑炎疫苗、狂犬疫苗等灭活疫苗和脊髓灰质炎疫苗、麻疹疫苗、腮腺炎疫苗、风疹疫苗、黄热病疫苗等减毒活疫苗，还有乙型肝炎病毒基因工程疫苗、流感病毒亚单位疫苗等。

2. 人工被动免疫　常用的有人血清丙种球蛋白、胎盘丙种球蛋白。注射丙种球蛋白用于流感、甲型肝炎、麻疹、腮腺炎和脊髓灰质炎的紧急预防，可使接触者不出现症状或出现轻微症状。高效价抗–HBs的人免疫球蛋白用于乙型肝炎的紧急预防，常与乙型肝炎疫苗联合使用预防 HBV 母婴传播有显著效果。

**（三）病毒感染的治疗**

1. 化学制剂　主要是从分子水平对病毒复制的不同环节进行干扰。

（1）金刚烷胺　抑制病毒脱壳。主要用于流感病毒的治疗。

（2）碘尿苷　又名疱疹净，是抑制病毒核酸复制的核苷类药物。全身应用毒性较大，限于局部用药，常用于眼疱疹的治疗。

（3）无环鸟苷　又名阿昔洛韦，能选择性作用于疱疹病毒。多用于治疗唇疱疹、生殖器疱疹、疱疹性脑炎与新生儿疱疹。

（4）丙氧尿苷　作用类似于阿昔洛韦，对单纯疱疹病毒的疗效比阿昔洛韦好，且对细胞的毒性比较小。

（5）3–氮唑核苷　又名病毒唑，为抑制病毒核酸复制的核苷类药物。主要用于 RNA 病毒感染的治疗，但副作用较多。

（6）阿糖腺苷　为抑制病毒核酸复制的核苷类药物。主要用于疱疹性脑炎、新生儿疱疹和带状疱疹的治疗，也可用于乙肝的治疗。

（7）叠氮胸苷　反转录酶抑制剂，临床上作为治疗艾滋病的一线药物，但有抑制骨髓作用。

（8）拉米夫淀　反转录酶抑制剂，毒性作用小，临床上主要用于对叠氮胸苷耐药的艾滋病治疗。

（9）赛科纳瓦、英迪纳瓦、瑞托纳瓦　蛋白酶抑制剂，用于 HIV 感染的治疗。

2. 干扰素和干扰素诱生剂

（1）干扰素（IFN）　具有广谱抗病毒、副作用小，且不会产生耐药性，可用于治疗带状疱疹、疱疹性角膜炎，也可治疗慢性肝炎和人乳头瘤病毒及鼻病毒引起的感染。

（2）干扰素诱生剂　有诱生干扰素和促进免疫的作用。常用的有聚肌胞，可用于治疗带状疱疹、疱疹性角膜炎等。另外，甘草甜素和芸芝多糖等中草药提取物也是一种干扰素诱生剂。

3. 中草药　近年来研究表明中草药如板蓝根、大青叶、贯众、苍术、艾叶等对病毒有一定的抑制作用。

## 综合测试

(一) 名词解释

1. 病毒　　2. 干扰现象　　3. 垂直感染　　4. 慢发病毒感染

(二) A1 型题

1. 引起人类传染病最常见的微生物是

　　A. 衣原体　　　　B. 支原体　　　C. 病毒　　　　D. 放线菌　　　E. 螺旋体

2. 病毒的增殖方式是

　　A. 复制　　　　　B. 二分裂　　　C. 多分裂　　　D. 芽生　　　　E. 裂殖

3. 水平感染不包括

　　A. 呼吸道　　　　B. 消化道　　　C. 伤口　　　　D. 胎盘　　　　E. 虫媒

4. 病毒的增殖过程不包括

　　A. 吸附、穿入　　B. 脱壳　　　　C. 生物合成　　D. 二分裂　　　E. 组装、释放

(三) A2 型题

　　某地流行甲型肝炎。王某前几天和好友一起进餐，5 天后好友生病住院，诊断为甲型肝炎。请问王某最好采取的紧急措施预防是

　　A. 注射抗生素　　　　　　B. 口服抗菌药物　　　　　C. 接种疫苗

　　D. 口服中草药　　　　　　E. 注射丙种球蛋白

(四) 简答题

1. 简述病毒的致病机制。

2. 简述病毒的感染类型。

(常冰梅)

# 第七章　常见病毒

## 第一节　呼吸道病毒

呼吸道病毒是一类通过呼吸道侵入、引起呼吸道局部病变或呼吸道外组织器官病变的病毒。主要包括流行性感冒病毒、麻疹病毒、腮腺炎病毒、风疹病毒、腺病毒、鼻病毒、冠状病毒和 SARS 冠状病毒等。呼吸道病毒所致的疾病具有传染性强、传播快的特点，在急性呼吸道感染中 90% 以上是由病毒引起。

### 一、流行性感冒病毒

流行性感冒病毒简称流感病毒，是流行性感冒的病原体。分甲、乙、丙三型，其生物学性状基本相似。甲型流感病毒常引起大流行，甚至世界性大流行。除感染人外，还可引起禽类、猪等动物感染；乙型流感病毒可引起局部流行；丙型流感病毒主要侵犯婴幼儿，引起普通感冒，很少引起流行。

#### （一）生物学性状

1. 形态与结构　流感病毒体多为球形或丝状。病毒体从内向外有 3 层（图 7-1）：①核心：核酸为分阶段的单股负链 RNA，并含 RNA 多聚酶。②核蛋白（M 蛋白）：构成

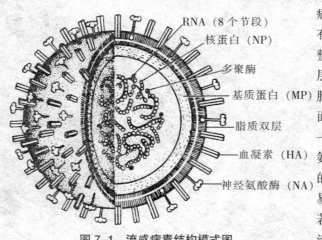

图 7-1　流感病毒结构模式图

病毒衣壳，位于包膜与核心之间，具有保护病毒核心和维持病毒外形与完整性的作用。③包膜：病毒体的最外层结构，为脂质双层，来源于宿主细胞膜；其上镶嵌有两种突出于病毒表面的放射状糖蛋白突起，称为刺突。一种是血凝素（HA），另一种是神经氨酸酶（NA）。HA 和 NA 即流感病毒的表面抗原，其免疫原性极不稳定，易发生变异，据此将甲型流感病毒分若干亚型，也是甲型流感病毒引起大流行的原因。

2. 分型与变异

（1）分型　根据核蛋白和 M 蛋白的不同，流感病毒分为甲、乙、丙三型。WHO 新的分

型方法不考虑宿主因素，而是根据基因分析结果，将 H 分为 15 个亚型，N 分为 9 个亚型。

（2）变异 甲型流感病毒的 HA 和 NA 极易发生变异，尤以 HA 为甚。两者变异可同时发生，也可单独发生，变异幅度与其流行关系密切，可直接影响到流行的规模。变异有两种方式：①抗原漂移：同一亚型内 HA 和 NA 基因点发生突变，变异率小于 1%，属量变；2~5 年出现 1 次，常引起中、小流行。②抗原转变：基因点突变累积，导致变异率大于 20%~25%，属质变，常形成新亚型；由于人群对新亚型缺乏免疫力，所以每出现一种新亚型就引起一次较大规模的流行（表 7-1）。

表 7-1　甲型流感病毒亚型与流行情况

| 流行年代 | 抗原结构 | 亚型名称 |
| --- | --- | --- |
| 1930—1946 | H0N1 | 原甲型（A0） |
| 1946—1957 | H1N1 | 亚甲型（A1） |
| 1957—1968 | H2N2 | 亚洲甲型（A2） |
| 1968—1977 | H3N2 | 香港甲型 |
| 1977— | H1N1、H3N2 | 亚甲型与香港甲型（A2） |

3. 抵抗力 流感病毒抵抗力弱，56℃ 30 分钟即可灭活，室温下传染性很快消失，0~4℃能存活数周，-70℃可以长期保存，对干燥、紫外线、乙醇、甲醛、乳酸、脂溶剂等化学消毒剂均敏感。

### （二）致病性与免疫性

传染源主要为患者和隐性感染者及被感染的动物。病毒主要经飞沫在人与人之间传播，也可经握手、共用毛巾等密切接触而感染。病毒经呼吸道侵入，通过其表面 HA 与呼吸道上皮细胞受体结合，进入细胞内增殖，导致细胞变性、坏死、脱落、黏膜充血水肿等局部病理改变。潜伏期 1~4 天，使患者突然发病，出现畏寒、发热（38℃~40℃）、头痛、全身肌肉酸痛等全身症状，并伴有鼻塞、流涕、咽痛和咳嗽等局部症状。单纯性流感病程一般 3~4 天，年老体弱者和婴幼儿可继发细菌感染，使病程延长，甚至引起肺炎，可导致死亡。

感染后可获得对同型病毒的免疫力，但由于流感病毒包膜抗原易变异，机体对新出现的亚型无交叉免疫，故病后免疫力不牢固。免疫的物质基础主要是呼吸道产生的特异性 sIgA。

### （三）防治原则

流感流行期间应尽量避免人群聚集，公共场所可用乳酸蒸气进行空气消毒。接种与流行株型别相同的疫苗可以预防流感。

公认的抗甲型 H1N1 病毒非常有效的药物是达菲，达菲可以大大减少并发症（主要是气管与支气管炎、肺炎、咽炎等）的发生；金刚烷胺可抑制病毒穿入与脱壳，在发病 24~48 小时使用，可减轻全身中毒症状；干扰素及中草药有一定疗效。继发细菌感染时应加用抗生素。

## 二、麻疹病毒

麻疹病毒是麻疹的病原体。麻疹是儿童常见的一种急性呼吸道传染病，麻疹疫苗使用前感染率和发病率都非常高，自广泛应用麻疹减毒活疫苗以来，发病率显著下降。

### （一）主要生物学性状

麻疹病毒呈球形或丝形，直径 140~180nm，有包膜。病毒结构由核衣壳和包膜组成，核心为单股负链 RNA，衣壳呈螺旋对称型，包膜上有放射状排列的刺突，由血凝素（H）和融合因子（F）组成。麻疹病毒免疫原性稳定，只 1 个血清型，现有免疫原性变异的报道。麻疹病毒抵抗力弱，对热、紫外线、脂溶剂如乙醇、氯仿等敏感。

### （二）致病性与免疫性

传染源主要是急性期患者，通过呼吸道或密切接触传播，传染性强，无免疫力者接触后发病率达 90% 以上。潜伏期约 10~14 天。病毒侵入后，首先在呼吸道上皮细胞内增殖，然后进入血流，出现第一次病毒血症，病毒随血流到达全身淋巴组织，大量增殖后再次入血形成第二次病毒血症，引起全身性病变。患者的前驱症状有高热、畏光、鼻炎、结膜炎、咳嗽等。发热 2 天后，口颊黏膜可出现中心灰白色、外绕红晕的黏膜斑即科氏斑，对早期诊断具有一定的意义。此后 1~2 天，全身皮肤相继出现斑丘疹。皮疹出全后，体温逐渐下降，若无并发症，可自然痊愈。但抵抗力低下者，常继发支气管炎、肺炎、中耳炎、脑炎等，严重者可导致患者死亡。最严重的并发症为脑炎，最常见的并发症为肺炎。极少数患者在急性感染恢复多年后出现亚急性硬化性全脑炎，患者大脑功能渐进性衰退，表现为反应迟钝、精神异常、运动障碍、最终出现昏迷而死亡，病程为 6~9 个月。

病毒感染后可获得终生免疫力，一般不会出现再次感染。

### （三）防治原则

WHO 已将消灭麻疹列入继消灭脊髓灰质炎后的主要目标。隔离患者，防止传播及接种疫苗是有效的预防措施。我国计划免疫规定，初次接种麻疹减毒活疫苗在小儿 8 个月龄，因免疫力仅维持 10~15 年，因此规定 7 岁时再次进行强化免疫。

对接触麻疹患者的易感者，可用丙种球蛋白或胎盘球蛋白进行紧急预防，可防止发病或减轻症状。

## 三、冠状病毒和 SARS 冠状病毒

### （一）冠状病毒

冠状病毒是一类有包膜的单股正链 RNA 病毒，包膜表面有日冕或冠状的突起，故而得名。冠状病毒广泛分布于自然界，对理化因素的耐受力较弱。冠状病毒通过呼吸道传播，能感染人类和多种动物，主要引起普通感冒和咽喉炎，有明显的季节性，以冬春季多见。人肠道冠状病毒可引起人流行性腹泻，为婴幼儿腹泻的重要病原体之一。病后免疫力不强，容易发生再感染。目前尚无疫苗预防，也无特效药治疗。

### （二）SARS冠状病毒

SARS 冠状病毒是一种新的冠状病毒，可引起严重急性呼吸综合征（SARS）。SARS 在 2003 年初从广东省向周边地区迅速传播，引起全球发生爆发流行。

1. 主要生物学特性　SARS 冠状病毒是一种有包膜的单链 RNA 病毒，直径 60~220nm，有包膜，其上有形似花冠的刺突，核心为单链 RNA 和衣壳（N 蛋白）组成的核衣壳，外层为包膜，镶嵌有 E 蛋白、M 蛋白、S 蛋白，其中 S 蛋白是病毒感染过程中吸附与穿入的关键蛋白（图 7-2）。SARS 冠状病毒耐冷不耐热，56℃ 30 分钟被灭活，但对热的抵抗力比普通冠状病毒强；对乙醚等脂溶剂敏感，不耐酸，可用 0.2%~0.5% 过氧乙酸或氯制剂消

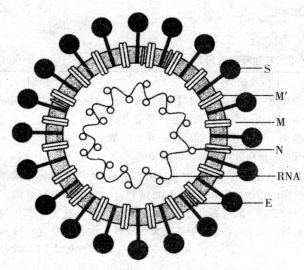

图 7-2　SARS 冠状病毒结构模式图

毒；在粪便和尿液中可存活 1~2 天。

2. 致病性与免疫性　传染源为患者，主要通过近距离飞沫传播，具有传染性的物质（粪便或尿液）产生的气溶胶被吸入也可导致传播；是否还存在呼吸道之外的传播途径尚无定论。SARS 起病急，潜伏期 1~12 天，发病后快则 1 天，慢则 7~10 天发展为肺炎。患者都表现有发热、干咳或咳嗽、胸闷伴憋气、胸痛、气短等呼吸道症状，有的患者伴有腹泻。肺部 X 线呈明显病理改变，双（或单）侧出现阴影。严重者肺部病变进展迅速，出现多叶病变，导致呼吸困难和低氧血症，

有的进而产生严重渗出，导致呼吸窘迫、休克、DIC、心律紊乱等症状，死亡率较高。感染后可产生特异性中和抗体。

3. 防治原则　SARS 的预防主要是严密隔离患者和严格的消毒，在疫情控制后坚持监测。SARS 的治疗主要是采取综合性支持疗法和对症治疗，目前尚无特效的抗 SARS 病毒药物。

### 四、腮腺炎病毒

腮腺炎病毒是流行性腮腺炎的病原体。

#### （一）主要生物学特性

腮腺炎病毒呈球形，直径 150nm，核心含单股负链 RNA，核衣壳呈螺旋对称型，有包膜，包膜上有血凝素-神经氨酸酶刺突及融合因子刺突，免疫原性稳定，只有 1 个血清型。抵抗力较弱，对热、紫外线及脂溶剂均敏感，加热 56℃ 30 分钟可使其灭活。

#### （二）致病性与免疫性

人是腮腺炎病毒的唯一宿主，传染源为急性期患者，病毒通过呼吸道或唾沫污染物进行传播，易感者为学龄期儿童，好发于冬春季。潜伏期为 2~3 周，病毒侵入呼吸道黏膜和面部淋巴结增殖后进入血流，引起病毒血症，然后经血流侵入腮腺和其他腺体器官（如睾丸、卵巢、中枢神经系统等）。患者主要表现为一侧或两侧腮腺肿大、疼痛，伴有发热、乏力、全身肌肉疼痛等症状。病程为 1~2 周。男性易并发睾丸炎，青春期感染者甚至可导致男性不育症；女性可并发卵巢炎；也有少数患者并发无菌性脑膜炎；也可导致儿童期获得性耳聋。腮腺炎病后可获得牢固的免疫力，以体液免疫为主。

#### （三）防治原则

接种腮腺炎病毒减毒活疫苗是最有效的预防措施。一般预防以及时隔离患者，防止传播为主。

## 五、其他呼吸道病毒（表7-2）

**表7-2　其他呼吸道病毒**

| 病毒名称 | 生物学性状 | 所致疾病 | 防治原则 |
|---|---|---|---|
| 腺病毒 | 球形、双链DNA无包膜 | 腺病毒主要通过呼吸道、胃肠道和密切接触等途径传播，可引起临床多种疾病。主要感染儿童，呼吸道感染为急性呼吸道感染、肺炎等；眼部感染，滤泡性结膜炎；其他感染有小儿胃肠炎、出血性膀胱炎等 | 目前尚无理想疫苗 |
| 风疹病毒 | 单股正链RNA有包膜 | 病毒经呼吸道传播，主要感染儿童，引起风疹。临床表现为发热、麻疹样出疹，伴耳后和枕下淋巴结肿大。若成人感染则症状较重，孕妇妊娠早期感染风疹病毒，可通过胎盘感染胎儿，发生流产、死胎或先天性畸形 | 接种风疹病毒减毒活疫苗是有效的预防措施，孕妇如接触风疹患者，应立即注射大剂量丙种球蛋白紧急预防 |
| 鼻病毒 | 单股正链RNA无包膜 | 鼻病毒是普通感冒最重要的病原体。手是主要的传播媒介，其次是飞沫传播。婴幼儿和慢性呼吸道疾患者感染后可导致支气管炎和支气管肺炎 | 干扰素有一定防治作用 |

# 第二节　肠道病毒

肠道病毒是经消化道传播，在肠道黏膜内增殖，引起消化道及其他组织器官病变的一类病毒。引起人类疾病的主要有脊髓灰质炎病毒、轮状病毒、柯萨奇病毒、埃可病毒等。

肠道病毒的共同特点：

（1）形态结构　小核糖核酸病毒，直径20~30nm，球形，衣壳呈二十面体立体对称，无包膜。

（2）核酸　单股正链RNA，具有感染性。

（3）致病性　在宿主细胞质内复制，迅速引起细胞病变。

（4）抵抗力　较强，耐乙醚、耐酸。但对紫外线、干燥、热敏感，56℃30分钟可被灭活，在污水或粪便中可存活数月。

（5）传播途径　主要经粪-口途径传播。

（6）临床表现　多为隐性感染，少数感染者病毒先在肠道细胞中增殖，能侵入血流、神经系统和其他组织，引起多种临床表现。不同的肠道病毒可引起相同的病症，而同一种病毒可引起不同的病症。

## 一、脊髓灰质炎病毒

脊髓灰质炎病毒是引起脊髓灰质炎的病原体。该病传播广泛，是一种急性传染病。病毒侵犯脊髓前角运动神经细胞，导致肢体弛缓性麻痹，多见于儿童，故又称为小儿麻痹症。自采用脊髓灰质炎病毒减毒活疫苗进行大规模免疫接种以来，脊髓灰质炎发病率大幅度下降。

### （一）免疫原性与分型

具有感染性的完整脊髓灰质炎病毒颗粒称致密抗原（或中和抗原），可与中和抗体结合，具有型特异性，据此将脊髓灰质炎病毒分为Ⅰ型、Ⅱ型、Ⅲ型，3型之间无交叉反应。

### （二）致病性与免疫性

传染源为患者、无症状病毒携带者或隐性感染者，人是脊髓灰质炎病毒唯一的天然宿主。主要通过消化道传播，病毒侵入机体后，先在咽喉部扁桃体和肠道下段上皮细胞、肠系膜淋巴结内增殖，绝大多数的感染者表现为隐性感染或轻症感染。仅有少数感染者，病毒可入血引起第一次病毒血症，出现发热、头疼、恶心等症状。病毒经血流扩散至全身淋巴组织及肝、脾、骨髓内进一步增殖后，大量病毒再度入血形成第二次病毒血症，导致全身症状加重。此时若机体免疫力较弱，病毒经血流侵入中枢神经系统，在脊髓前角运动神经细胞内增殖并破坏运动神经元，轻者出现暂时性肢体弛缓性麻痹，重者可造成肢体弛缓性麻痹后遗症，极个别患者可发展为延髓麻痹，导致呼吸、心脏功能衰竭而死亡。

病后和隐性感染均可使机体获得对同型病毒的牢固免疫力，主要以sIgA和血清中和抗体（IgG和IgM）发挥作用。sIgA能清除咽喉部和肠道内病毒；血清中和抗体可以阻止病毒进入中枢神经系统。6个月以内的婴幼儿可从母体获得被动免疫。

### （三）防治原则

预防脊髓灰质炎除隔离患者、消毒排泄物、加强饮食卫生管理、保护水源等措施外，最重要最有效的预防措施是对婴幼儿和儿童进行人工自动免疫，口服脊髓灰质炎减毒活疫苗糖丸，我国规定12月5日为全国预防脊髓灰质炎强化免疫日。对与患者有过密切接触的易感者，可注射丙种球蛋白进行被动免疫，以预防脊髓灰质炎的发生或减轻症状。

## 二、其他肠道病毒

### （一）轮状病毒

轮状病毒是秋、冬季婴幼儿急性腹泻（急性胃肠炎）和引起婴幼儿腹泻死亡的主要病原体。

轮状病毒呈球形，直径为70~75nm，核酸为双股RNA，有双层衣壳，内衣壳的壳粒沿病毒核心边缘呈放射状排列，如车轮辐条，故称轮状病毒。具有双层衣壳结构的完整病毒颗粒才有感染性。

人类轮状病毒对理化因素及外界环境的抵抗力比较强，在粪便中可存活数天至数周，耐乙醚、耐酸碱，55℃ 30分钟可被灭活。

依据病毒内壳抗原将轮状病毒分为A~G 7个组，A~C组能引起人类和动物腹泻，其中以A组轮状病毒最为常见。有60%以上的婴幼儿急性腹泻（急性胃肠炎）是由轮状病毒引起的，是发展中国家导致婴幼儿死亡的主要原因之一。传染源是患者和无症状病毒携带者，经粪—口途径传播，2岁以下婴幼儿为易感者。病毒侵入人体小肠黏膜绒毛细胞内增殖，导致微绒毛萎缩、变短、脱落。潜伏期24~48小时，患者可出现发热、水样腹泻、呕吐、腹痛等症状，一般3~5天可完全自愈。腹泻严重者可出现脱水、酸中毒，甚至导致死亡。

对轮状病毒引起的急性胃肠炎的主要预防措施是隔离患者、消毒排泄物、加强饮食卫生管理。对患者的治疗原则是对症治疗，及时补液、纠正电介质失调，防止严重脱水和酸中毒发生，减低死亡率。

### （二）柯萨奇病毒、ECHO病毒

柯萨奇病毒和 ECHO 病毒的生物学性状及感染性、免疫性与脊髓灰质炎病毒相似，引起的疾病谱复杂。致病特点是病毒在肠道中增殖，却很少引起肠道疾病；不同型别的病毒可引起相同的临床综合征，同一型病毒亦可引起几种不同的临床疾病（表7-3）。

**表 7-3　柯萨奇病毒、埃可病毒所致疾病及血清型**

| 所致疾病 | 致病病毒及血清型 | |
| --- | --- | --- |
| | 柯萨奇病毒 | 埃可病毒 |
| 无菌性脑膜炎 | 几乎所有型 | 大部分型 |
| 疱疹性咽峡炎 | A2~6、8、10 | |
| 手足口病 | A5、10、16 | |
| 流行性胸痛 | A9，B1~5 | 1、6、9 |
| 心肌炎、心包炎 | A4、16；B1~5 | 1、6、9、19 |
| 急性结膜炎 | A24 | |
| 肺炎 | A9、16，B4、5 | |
| 腹泻 | A18、20、21、22、24 | 18、20 |
| 新生儿全身感染 | B1~5 | 3、4、6、9、17、19 |

# 第三节　肝炎病毒

肝炎病毒是引起病毒性肝炎的病原体，病毒性肝炎是当前危害人类健康的疾病之一。目前公认的人类肝炎病毒至少有5种，即甲型肝炎病毒、乙型肝炎病毒、丙型肝炎病毒、丁型肝炎病毒和戊型肝炎病毒。其中，甲型和戊型肝炎病毒通过消化道传播，引起急性肝炎，不会转为慢性肝炎或成为长期病毒携带者；乙型、丙型、丁型肝炎病毒通过输血、血制品或注射器污染等方式传播，除引起急性肝炎外，还可发展为慢性肝炎，并与肝硬化、肝癌有关，无症状病毒携带者多见；丁型肝炎病毒是一种缺陷病毒，必须在乙型肝炎病毒辅助下才能复制。近年来还发现了庚型肝炎病毒和 TT 型肝炎病毒等。

## 一、甲型肝炎病毒

甲型肝炎病毒（HAV）是甲型肝炎的病原体。人类感染 HAV 后，大多表现为亚临床和隐性感染，仅少数表现为急性甲型肝炎。一般可完全恢复，不转为慢性，不形成长期病毒携带者。

### （一）生物学特性

甲型肝炎病毒呈球形，直径为 27~32nm，核衣壳呈二十面体立体对称结构，无包膜，核酸为单股正链 RNA，具有感染性。HAV 免疫原性稳定，仅发现 1 个血清型。

HAV 对理化因素有较强的抵抗力，耐酸，在粪便和污水中可生存数月，在 25℃干燥条件下至少存活 1 个月，60℃ 1 小时不能将其灭活，100℃ 5 分钟方可使之灭活，紫外线照射 1 小时可破坏其传染性，2%过氧乙酸 4 小时、1:4000 甲醛 72 小时可消除其传染性。对"84"消毒液、碘伏、氯等敏感。

### （二）致病性和免疫性

甲型肝炎的传染源为患者及隐性感染者，主要为患者（尤其是无黄疸型肝炎患者）。在潜伏期末、临床症状出现前即有大量病毒从感染者粪便排出，发病 2 周后不在排出病毒。HAV 主要经粪—口传播，传染性极强。HAV 随患者粪便排出体外，通过污染水源、食物、食具、海产品等传播可造成散发型流行或暴发流行。HAV 多侵犯儿童及青少年，潜伏期为 15~50 天，平均 30 天。病毒经口侵入机体，首先在口咽部及唾液腺中增殖，后到达结肠黏膜及其局部淋巴结内大量增殖，进而入血引起病毒血症，最终侵入肝细胞。感染后大多表现为隐性感染，不出现明显的症状和体征，但粪便中有病毒排出，是重要的传染源。目前认为，肝细胞损伤除了病毒直接作用外，主要与机体的病理性免疫应答有关。临床主要表现：从发热、疲乏和食欲不振开始，继而出现肝大、压痛、肝功能损害，部分患者可出现黄疸。

无论显性或隐性感染，机体均可产生 IgM 抗体和 IgG 抗体。IgM 抗体在感染早期就可产生，发病后 1 周达到高峰，维持 2 个月左右逐渐下降；IgG 抗体在恢复期出现，可在体内维持多年，保护机体免受 HAV 再感染。随着特异性抗体的产生，血液及粪便的传染性逐渐消失。

### （三）防治原则

HAV 的传染源较难控制。因此，加强卫生宣传教育，加强粪便管理，加强水源保护，加强饮食卫生管理，彻底消毒患者的排泄物、食具及衣物等用品为主要预防措施。接触过急性甲型肝炎患者或食入可疑 HAV 污染的水和食物的人员，注射丙种球蛋白或胎盘球蛋白可防止发病或减轻临床症状。对易感人员接种甲肝病毒疫苗，预防效果良好。

## 二、乙型肝炎病毒

乙型肝炎病毒（HBV）是乙型肝炎的病原体。乙型肝炎是全球性传染病，全世界约有乙型肝炎患者及无症状 HBV 携带者 3.5 亿以上，我国为乙肝病毒的高流行区，HBV 感染率在 10%以上。HBV 感染后，临床可表现为重症肝炎、急性肝炎、慢性肝炎，进而演变为肝硬化，还与原发性肝癌有关，其危害性远远大于其他各种类型肝炎。乙型肝炎是我国重点防治的严重传染病之一。

### （一）生物学性状

1. 形态结构　在电镜下观察乙型肝炎患者的血清，发现了 3 种不同形态的颗粒（图 7-3）。

（1）大球形颗粒（Dane 颗粒）　即完整的乙型肝炎病毒颗粒，具有感染性。呈球形，直径为 42nm，有双层衣壳。外衣壳相当于病毒的包膜，含有 HBV 表面抗原（HBsAg）；内衣壳相当于一般病毒的核衣壳，直径为 27nm，内含有 HBV 核心抗原（HBcAg）；核心含双股未闭合的 DNA 和 DNA 聚合酶。

（2）小球形颗粒　直径为 22nm，为一中空型颗粒，即衣壳蛋白，含有 HBsAg，不含 DNA 和 DNA 聚合酶，不具传染性。是 HBV 感染者血液中最多见的颗粒。

（3）管型颗粒　由小球形颗粒聚合而成，直径为 22nm，长 100~700nm 不等，含有 HBsAg。

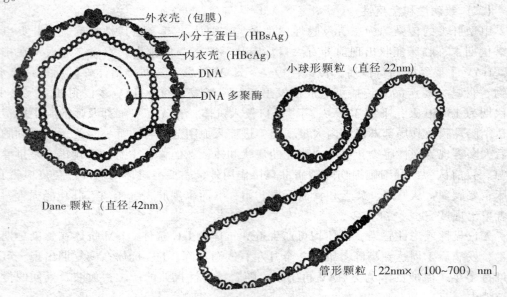

图 7-3　乙肝病毒形态结构示意图

2. 抗原组成

（1）表面抗原（HBsAg）　存在于 3 种颗粒的表面，化学成分为糖蛋白。根据 HBsAg 具有的抗原决定基的不同将其分为 adr、adw、ayr、ayw 4 种亚型，我国汉族以 adr 多见，少数民族则多为 ayw。HBsAg 具有免疫原性，是制备乙肝疫苗的主要成分。

HBsAg 是诊断 HBV 感染的主要指标。HBsAg 可刺激机体产生抗体，即抗-HBs。抗-HBs 为保护性抗体，具有防御 HBV 感染的作用，患者血清中出现抗-HBs，是既往感染恢复的标志，或为注射乙肝疫苗产生的免疫效应。

（2）核心抗原（HBcAg）　存在于 Dane 颗粒核心结构的表面和乙肝患者的肝细胞内，在血液中不易被检测到。HBcAg 免疫原性强，能刺激机体产生抗-HBc，但此抗体无保护作用。血清中查到抗-HBc IgM 提示 HBV 正处于复制状态；抗-HBc IgG 在血清中存在的时间较长。

（3）e 抗原（HBeAg）　为可溶性抗原，可能是 HBcAg 被蛋白酶裂解后形成的，游离存在于血液中。HBeAg 消长与 Dane 颗粒及 DNA 多聚酶基本一致，故 HBeAg 阳性可作为 HBV 复制及血液具有强传染性的一个指标。HBeAg 可刺激机体产生抗-HBe，抗-HBe 对 HBV 感染具有一定保护作用。抗-HBe 出现是感染趋于恢复的象征，但近年发现有 HBV 变异株在抗-HBe 阳性的机体仍大量复制。所以，对抗-HBe 阳性的患者应检测其血中的病毒 DNA 和 DNA 聚合酶，以全面了解病情和准确判断预后。

3. 抵抗力　HBV 对外界环境抵抗力较强，对低温、干燥、紫外线及一般消毒剂均有耐受性，不被 70%~75% 乙醇灭活。高压蒸汽灭菌法、100℃煮沸 10 分钟、干热 160℃ 1 小时等方法可灭活 HBV，对 0.5% 过氧乙酸、碘伏、"84" 消毒液、5% 次氯酸钠、3% 漂白粉、环氧乙烷等消毒剂均敏感。

### （二）致病性及免疫性

1. **传染源** HBV 主要的传染源为患者和无症状的 HBV 携带者。在潜伏期、急性期及慢性活动期，患者的血清都有传染性；无症状的 HBV 携带者是更危险的传染源。

2. **传播途径** HBV 的传播途径主要有：①血液或血制品等传播：输血、输液、注射、手术、针刺等可造成医源性传播；也可通过共用剃刀或牙刷、皮肤黏膜的微小损伤等传播。②母婴传播：若母亲为乙型肝炎患者或 HBV 携带者，在孕期可经胎盘将 HBV 传给胎儿；分娩时 HBV 经产道进入新生儿创口而使其感染；也可能通过哺乳感染。③性传播及密切接触传播：通过唾液、阴道分泌物、经血、精液等传播。

3. **致病性** HBV 的致病机制尚未完全清楚，一般认为，HBV 感染引起的免疫病理反应是导致肝细胞损伤的主要原因。由于不同机体免疫应答不尽相同，因而乙型肝炎的临床表现和转归也不一样。临床表现为隐性感染、无症状 HBV 携带者、急性肝炎、重症肝炎或慢性肝炎。

细胞免疫应答的强弱与临床症状的轻重和转归有密切关系。①机体对 HBV 形成免疫耐受常常是导致无症状 HBV 携带者的重要原因；②当受染肝细胞较少、机体免疫应答处于正常范围时，特异性 Tc 细胞可杀伤受染细胞及清除病毒，释放至细胞外的病毒则被相应中和抗体清除，临床表现为隐性感染或急性肝炎；③病毒大量增殖后使受染的肝细胞数量多，机体在清除病毒的同时引起大量肝细胞迅速坏死，临床表现为重症肝炎；④当机体免疫功能低下，不能清除受染肝细胞及病毒，病毒不断从肝细胞释放，再感染新的肝细胞，临床表现为慢性肝炎。慢性患者可继发肝硬化或肝癌。

抗-HBs 可中和血循环中的 HBV，阻止病毒与正常肝细胞结合，是清除细胞外病毒的主要因素。如病后长期不出现抗-HBs，急性肝炎可转为慢性。HBV 携带者几乎 100% 查不到抗-HBs。

4. **免疫性** HBV 刺激机体产生免疫应答，一方面表现为免疫保护作用（如特异性 Tc 细胞对 HBV 的清除作用，抗-HBs 对 HBV 的中和作用），另一方面可造成免疫病理损伤。

### （三）抗原抗体检测

临床上主要采用 ELISA 法检查血清中的 HBsAg、抗-HBs、抗-HBc、HBeAg、抗-HBe（俗称"两对半"），进行乙型肝炎的实验诊断以及判断预后、筛选献血员、选择疫苗接种对象、判断疫苗接种效果及流行病学调查等。HBV 抗原抗体系统检测的结果分析（表7-4）。

表 7-4 HBV 抗原、抗体检测结果的临床分析

| HBsAg | HBeAg | 抗-HBs | 抗-HBe | 抗-HBc | 结果分析 |
|---|---|---|---|---|---|
| + | – | – | – | – | HBV 感染或无症状携带者 |
| + | + | – | – | – | 急性或慢性乙型肝炎，或无症状携带者 |
| + | + | – | – | + | 急、慢性乙型肝炎（传染性强，"大三阳"） |
| + | – | – | + | + | 急性感染趋向恢复（"小三阳"） |
| – | – | + | + | +/– | 既往感染恢复期 |
| – | – | – | – | + | 既往感染或"窗口期" |
| – | – | + | – | – | 既往感染或接种过疫苗 |

另外，检测 HBV-DNA，可作为疾病诊断及药物疗效的评价、考核指标；检测 DNA 多聚酶可判断体内病毒是否进行复制。

**（四）防治原则**

1. 一般预防　严格筛选献血员，严格消毒医疗器械和患者的血液、分泌物及排泄物、用具、食具等。提倡使用一次性注射器。

2. 人工主动免疫　接种乙型肝炎疫苗是最有效的方法。

3. 人工被动免疫　可用含高效价抗-HBs 的免疫球蛋白进行紧急预防或阻断母婴传播。

4. 治疗　乙型肝炎仍无特效疗法。一般认为广谱抗病毒药物和具有调节机体免疫功能的药物及护肝药物同时使用，可达到较好的治疗效果。

### 三、丙型肝炎病毒

丙型肝炎病毒（HCV）是引起丙型肝炎的病原体。是目前输血后引起肝炎的主要病原体。

HCV 呈球形，直径 40~50nm，可能含有脂类包膜，为单股正链线性 RNA 病毒。HCV 对脂溶剂敏感，100℃ 5 分钟、紫外线照射均可使其灭活。

丙型肝炎的传染源主要是患者和无症状病毒携带者。HCV 主要通过输血、血液透析、注射、性接触传播。病毒进入机体，潜伏期平均约 7 周，多数丙型肝炎患者可不出现症状，发病呈慢性过程。慢性肝炎临床表现轻重不等，一般表现为全身无力，肝区不适，部分患者可出现黄疸。约 20% 可发展为肝硬化，与肝癌密切相关。

检测 HCV 抗体作为诊断丙型肝炎的依据。

因 HCV 主要经血液传播，故加强对血液及血制品的检测是预防丙型肝炎的主要措施。我国已将检测抗-HCV 作为筛选献血员的规定项目。HCV 免疫原性不强，研制疫苗有一定难度。

### 四、其他肝炎病毒表（表7-5）

表7-5　其他肝炎病毒

| 名称 | 生物学性状 | 致病性 | 防治原则 |
|---|---|---|---|
| 丁型肝炎病毒（HDV） | 单负链 RNA 病毒外包 HBsAg，为缺陷病毒 | 传染源是患者，传播途径与 HBV 相似，HDV 和 HBV 联合感染和重叠感染使乙肝感染症状加重，使病情恶化，预后差 | 防治原则与 HBV 基本相同 |
| 戊型肝炎病毒（HEV） | 单正链 RNA 无包膜病毒 | 传染源为患者，粪-口途径传播，急性感染，预后好 | 加强粪便管理，保护水源，注意饮食卫生，疫苗尚在研制中 |
| 庚型肝炎病毒（HGV） | 单正链 RNA 无包膜病毒 | 主要通过输血、血制品注射等方式传播，也可经母婴传播，常与 HBV 或 HCV 合并感染，感染后症状较轻 | 加强血制品管理是主要的预防方法，干扰素治疗有一定的效果 |

# 第四节 人类免疫缺陷病毒

人类免疫缺陷病毒（HIV）是获得性免疫缺陷综合征（AIDS，艾滋病）的病原体。HIV 有 HIV-1 和 HIV-2 两型，前者流行于全球，后者流行限于西非。自 1983 年首次分离出 HIV 以来，该病毒迅速扩散蔓延至全世界各地，全球约有数千万人感染。由于艾滋病潜伏期长，传播快，病死率高，目前尚无特效预防及治疗方法，艾滋病已成为全球最严重的公共卫生问题之一。

## 一、生物学性状

HIV 为 RNA 病毒，呈球形，直径为 100~120nm，有包膜。核心含两条相同单股正链 RNA、反转录酶等，其外包绕双层衣壳蛋白，最外层为包膜。包膜上镶嵌有两种 HIV 特异的糖蛋白刺突，即外膜蛋白 gp120 和跨膜蛋白 gp41（图 7-4）。gp120 与细胞上的 CD4 分子结合，与 HIV 的吸附、穿入有关。HIV 的糖蛋白极易变异，有利于病毒逃避机体免疫系统的识别清除，也为疫苗研制带来困难。

HIV 对理化因素的抵抗力较弱。对热敏感，56℃ 30 分钟灭活，在室温保存 7 天，仍具有活性；0.5%次氯酸钠、70%乙醇、5%甲醛、"84"消毒液、碘伏等均可灭活病毒。对紫外线、射线具有较强的抵抗力。冻干血液制品必须加热 68℃ 72 小时可确保彻底灭活 HIV。

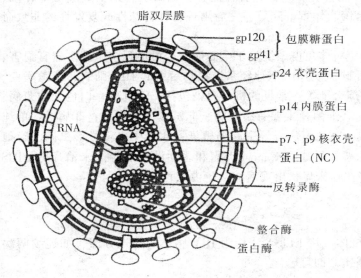

图 7-4 HIV 结构模式图

## 二、致病性

1. 传染源　无症状 HIV 携带者和 AIDS 患者。HIV 主要存在于血液、精液、阴道分泌液、乳汁、唾液中。

2. 传播途径　主要传播途径有 3 种：①性传播：通过同性或异性间的性行为，是 HIV 的主要传播方式；②血液传播：输入带病毒的血液、血制品、器官移植、静脉药瘾者公用被污染的注射器及针头、使用不洁的医疗器具（如内镜等）、污染的理发美容工具等均有可能感染；③母婴传播：包括经胎盘、产道或哺乳等方式引起的感染。

人群对 HIV 普遍易感。AIDS 的高危人群为性乱者、同性恋者、双性恋者、性病患者、

115

静脉吸毒者。一般日常生活接触（如握手、拥抱、游泳、共同用餐、共用卫生洁具等）及蚊虫叮咬，不会传播 HIV。

3. 致病机制　HIV 侵入机体后选择性地侵袭 CD4+的细胞（以 CD4+T 细胞为主），在细胞内大量增殖后可导致 CD4+T 细胞死亡，同时也可损伤其他细胞（如 B 细胞、单核细胞、小神经胶质细胞和巨噬细胞等），引起机体免疫系统的进行性损伤，甚至免疫系统全面崩溃。

4. 临床表现　从 HIV 感染到发病有一个完整的过程，临床上将其分为 4 个时期，即急性感染期、无症状感染期、AIDS 相关综合征、典型 AIDS 期。

（1）急性感染期　HIV 初次感染，一般无明显症状，仅有一部分人在感染后 1~6 周出现发热、乏力、皮疹、淋巴结肿大、出汗、肌肉疼痛、咽炎、恶心、食欲不振、腹泻等类似感冒的症状。症状轻微，常在 1~4 周内自然消失，易被忽略。经数周后进入无症状感染期（或潜伏期）。

（2）无症状感染期　此期持续时间较长，可达 6 个月至 10 年。感染者一般无任何临床症状。外周血中 HIV 数量很低，不易检测到，但在受染的 CD4+T 细胞、巨噬细胞中大量增殖。

（3）AIDS 相关综合征　随着 HIV 的大量增殖，导致 CD4+T 细胞数量不断减少，免疫系统的损伤进行性加重，抗感染能力明显降低，各种症状开始出现，如全身淋巴结肿大、低热、盗汗、全身倦怠、慢性腹泻、体重下降等，之后出现各种特殊性或复发性的非致命性感染，并症状逐渐加重。

（4）典型 AIDS 期　此期由于机体免疫系统趋于全面崩溃，可出现多系统多器官损害、发生各种致命性机会感染和恶性肿瘤。如中枢神经系统损伤后引起 HIV 脑病、脊髓病变、周围神经炎和严重的 AIDS 痴呆综合征等；常见的机会感染包括：①真菌：白色念珠菌病、肺孢子菌肺炎、新型隐球菌病；②细菌：主要有结核病、非链球菌性咽炎；③病毒：单纯疱疹病毒、水痘-带状疱疹病毒、巨细胞病毒等引起的感染；④寄生虫：弓形虫病、隐孢子虫病等。常见的 AIDS 相关的恶性肿瘤有 Kaposi 肉瘤和恶性淋巴瘤等。未治疗的 AIDS 患者，5 年死亡率约为 90%，多在临床症状出现后的 2 年内死亡。

## 三、微生物学检查

本病的诊断主要检测 HIV 抗体。用 ELISA 法作为 HIV 感染的筛选方法，如连续两次阳性则再经免疫印迹确证实验证实，即可确诊。

## 四、防治原则

AIDS 是一种全球性疾病，由于蔓延速度快、死亡率高，迄今为止，尚无理想的疫苗，故 WHO 和许多国家都已采取预防 HIV 感染的综合措施，其主要内容有：①开展全民预防控制 AIDS 的宣传教育，普及 AIDS 知识，增强自我保护意识和防病意识，消除对 AIDS 感染者和患者的社会歧视；②严厉打击卖淫嫖娼、吸毒贩毒行为，倡导自尊、自重、自爱、自强，遵守性道德是预防经性感染 AIDS 的基础；③建立 HIV 感染的监测机构，及时掌握疫情，在高危人群中推广使用安全套措施；④坚决取缔地下采血交易，确保输血和血液用品的安全性，对献血者、捐献器官者和捐献精液者必须进行严格的 HIV 抗体检测；⑤HIV 抗体阳性的妇女应避免怀孕或避免哺乳，阻断母婴传播；⑥禁止共用注射器、注射针、牙刷及剃须刀，严格消毒医疗器械，防止医源性感染。

对于 AIDS 的治疗，目前尚无特效药物，现常用多种药物联合治疗，以防止产生耐药性。主要药物有：核苷类反转录酶抑制剂（如齐多夫定、拉米夫定等）；非核苷类反转录酶抑制剂（如奈韦拉平、地拉韦啶等）；蛋白抑制剂（如茚地那韦、沙奎那韦等）。

# 第五节　狂犬病病毒

狂犬病病毒是狂犬病的病原体。狂犬病是一种人畜共患的自然疫源性传染病，是我国目前死亡率最高的传染病，一旦发病，死亡率近乎 100%。

## 一、生物学性状

狂犬病病毒呈弹头状，大小约 75nm×180nm，核心含单股负链 RNA，核衣壳为螺旋对称型的蛋白质，外有包膜，包膜上糖蛋白刺突，与病毒的感染性和毒力有关。在易感动物或人中枢神经细胞内增殖时，可以在胞质中形成圆形或椭圆形的嗜酸性包涵体，称为内基小体，有诊断价值。

从自然感染动物体内分离获得的野毒株，致病潜伏期长、毒力强。将野毒株在兔脑内连续传 50 代后，对动物致病的潜伏期从 2~4 周缩短至 4~5 日，毒力减弱，称为固定株。固定株对人及犬的致病力减弱或不引起动物发病，可用以制备疫苗。

狂犬病病毒对热、紫外线、日光、干燥抵抗力较弱，60℃ 5 分钟即可灭活，对酸、碱、甲醛、碘酒、乙醇、肥皂水、去垢剂等敏感，可使其灭活。

## 二、致病性

狂犬病的传染源为患病的动物（主要是病犬，其次是病猫），狂犬病患者也可以作为传染源。人感染狂犬病病毒多由狂犬或其他带病毒的动物咬伤所致。狂犬或带病毒动物的唾液中含有狂犬病病毒，特别是动物在发病前 5 天，唾液中含有大量的病毒。人被狂犬或带病毒动物咬伤，甚至破损的皮肤接触被病犬咬过的物品时即可引起感染。病毒经伤口侵入体内，先在肌纤维细胞内增殖，进而沿神经末梢上行至中枢神经系统，在脑干和小脑等神经细胞内继续增殖，主要引起脑和脊髓广泛性病理损伤。然后病毒又沿传出神经扩散至全身，大量分布于唾液腺、舌部味蕾、毛囊、皮脂腺、嗅神经上皮细胞等处。

狂犬病潜伏期一般为 1~3 个月，也有短至几天或长达数年者，其长短取决于被咬伤部位与头部的远近及伤口内感染病毒的数量。患者早期症状为发热、乏力、头痛、流涎、伤口周围刺激痛和蚁行感，经 2~4 天后表现为神经兴奋性增高，出现躁动不安、恐光、恐水、恐声、咽喉肌肉痉挛等症状，甚至闻水声或其他轻微刺激均可引起痉挛发作，故又称恐水病。发病 3~5 天后，患者转入麻痹期，出现昏迷、呼吸衰竭、循环衰竭而死亡。病死率近乎 100%。

## 三、防治原则

捕杀野犬、加强家犬管理、注射犬用疫苗是预防狂犬病的主要措施。人被犬或其他动物咬伤后，应立即采取以下措施：①伤口处理要及时、彻底：立即用 20% 肥皂水或 0.1%

苯扎溴铵和清水反复冲洗伤口，再用2%碘酒及75%乙醇涂擦；②采用人工被动免疫：用高效价抗狂犬病病毒免疫血清做伤口周围与底部浸润注射；③采用人工自动免疫：及早接种狂犬疫苗，常用人二倍体细胞培养制备的狂犬病病毒灭活疫苗进行全程免疫，即分别于伤后第1、3、7、14和28天各肌肉注射1ml，副作用小，免疫效果好，可在7~10天内获得中和抗体，并保持免疫力1年左右。对有可能接触狂犬病病毒的特殊人员（如兽医、动物管理员、野外工作者等），也应进行狂犬病病毒灭活疫苗的预防接种。

# 第六节　虫媒病毒

虫媒病毒是一大群通过吸血节肢动物叮咬而传播疾病的病毒，具有自然疫源性。病毒能在节肢动物体内增殖，并可经卵传代。因此，节肢动物既是传播媒介又是储存宿主，其所致疾病有明显的季节性和地域性。虫媒病毒种类很多，我国常见的有流行性乙型脑炎病毒、森林脑炎病毒和登革病毒。

## 一、流行性乙型脑炎病毒

流行性乙型脑炎病毒又称乙脑病毒，是流行性乙型脑炎（乙脑）的病原体。乙脑病毒传播范围广，乙脑死亡率高，幸存者可留有神经性后遗症。我国对发病地区儿童普遍进行疫苗接种，使乙脑发病率显著下降。

### （一）主要生物学性状

乙脑病毒呈球形，直径约45nm，核酸为单股正链RNA，衣壳呈20面体对称，有包膜，其表面有血凝素刺突，可凝集鹅、鸽的红细胞，免疫原性稳定，只有1个血清型。乙脑病毒抵抗力弱，对热、乙醚等脂溶剂及常用消毒剂均敏感，60℃5分钟即可灭活，低温下可长期保存。

### （二）致病性与免疫性

1. 传播媒介　在我国主要传播媒介是三带喙库蚊，乙脑流行高峰期在6~9月，南方偏早北方稍迟，主要与带病毒蚊虫出现的时间和密度有关。

2. 传染源和储存宿主　家畜（特别是幼猪）、家禽是乙脑病毒的储存宿主和传染源。动物感染乙脑病毒后，虽不出现明显症状，但有短暂的病毒血症期。蚊虫作为传播媒介，通过带病毒蚊虫叮咬而传染给人。乙脑患者和隐性感染者也可成为传染源。蚊体可携带乙脑病毒过冬以及经卵传代，故蚊不仅是传播媒介，还可能是乙脑病毒长期储存宿主。

3. 致病性与免疫性　人群对乙脑病毒普遍易感，但大多数表现为隐性感染或轻微感染，极少数引起中枢神经系统症状，发生脑炎。乙脑病毒侵入机体后，先在局部毛细血管内皮细胞及淋巴结内增殖，而后释放少量病毒入血，形成第1次病毒血症，多数患者可表现为发热、头疼、畏寒等轻度上呼吸道感染症状，约1周后好转。少数患者病毒随血流播散至肝、脾及淋巴组织，在单核吞噬细胞内继续增殖，约10天后大量病毒再次释放进入血流，引起第2次病毒血症，引起发热等全身不适。极少数患者机体免疫力低下时，病毒突破血-脑屏障进入脑组织内增殖，引起脑实质和脑膜病变，出现高热、头疼、惊厥、昏迷等症状。治疗不及时可遗留失语、耳聋、痴呆、偏瘫等后遗症。机体感染乙脑病毒后可产生中和抗体，维持数年至终身。

4. 防治原则　防蚊灭蚊是预防乙脑的关键，流行地区易感人群（9 个月至 10 岁）进行乙脑疫苗接种是预防乙脑流行的重要手段。若流行地区的幼猪接种乙脑疫苗，有可能控制乙脑在猪群及人群的传播和流行。目前，对乙脑无理想的治疗方法，我国用中西医结合治疗，使用白虎汤、清温败毒饮等中药方剂，可明显降低死亡率。

## 二、其他虫媒病毒

常见的虫媒病毒还有森林脑炎病毒和登革病毒（表 7-6）。

表 7-6　其他虫媒病毒的致病性与防治原则

| | 森林脑炎病毒 | 登革病毒 |
| --- | --- | --- |
| 传染源 | 野生啮齿动物及鸟类 | 患者及隐性感染者 |
| 传播媒介 | 蜱 | 伊蚊 |
| 流行季节 | 春季 | 夏季 |
| 流行环节 | 由蜱在兽类和野鸟之间传播，人被蜱叮咬而感染 | 病毒在人、蚊之间传播 |
| 致病性 | 森林脑炎。多为隐性感染，少数患者可出现高热、头痛、呕吐、颈项强直、肌肉麻痹等症状。病后免疫力持久 | 登革热。人感染病毒后可出现发热、头痛、乏力、肌肉、骨骼和关节酸痛伴有恶心、呕吐、淋巴结肿大等，当再次感染时可出现登革出血热/登革休克综合征 |
| 防治原则 | 灭蜱、防蜱叮咬。易感者接种灭活疫苗 | 防蚊、灭蚊。疫苗研制尚未成功 |

# 第七节　疱疹病毒

疱疹病毒是一群中等大小、结构相似、有包膜的 DNA 病毒。引起人类疾病的疱疹病毒主要有单纯疱疹病毒、水痘-带状疱疹病毒、巨细胞病毒、EB 病毒。病毒感染后，大多呈隐性感染，也可发展为显性感染、潜伏感染、整合感染或垂直感染。

## 一、水痘-带状疱疹病毒

水痘-带状疱疹病毒儿童初次感染可引起水痘，水痘痊愈后病毒可潜伏在体内，少数人在青春期或成年后复发引起带状疱疹。

人是水痘-带状疱疹病毒唯一的自然宿主，该病毒经呼吸道侵入人体，皮肤是主要靶器官。无免疫力的儿童初次感染后，潜伏期约为 2 周，而后出现发热、全身皮肤斑丘疹、水疱，并可继发细菌感染发展成脓疱疹。水痘病情较轻，偶见脑炎和肺炎等并发症。若孕妇患水痘，除病情较严重外，可导致胎儿畸形或流产、早产、死胎。

带状疱疹只发生于有水痘病史的人，成人和老年人等多发。儿童水痘痊愈后，少量病毒潜伏于脊髓后根神经节或颅神经的感觉神经节中。成年以后，当受到外伤、发热、劳累过度、曝晒、寒冷、放射线等有害因素刺激时，潜伏在神经节内的病毒被激活，活化的病毒经感觉神经纤维轴突下行至所支配的皮肤区域，增殖后引起带状疱疹。起初局部皮肤有感觉异常、瘙痒、针刺样疼痛，进而出现红疹、疱疹，沿感觉神经支配的皮肤区域分布，皮疹连接成带状，以躯干和额颈部多见，呈单侧分布。病程多为1~4周，个别可达数月之久。偶可并发脑脊髓炎和眼结膜炎等。

儿童患水痘后，可获得持久的细胞免疫和体液免疫，极少再患。但不能清除潜伏在神经节内的病毒以及防止带状疱疹的发生。

可用减毒活疫苗预防水痘的感染和流行。临床治疗可用阿糖腺苷、阿昔洛韦、大剂量IFN-α。

### 二、其他疱疹病毒

除水痘-带状疱疹病毒外，常见的疱疹病毒还有单纯疱疹病毒、巨细胞病毒、EB病毒等（表7-7）。

表7-7  其他常见疱疹病毒及所致主要疾病

| 病毒 | 所致疾病 | 潜伏部位 | 防治原则 |
| --- | --- | --- | --- |
| 单纯疱疹病毒-1型 | 生殖器以外的皮肤、黏膜和器官感染，如龈口炎、唇疱疹（多为复发性感染）、角膜结膜炎、脑炎等 | 三叉神经节和颈上神经节 | 无特异预防。治疗用碘苷、阿糖腺苷和阿昔洛韦、干扰素等，但不能清除潜伏状态的病毒 |
| 单纯疱疹病毒-2型 | 生殖器疱疹、与宫颈癌有关、新生儿疱疹 | 骶神经节 | 同上 |
| EB病毒 | 传染性单核细胞增多症、非洲儿童恶性淋巴瘤、鼻咽癌 | B淋巴细胞 | 目前尚无有效的疫苗 |
| 巨细胞病毒 | 巨细胞病毒感染、先天畸形、巨细胞病毒单核细胞增多症等 | 唾液腺、乳腺、肾脏、白细胞及其他腺体 | 减毒活疫苗正在试用中 |

# 第八节  出血热病毒

出血热病毒可引起以发热、皮肤黏膜及不同脏器出血，并伴有低血压和休克等。我国目前已发现的有汉坦病毒、新疆出血热病毒。

### 一、汉坦病毒

汉坦病毒是从韩国汉坦河附近流行性出血热疫区分离出来的，故称汉坦病毒，是引起肾病综合征出血热的病原体。本病毒呈球形，平均直径120nm，核心含单股负链DNA，有包膜。病毒抵抗力不强，对热、酸、脂溶剂、紫外线敏感。

本病的传染源和储存宿主为鼠类，如姬鼠属，家鼠属等。病毒在鼠体内增殖，随唾液、尿、粪便排出体外污染周围环境，人或动物通过呼吸道、消化道或直接接触而感染。潜伏期约1~2周，起病急，临床上有"三大表现"：发热、出血、肾损害；伴有"三痛"：头痛、腰痛、眼眶痛，还有"三红"：面部潮红、颈部潮红、上胸部潮红。典型的临床过程分为发热期、低血压休克期、少尿期、多尿期和恢复期。发病机制：①病毒可直接引起全身小血管和毛细血管内皮细胞损伤，血管通透性增高，血管舒缩功能和微循环障碍；②病毒感染可引起Ⅲ型超敏反应。病后可获得持久免疫力。

灭鼠、防鼠、消毒和个人防护是预防关键。易感者接种灭活疫苗。治疗应坚持"三早一就"（早发现、早休息、早治疗、就近治疗），目前尚无特效疗法，主要采取支持疗法为主。

### 二、新疆出血热病毒

新疆出血热病毒是从我国新疆塔里木地区出血热患者的血液、尸体脏器以及从疫区捕获的硬蜱中分离获得的，故称新疆出血热病毒，是引起新疆出血热的病原体。本病毒的形态、结构、抵抗力与汉坦病毒相似，但传播方式、致病性不同。

新疆出血热有明显的地区性和季节性。我国主要分布于有硬蜱活动的荒漠和草场，如新疆，云南。每年4~5月为流行高峰期。除野生啮齿类动物外，牛、羊、马等家畜及野兔、刺猬、狐狸等是主要的储存宿主。硬蜱既是传播媒介又是储存宿主。人被带病毒的硬蜱叮咬而感染，潜伏期5~7天，起病急，临床表现以发热、全身疼痛、困倦乏力、呕吐、中毒症状和口腔黏膜及其他部位皮肤有出血点为主要特征，严重者可出现鼻出血、呕血、血尿、蛋白尿等，一般无明显的肾损害。病后免疫力持久。

主要预防措施为防止被硬蜱叮咬。我国已研制出安全有效的精制灭活乳鼠脑新疆出血热疫苗。

## 考点链接

1. 麻疹患者具有传染性的时间段为

A. 出疹前1~5天　　　　B. 出疹后1~5天　　　　C. 出疹后10天

D. 出疹前、后10天　　　E. 出疹前、后5天

**解析**：出疹前、后15天排出病毒。**参考答案**：E。

2. 妊娠早期感染何种病毒可造成流产、早产或胎儿畸形

A. 流感病毒　　　　　　B. 麻疹病毒　　　　　　C. 腺病毒

D. 风疹病毒　　　　　　E. 腮腺炎病毒

**解析**：风疹病毒可通过胎盘感染胎儿。**参考答案**：D。

3. 血源中HBsAg（-）、抗-HBs（+），但输血后发生肝炎，可能是下列哪种肝炎病毒引起的

A. HAV　　　　B. HBV　　　　C. HCV　　　　D. HDV　　　　E. HEV

**解析**：HCV主要通过输血感染。**参考答案**：C。

4. 乙型肝炎患者HBsAg（+）、HBeAg（+），此结果说明

A. 产生了免疫力 　　　　　B. 趋于恢复 　　　　　C. 传染性强

D. 无传染性 　　　　　　　E. 病毒携带者

解析：HBeAg是HBV大量复制时形成的可溶性抗原，消长与Dane颗粒及DNA多聚酶基本一致，HBsAg（+）、HBeAg（+）说明血液中HBV含量高，传染性强。**参考答案：C。**

5. 哪型肝炎病毒为缺陷病毒

A. HAV 　　　B. HBV 　　　C. HCV 　　　D. HDV 　　　E. HEV

解析：HDV不能独立复制，必须在HBV辅助下才能复制，为免疫缺陷病毒。**参考答案：D。**

6. 戊型肝炎病毒（HEV）的主要传播途径为

A. 注射传播 　　　　　　　B. 输血传播 　　　　　　C. 粪-口传播

D. 蚊虫传播 　　　　　　　E. 垂直传播

解析：戊型肝炎病毒与甲型肝炎病毒的传播途径相同，主要通过粪-口传播。**参考答案：C。**

7. 下列人群中哪项不是艾滋病高危人群

A. 50岁以上的人 　　　　　B. 男性同性恋 　　　　　C. 性乱者

D. 静脉药瘾者 　　　　　　E. 多次输血者

解析：艾滋病的主要传播途径为性接触传播、血液传播、母婴传播，所以，高危人群与年龄无关。**参考答案：A。**

8. 下列传播途径中哪一项与艾滋病无关

A. 性接触 　　B. 注射 　　C. 虫媒 　　D. 母婴 　　E. 器官移植

解析：艾滋病的主要传播途径为性接触传播、血液传播、母婴传播，昆虫叮咬不传播艾滋病。**参考答案：C。**

9. 肾综合征出血热的"三大"主征是

A. 发烧，休克，少尿 　　　　　B. 发烧，出血，肾损害

C. 出血，休克，肾损害 　　　　D. 发烧，出血，"三痛"

E. 休克，少尿，"三痛"

解析：肾综合征出血热典型的临床表现为高热、出血和肾损害，常伴有"三痛"及"三红"。**参考答案：B。**

10. 肾综合征出血热是一种自然疫源性疾病，是由何种病原体引起的

A. 汉坦病毒 　B. 登革病毒 　C. EB病毒 　D. 柯萨奇病毒 　E. 埃可病毒

解析：登革病毒引起登革热，EB病毒引起传染性单核细胞增多症和某些淋巴细胞增生性疾病；柯萨奇病毒、埃可病毒为肠道病毒可引起多种病症；汉坦病毒又称肾综合征出血热病毒，引起肾综合征出血热，有明显的地区性和季节性，与鼠类分布和活动有关。**参考答案：A。**

# 综合测试

（一）名词解释

1. 抗原漂移　　　　　　2. 抗原转变　　　　　　3. Dane 颗粒

（二）填空题

1. 根据流感病毒核蛋和 M 蛋白抗原的不同分为_____、_____、_____3 型，其中 HA 和 NA 易发生变异的是_____。

2. 多数人对脊髓灰质炎病毒呈_____，仅有少数人感染者出现临床症状，其预防的主要措施是对适龄儿童_____。

3. HAV 多为_____或亚临床感染，少数为_____，不转为_____肝炎。

4. 艾滋病的是由_____引起的，主要经_____、_____、_____等途径传播。

5. 在我国流行的虫媒病毒主要有_____、_____、_____。

6. 常见的人类疱疹病毒有_____、_____、_____、_____。

（三）A1 型题

1. 流感病毒引起流感大流行的主要原因是

　　A. 病毒免疫原性强　　　　　B. 病毒毒力强　　　　　C. 机体免疫力低下

　　D. 病毒的 HA 和 NA 易发生变异　　E. 与季节有关系

2. 麻疹患者早期特异性体征是

　　A. 红色皮疹　　　　　　　　B. 玫瑰色皮疹　　　　　C. 科氏斑

　　D. 皮肤出血点　　　　　　　E. 结膜炎

3. 关于腮腺炎病毒的致病性，下列哪项是错误的

　　A. 传染源为患者　　　　　　B. 经消化道传播　　　　C. 一侧或两侧腮腺肿大

　　D. 隐性感染后可获得持久免疫力　　E. 有时可侵犯性器官

4. 脊髓灰质炎病毒的传播途径为

　　A. 唾液飞沫传播　　　　　　B. 粪-口传播　　　　　　C. 虫媒传播

　　D. 接触传播　　　　　　　　E. 皮肤伤口传播

5. HBV 不能通过下列哪项途径传播

　　A. 输血、血制品　　　　　　B. 共用剃须刀　　　　　C. 分娩、哺乳

　　D. 握手、拥抱　　　　　　　E. 性接触

6. 经蜱叮咬传播的病毒是

　　A. 森林脑炎病毒　　　　　　B. 登革　　　　　　　　C. 乙脑病毒

　　D. 汉坦病毒　　　　　　　　E. 巨细胞病毒

（四）简答题

1. 如何预防艾滋病？

2. 有一被街犬咬伤的学生，应如何处理？

（何海明　文宇祥）

# 第八章 其他微生物

## 第一节 支原体

支原体是一类缺乏细胞壁、形态上呈高度多形性、可通过滤菌器、能在无生命培养基中生长繁殖的最小的原核细胞型微生物。因其能形成有分枝的长丝，故称为支原体。

### 一、主要生物学特性

#### （一）形态与结构

支原体个体微小，直径为 0.2~0.3μm，长 1~10μm，可通过滤菌器。因无细胞壁，表现高度多形性，可呈球形、丝状、杆状、分枝状等多种形态。革兰染色阴性、但不易着色，用姬姆萨染色法效果较佳，染成淡紫色。电镜下可见支原体的细胞膜有 3 层膜组成，内、外层主要为蛋白质及糖类，中间为脂质。脂质中胆固醇含量较多，对保持细胞膜的完整性具有一定作用。凡能与胆固醇作用的物质（如皂素、二性霉素 B 等），均可破坏支原体的细胞膜而导致支原体死亡。有的支原体细胞膜外还有一层多聚糖组成的荚膜或微荚膜，有毒力，与支原体的致病性有关。肺炎支原体、生殖支原体等还有一种特殊的顶端结构，能使支原体黏附在宿主上皮细胞表面，有利于支原体的定居与侵入。

#### （二）培养特性

支原体的营养要求较高，培养基中必须加入 10%~20% 人或动物血清，主要为支原体生长提供所需的胆固醇和其他长链脂肪酸。多数支原体最适宜的酸碱度为 pH 7.8~8.0（溶脲脲原体最适 pH 6.0~6.5）。支原体以二分裂繁殖为主，也有断裂、出芽、分枝等繁殖方式。支原体生长缓慢，在琼脂含量较低（<1.5%）的含胆固醇的固体培养基上培育 2~3 天后才长出菌落，典型菌落呈荷包蛋样。

#### （三）抵抗力

支原体因无细胞壁，易被消毒剂和清洁剂灭活，对干扰细胞壁合成的抗生素（如青霉素、头孢菌素等）不敏感，但对干扰蛋白质合成的抗生素（如多西环素、红霉素类、链霉素、喹诺酮类等）敏感。

### 二、常见的致病性支原体及其所致疾病

支原体广泛分布于自然界，对人致病的主要有肺炎支原体、溶脲脲原体等。

#### （一）肺炎支原体

肺炎支原体主要引起人类原发性非典型肺炎。多发生在夏末秋初，多见于 5~15 岁的儿童和青少年。传染源为患者和带菌者，主要经呼吸道传播。肺炎支原体以特殊的顶端结

构黏附于呼吸道黏膜上皮细胞表面，从上皮细胞膜中获取脂质和胆固醇，并释放核酸酶、过氧化氢等，引起上皮细胞损伤；肺炎支原体还可刺激炎症细胞释放 TNF-α、IL-1 等细胞因子，引起组织损伤。临床症状以咳嗽、咽痛、发热、头痛等为主，X 线检查肺部有明显浸润，个别患者可伴有心血管、神经系统症状和皮疹。有的患者可发生 I 型超敏反应，促进哮喘急性发作。

### （二）溶脲脲原体

溶脲脲原体主要通过性接触传播，引起人类非淋菌性尿道炎、前列腺炎、阴道炎等；亦可经胎盘感染或分娩时经产道感染，引起早产、流产、死胎或新生儿肺炎、脑膜炎。另外，溶脲脲原体感染可引起男性不育症，机制可能是：①溶脲脲原体吸附于精子表面阻碍精子运动，影响到精子与卵子的结合；②溶脲脲原体与精子有共同抗原，机体感染后产生的抗体可造成精子的免疫损伤。

### （三）其他支原体

1. 人型支原体　寄居于泌尿生殖道，主要通过性接触传播，引起宫颈炎、输卵管炎、附睾炎、尿道炎、肾盂肾炎等。

2. 生殖支原体　主要通过性接触传播，与非淋病性尿道炎、盆腔炎、阴道炎、前列腺炎等疾病有关。

## 三、防治原则

因肺炎支原体具有呼吸道传染性，对患者应注意隔离，治疗可选用红霉素和喹诺酮类抗生素。

泌尿生殖道支原体感染的预防，重在加强宣传教育，注意性卫生，切断传播途径。感染者可用大环内酯类、喹诺酮类、四环素类抗生素治疗。

# 第二节　衣　原　体

衣原体是一类严格细胞内寄生、具有独特发育周期、能通过细菌滤器的原核细胞型微生物。

## 一、主要生物学特性

### （一）形态与结构

衣原体在宿主细胞内繁殖，具有独特的发育周期，有原体和始体两个发育阶段。①原体：呈圆形、卵圆形或梨形，直径 0.2~0.4μm，小而致密，有感染性，无繁殖能力，为细胞外形式；②始体：呈圆形或卵圆形，直径 0.5~1.0μm，大而疏松，无感染性，有繁殖能力，为细胞内形式。衣原体的发育周期为：原体→宿主细胞→始体→二分裂生长→原体（释放至胞外）→宿主细胞。

### （二）培养特性

衣原体缺乏代谢所需的能量来源，必须由宿主细胞提供，因而不能在人工培养基上生长，常用的培养方法有鸡胚接种、动物接种和细胞培养。

### （三）抵抗力

衣原体耐冷不耐热，56℃~60℃仅存活 5~10 分钟；对常用消毒剂敏感，0.5%苯酚 30 分钟、75%酒精 0.5 分钟、2%来苏 5 分钟均可杀死衣原体。对红霉素、利福平、四环素、强力霉素、诺氟沙星等抗生素敏感；对青霉素不敏感。

## 二、常见的致病性衣原体及其所致疾病

衣原体广泛寄生于人类、哺乳动物及禽类，多数不致病，仅有沙眼衣原体、肺炎衣原体及鹦鹉热衣原体致病。

衣原体含有类似细菌内毒素样的物质，主要引起沙眼、包涵体结膜炎、泌尿生殖道感染、性病淋巴肉芽肿及呼吸道感染（表 8-1）。

**表 8-1　致病性衣原体所致疾病比较**

| 所致疾病 | 衣原体种类 | 传播途径 | 主要临床表现 |
| --- | --- | --- | --- |
| 沙眼 | 沙眼衣原体沙眼生物型的 A、B、Ba、C 血清型 | 眼—眼<br>眼—手—眼 | 早期出现结膜炎；慢性期出现结膜瘢痕、睑板内翻、倒睫、角膜血管翳；严重者导致失明。居致盲病因之首 |
| 包涵体结膜炎 | 沙眼衣原体沙眼生物型的 B、Ba、D-K 血清型 | 婴儿经产道感染<br>成人经性接触、经手—眼或间接接触而感染 | 化脓性结膜炎（亦称包涵体脓漏眼）（婴儿）<br>滤泡性结膜炎（成人） |
| 泌尿生殖道感染 | 沙眼衣原体沙眼生物型的 D-K 血清型 | 性接触 | 尿道炎、附睾炎、阴道炎、宫颈炎等，输卵管炎反复发作可导致不孕症或宫外孕 |
| 性病淋巴肉芽肿 | 沙眼衣原体性病淋巴肉芽肿生物型 | 性接触 | 男性表现为化脓性淋巴结炎（腹股沟淋巴结为主），慢性淋巴肉芽肿；女性表现为会阴、肛门、直肠炎症、形成肠皮肤瘘管或会阴-肛门-直肠狭窄和梗阻 |
| 呼吸道感染 | 肺炎衣原体鹦鹉热衣原体 | 呼吸道 | 肺炎、支气管炎、咽炎、鼻窦炎等，以肺炎最多见 |

## 三、防治原则

沙眼的预防重点是注意个人卫生，不使用公用毛巾和脸盆；包涵体结膜炎的预防重点是避免直接或间接感染；泌尿生殖道感染的预防应加强宣传教育，避免不洁性接触；鹦鹉热衣原体感染的预防主要是避免与病鸟接触。治疗应早期使用利福平、红霉素、四环素、诺氟沙星等抗菌药物。

# 第三节 立克次体

立克次体是一类具有细胞壁、与节肢动物关系密切、严格细胞内寄生的原核细胞型微生物。为纪念首先发现这类病原体并在研究斑疹伤寒时受感染而不幸牺牲的立克次医生（美）而命名。

## 一、主要生物学特性

### （一）形态与染色

立克次体呈多形性，以球杆状为多见，长 0.8~2.0μm，宽 0.25~0.6μm。革兰染色阴性，但不易着色；用姬姆萨染色法效果较佳，染成红色。在感染细胞内常聚集成致密团块状，也有单个或成双排列。

### （二）培养特性

多数立克次体只能在活细胞内生长，常用的培养方法有动物接种、鸡胚接种和细胞培养，最适培养温度为 32℃~35℃。

### （三）抗原构造

立克次体抗原主要有群特异性抗原和型特异性抗原两种。某些立克次体与变形杆菌 OX19、OXk、OX2 菌株有共同的多糖抗原成分，临床上常用这些变形杆菌菌株代替立克次体抗原，检测患者血清中的相应抗体，来辅助诊断立克次体病，这种实验称为外斐实验。

### （四）抵抗力

大多数立克次体不耐热，56℃ 30 分钟即可死亡；对来苏水、过氧化氢溶液等消毒剂均敏感；对干燥、低温的抵抗力强，在干虱粪中可保持传染性半年以上。对多种抗生素敏感，但对青霉素、磺胺类不敏感。

## 二、常见的立克次体及其所致疾病

立克次体的致病因素主要是内毒素和磷脂酶 A。通过吸血节肢动物如虱、蚤、螨等的叮咬或其粪便污染伤口而感染或经呼吸道、消化道等途径侵入人体，引起立克次体病。主要表现为发热、皮疹、严重者可出现神经系统、心血管系统并发症。常见的立克次体及其所致疾病（表 8-2）。

**表 8-2 常见立克次体及其所致疾病**

| 病原体 | 所致疾病 | 媒介昆虫 | 储存宿主 |
|---|---|---|---|
| 普氏立克次体 | 流行性斑疹伤寒 | 人虱 | 人 |
| 莫氏立克次体 | 地方性斑疹伤寒 | 鼠虱或鼠蚤 | 鼠 |
| 恙虫病立克次体 | 恙虫病 | 恙虫 | 恙螨 |

## 三、防治原则

立克次体病的预防以控制和消灭储存宿主及媒介节肢动物为主；注意个人卫生与防护。特异性预防用死疫苗或减毒活疫苗。治疗可用四环素、氯霉素、环丙沙星等抗生素。

# 第四节 螺旋体

螺旋体是一类细长、柔软、弯曲、呈螺旋状、运动活泼的原核细胞型微生物。其基本结构与细菌相似，如有细胞壁、原始核质、二分裂方式繁殖及对抗生素敏感。螺旋体在自然界及动物体内广泛存在，种类繁多。对人致病的主要有：钩端螺旋体，梅毒螺旋体。

## 一、钩端螺旋体

钩端螺旋体可引起人类和动物的钩端螺旋体病（简称钩体病）。该病呈世界性分布，我国以南方各省多见。

### （一）主要生物学特性

1. 形态与染色　钩端螺旋体长 6~20μm，宽 0.1~0.2μm，螺旋排列细密而规则，一端或两端弯曲呈钩状，常呈 S、C 或 8 字形（图 8-1）。在暗视野显微镜下钩端螺旋体像一串发亮的微细串珠，运动十分活泼。革兰染色阴性，但难于着色，常用镀银染色法，呈棕褐色。

2. 培养特性　钩端螺旋体是在致病螺旋体中唯一能人工培养的。营养要求高，常用柯索夫培养基（主要含有 10% 兔血清或牛血清、蛋白胨等）培养，最适生长温度 28℃~30℃，生长速度缓慢。

3. 抵抗力　钩端螺旋体在自然界中活力较强，耐寒，在湿土、水中可存活数周或数月；对

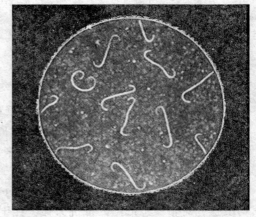

图 8-1　钩端螺旋体

热、干燥、日光抵抗力较弱，56℃ 10 分钟即可杀灭。对青霉素、多西环素等敏感。

### （二）致病性与免疫性

1. 致病性　钩体病是人畜共患的传染病，鼠和猪是主要传染源和储存宿主。动物感染后，钩端螺旋体在其肾内繁殖，并随尿液排出，污染水源和土壤等周围环境。人体接触钩端螺旋体污染的水和土壤，经破损的皮肤或黏膜而感染，也可经胎盘垂直感染。

钩体病早期主要表现为发热、乏力、头痛、肌痛（腓肠肌压痛明显）、眼结膜充血、淋巴结大。由于钩端螺旋体的菌型、毒力及宿主免疫状态不同，临床表现差异甚大，轻者似感冒，重者出现黄疸、出血、休克、DIC，甚至死亡。临床上将钩体病分为流感伤寒型、胃肠炎型、黄疸出血型、肺出血型、脑膜脑炎型、肾衰竭型等，其中以肺出血型最为凶险，常导致死亡。

2. 免疫性　隐性感染或病后，机体可获得对同型钩端螺旋体的免疫力，以体液免疫为主。

### （三）防治原则

钩体病的预防以防鼠、灭鼠为主，加强对带钩端螺旋体家畜的管理，避免或减少人与疫水和疫土的接触；对易感人群可进行多价死疫苗接种。治疗首选青霉素，也可选用庆大霉素、多西环素等。

## 二、梅毒螺旋体

梅毒螺旋体是引起人类梅毒的病原体，梅毒是性传播疾病中危害较严重的一种。

### （一）主要生物学特性

1. 形态与染色　梅毒螺旋体长 $6\sim15\mu m$，宽 $0.1\sim0.2\mu m$，螺旋致密而规则，两端尖直，运动活泼。在暗视野显微镜下可观察到螺旋体形态和运动方式。普通染料不易着色，经镀银染色呈棕褐色（图 8-2）。

2. 培养特性　梅毒螺旋体人工培养至今尚未成功。

3. 抗原构造　梅毒螺旋体主要有表面特异性抗原，能刺激机体产生特异性抗体；机体组织中的磷脂黏附于螺旋体表面形成复合抗原，能刺激机体产生抗磷脂的自身抗体（称为反应素），可与生物组织中磷脂发生反应，用于梅毒的血清学诊断。

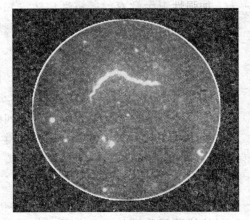

图 8-2　梅毒螺旋体

4. 抵抗力　梅毒螺旋体对冷、热、干燥特别敏感；对一般消毒剂亦敏感；对青霉素、四环素、红霉素、砷剂敏感。

### （二）致病性与免疫性

1. 致病性　人是梅毒的唯一传染源，主要通过性接传播或血液传播引起获得性梅毒，也可经胎盘传播，引起先天性梅毒。

先天性梅毒可致胎儿全身感染，引起流产、早产、死胎或出生梅毒儿，表现为锯齿形牙、鞍形鼻、间质性角膜炎、神经性耳聋等特殊症状。

获得性梅毒临床上分为三期：①Ⅰ期梅毒：梅毒螺旋体侵入机体 3 周左右，患者多在外生殖器出现无痛性硬性下疳，其溃疡渗出物中含有大量螺旋体，传染性极强；约 1 个月后，下疳自然愈合，而进入血液的螺旋体潜伏体内，经 2~3 个月的无症状潜伏期后进入Ⅱ期。②Ⅱ期梅毒：主要表现为全身皮肤黏膜出现梅毒疹，淋巴结肿大，可累及骨关节、眼及其他器官。在梅毒疹和淋巴结中含有大量螺旋体，如不治疗，一般 1~3 个月后症状消退。Ⅱ期梅毒可反复发作。③Ⅲ期梅毒：为晚期梅毒亦称器官梅毒，多发生于感染 2 年之后，患者皮肤黏膜出现溃疡性坏死病灶，螺旋体侵犯器官和组织，严重者在 10~15 年后，心血管及中枢神经系统出现病变，导致动脉瘤、脊髓痨或全身麻痹等。肝、脾、骨骼常被累及。

2. 免疫性　机体对梅毒的免疫与感染同时存在，以细胞免疫为主。

### （三）微生物学检查

1. 检查病原体　取梅毒硬性下疳的渗出物、梅毒疹渗出物或局部淋巴结的抽取液，直接在暗视野显微镜下检查，或经镀银染色后镜检。

2. 血清学检查

（1）非特异性实验　常用快速血浆血反应素环状卡片实验（RPR）和不加热血清反应素实验（USR）进行初筛，Ⅰ期梅毒阳性率约70%，Ⅱ期梅毒阳性率可达100%，Ⅲ期梅毒阳性率较低。因实验所用抗原是非特异性抗原，可出现假阳性。

（2）特异性实验　①荧光密螺旋体抗体吸收实验（FTA-ABS）；②梅毒螺旋体血凝实验（TPHA）；③梅毒螺旋体制动实验（TPD）。

**（四）防治原则**

加强性卫生教育，普及性病防治知识；及时控制传染源；严格社会管理是预防梅毒的根本措施。对梅毒患者应早期诊断，彻底治疗，首选青霉素。

# 第五节　放　线　菌

放线菌是一类介于细菌和真菌之间的原核细胞型微生物。在自然界分布广泛，种类繁多，大多数不致病，主要用于制造抗生素，迄今已报道的 8000 种抗生素中 80% 来源于放线菌。对人类致病的放线菌主要有布氏放线菌、诺卡菌属等。

## 一、主要生物学特性

放线菌细胞壁的化学成分近似细菌，革兰染色阳性，菌丝细长无分隔，不形成孢子，直径 0.5~0.8μm，有分枝；以二分裂方式繁殖。对青霉素、四环素、磺胺类等药物敏感。

## 二、致病性放线菌及其所致疾病

1. 布氏放线菌　布氏放线菌大多属正常菌群，当机体抵抗力下降、口腔卫生不良、拔牙或外伤时可引起内源性感染，导致软组织的慢性化脓性炎症，在组织内常形成多发性瘘管，脓液中可见硫黄样颗粒（它是放线菌在病变部位形成的菌落，将其制成压片，在显微镜下可见颗粒呈菊花状，由棒状长丝放射状排列组成）。放线菌病多发部位为面颊部，也可引起腹部或胸部感染。

2. 诺卡菌属　①星形诺卡菌：主要为外源性感染，多见于免疫功能低下的患者，主要引起原发性化脓性肺部感染（症状类似肺结核）。也可从肺部病灶转移至皮下组织引起脓疡和多发性瘘管，或扩散至其他脏器，引起脑膜炎、脑脓肿、腹膜炎等。②巴西诺卡菌：可经外伤侵入皮下组织，形成结节、脓肿或慢性瘘管，好发于足部和腿部，又称足菌肿。可从瘘管中流出许多小颗粒，即诺卡菌的菌落。

# 第六节　真　菌

真菌是一种真核细胞型微生物。细胞结构比较完整，具有细胞壁与典型的细胞核，不含叶绿素，无根、茎、叶的分化。真菌广泛分布于自然界，种类繁多。多数对人类有益，少数能引起人类疾病，称为病原性真菌。

## 一、主要生物学特性

### （一）形态与结构

真菌的结构比较复杂，细胞壁厚，不含肽聚糖，有明显的细胞核。真菌分为单细胞型真菌（呈圆形或卵圆形，如新生隐球菌、白假丝酵母菌等）和多细胞型真菌（由菌丝和孢子两部分组成，如皮肤癣真菌）。

1. **菌丝** 在适宜的环境中，由孢子生出芽管，逐渐延长呈丝状，称为菌丝。菌丝按功能可分为：①营养菌丝；②气生菌丝。按结构可分为：①有隔菌丝；②无隔菌丝。菌丝有**多种形态**，如螺旋状、球拍状、结节状、鹿角状和梳状等（图8-3），可作为鉴别真菌的依据。

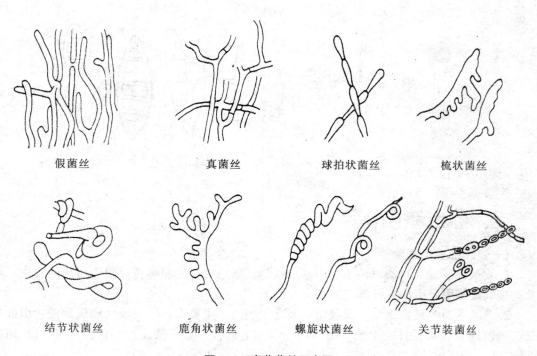

| 假菌丝 | 真菌丝 | 球拍状菌丝 | 梳状菌丝 |

| 结节状菌丝 | 鹿角状菌丝 | 螺旋状菌丝 | 关节装菌丝 |

**图8-3 真菌菌丝示意图**

2. **孢子** 孢子是真菌的繁殖器官，一条菌丝可长出多个孢子。孢子分为有性孢子和无性孢子两种，有性孢子是由两个细胞融合经减数分裂形成；无性孢子是生殖菌丝上的细胞分化或出芽生成。病原性真菌大多形成无性孢子。无性孢子根据形态分为3种：①叶状孢子（包括芽生孢子、厚膜孢子、关节孢子）；②分生孢子（包括大分生孢子、小分生孢子）；③孢子囊孢子（图8-4）。

**（二）培养与繁殖**

真菌的营养要求不高，在弱酸性（pH 4~6）含糖的沙保弱培养基上生长良好，适宜温度为22℃~28℃，深部感染真菌以37℃为宜。多数病原性真菌生长缓慢。病原性真菌依靠菌丝和孢子繁殖，无性繁殖是真菌的主要繁殖方式，有芽生、裂殖、萌管和隔殖等4种形式。

**（三）抵抗力**

真菌对干燥、日光、紫外线及一般消毒剂均有较强的抵抗力，但对热抵抗力较差。对2.5%碘酒、2%苯酚、0.1%升汞、10%甲醛较敏感。对常用抗生素（如青霉素、链霉素、四环素等）均不敏感；灰黄霉素、克霉唑、两性霉素B、制霉菌素、酮康唑、伊曲康唑等对真菌有抑制作用。

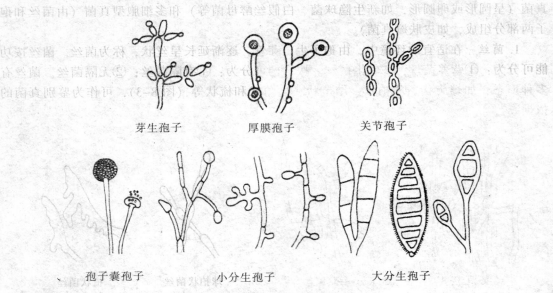

芽生孢子　　　　　　厚膜孢子　　　　　　关节孢子

孢子囊孢子　　　　　小分生孢子　　　　　大分生孢子

图 8--4　真菌孢子示意图

## 二、常见致病性真菌

### （一）浅部感染真菌

1. 皮肤癣真菌　这类真菌主要引起皮肤等浅部感染，侵犯部位仅限于角化的表皮、毛发和指（趾）甲，引起各种癣症。

2. 角层癣菌　此菌腐生于皮肤角层及毛干表面，主要有：①秕糠状鳞斑癣菌：引起皮肤黄褐色的花斑癣，好发于颈、胸、腹、背和上肩，形如汗渍斑点，俗称汗斑；②何德毛结节菌：可引起硬的黑色结节，毛干上结节如砂粒状。

### （二）皮下组织感染真菌

1. 着色真菌　广泛存在于土壤、木材上。引起的感染均发生在暴露部位，病损皮肤变黑，故称着色真菌病。主要侵犯人体皮肤，潜伏期约 1 个月，长者数月至 1 年；病程可长达几十年；早期皮肤伤处发生丘疹，并增大形成结节，结节融合呈疣状或菜花状；随病情发展，老病灶结疤愈合，新病灶又在四周产生。

2. 申克孢子丝菌　广泛分布于土壤、尘埃、植物中。经皮肤微小伤口侵入，然后沿淋巴管分布，引起亚急性或慢性肉芽肿，使淋巴管呈链状硬节，称孢子丝菌下疳。也可经口或呼吸道侵入，沿血行扩散至其他器官引起深部感染。

### （三）深部感染真菌

深部感染真菌主要是条件致病性真菌，当机体免疫力降低或正常菌群失调时引起感染。

1. 白假丝酵母菌　俗称白色念珠菌，通常存在于人体体表和腔道中。菌体呈圆形、卵圆形，直径 2~4μm，革兰染色阳性；孢子伸长成芽管，不与母体菌脱离，形成较长的假菌丝。当机体免疫力降低或正常菌群失调时，可引起皮肤皱褶处糜烂、鹅口疮、口角糜烂、阴道炎、甲沟炎及甲床炎；肺炎、支气管炎、肠炎、膀胱炎及肾盂肾炎；脑膜炎、脑脓肿等。

2. 新生隐球菌 广泛存在于自然界，正常人体体表、口腔、粪便中也能查到此菌。新生隐球菌呈圆球形，直径 4~20μm，外周有肥厚的荚膜，折光性强。因不易着色而难以发现，故称隐球菌。用墨汁负染后镜检，可见黑色背景中有圆形或卵圆形的透亮菌体，内有一个较大与数个小的反光颗粒。主要传染源是鸽子，呼吸道是主要的入侵途径。大多数肺隐球菌感染症状不明显，且能自愈；有的患者可引起支气管肺炎；严重病例可见肺大片浸润，呈暴发型感染，迅速致死。部分患者可经血行播散而主要累及中枢神经系统，引起脑膜的亚急性和慢性感染，临床表现与结核性脑膜炎类似，预后不良。

### （四）与真菌有关的其他疾病

1. 超敏反应性疾病 有些人当接触、吸入或食入某些真菌的孢子或菌丝时，可引起荨麻疹、瘙痒症、湿疹、过敏性皮炎、支气管哮喘、过敏性鼻炎、农民肺（吸入含有真菌孢子的霉草尘引起，以发热、咳嗽、呼吸困难和发绀为特征的一种综合征）等过敏性疾病。

2. 真菌毒素中毒症 有些真菌在粮食或饲料上生长，人、畜食用后可导致急性或慢性中毒。

3. 真菌毒素与肿瘤 近年来不断发现有些真菌毒素与肿瘤有关，其中研究最多的是黄曲霉毒素，其毒性很强，小剂量即可有致癌作用。

## 三、标本采集与检查

对各种癣病的患者常取皮屑、甲屑或病发等至于玻璃片上，滴加 10%氢氧化钾或氢氧化钠溶液一滴，加盖玻片微微加热，使标本透明。然后，置于镜下观察菌丝和孢子。

对疑似白假丝酵母菌和新生隐球菌感染者可根据病变取材，如痰液、脑脊液等，可经革兰染色或墨汁负染后镜检，必要时分离培养。

## 四、防治原则

预防癣病主要是注意个人卫生，养成良好的卫生习惯，避免直接或间接与患者接触。预防深部真菌感染，首先要去除诱发因素，提高机体免疫力，合理使用抗生素。治疗常用克霉唑、咪康唑、两性霉素 B、制霉菌素、酮康唑、伊康唑等。

## 综合测试

（一）名词解释

1. 支原体 2. 衣原体 3. 立克次体 4. 螺旋体

（二）填空题

1. 肺炎支原体主要通过_____传播，引起人类_____。

2. 主要通过性接触传播的支原体有_____、_____、_____。

3. 致病性衣原体有_____、_____、_____，可引起_____、_____、_____等疾病。

4. 常见的立克次体有_____、_____、_____，其传播媒介分别是_____、_____、

_____，所致疾病分别是_____、_____、_____。

5. 能引起人类疾病的螺旋体主要有_____、_____。

6. 对人致病的放线菌主要有_____、_____、_____。

7. 病原性真菌分为_____、_____。

（三）A1 型题

1. 能在无生命培养基上生长繁殖的最小微生物是

    A. 病毒        B. 立克次体        C. 衣原体        D. 支原体        E. 细菌

2. 在下列支原体的生物学特性中，哪项是错误的

    A. 没有细胞壁，以二分裂繁殖为主        B. 个体微小，可通过滤菌器

    C. 对抗生素不敏感        D. 革兰染色阴性，但不易着色

    E. 营养要求较高，可形成荷包蛋样菌落

3. 在宿主细胞内具有特殊发育周期的微生物是

    A. 支原体        B. 衣原体        C. 立克次体        D. 病毒        E. 细菌

4. 立克次体的传播途径是

    A. 呼吸道传播    B. 消化道传播    C. 血液传播    D. 接触传播    E. 节肢动物媒介传播

5. 钩端螺旋体病是经

    A. 污染的食物传播        B. 污染的空气传播        C. 污染的水和土壤传播

    D. 节肢动物媒介传播        E. 血液传播

6. 梅毒的主要传播途径是

    A. 呼吸道传播        B. 消化道传播        C. 间接接触传播

    D. 性接触传播        E. 媒介传播

7. Ⅰ期梅毒的典型特征是

    A. 梅毒疹        B. 淋巴结肿大        C. 无痛性硬性下疳

    D. 骨损伤        E. 脊髓痨

8. 常见的致病性真菌不包括

    A. 皮肤癣真菌        B. 白色念珠菌        C. 新生隐球菌

    D. 黄曲霉菌        E. 酵母菌

9. 与原发肝癌发生密切相关的真菌代谢产物是

    A. 镰刀菌毒素        B. 青霉菌素        C. 黄曲霉毒素

    D. 黄褐毒素        E. 灰黄霉素

10. 下列哪种药物不能治疗真菌性疾病

    A. 制霉菌素        B. 链霉素        C. 克霉唑

    D. 两性霉素        E. 酮康唑

（四）简答题

1. 引起泌尿生殖道感染的衣原体有哪些？如何防治？

2. 简述获得性梅毒的病程。

（张正军）

# 第九章　人体寄生虫概述

## 第一节　寄生现象与生活史

### 一、寄生现象

#### （一）生物间的共生关系

任何生物，只要在生命中与另一种生物之间存在着密切关系，就被称为共生。根据生物间利害关系的不同，共生可分为 3 种类型：

1. 共栖　两种生物生活在一起，其中一方受益，另一方既不受益，也不受害。如人体与结肠阿米巴，结肠阿米巴在结肠内以细菌为食，但不侵入肠组织。

2. 互利共生　两种生物生活在一起，互相依赖并共同受益。如牛、马等食草动物的胃为纤毛虫提供了生存、繁殖的条件，纤毛虫能帮助植物纤维的分解，有利于牛、马对植物的消化。纤毛虫的迅速繁殖和死亡分解，则为牛、马提供了营养。

3. 寄生　两种生物生活在一起，一方受益，另一方受害者则称为寄生。如人蛔虫在人体小肠内获取营养和其他生长发育的条件，并对人产生损害。概括地说，凡长期性或暂时性地在另一种生物的体内或体表，获得营养，并给对方造成损害的多细胞无脊椎动物和单细胞的原生生物称为寄生虫。寄生于人体的寄生虫称为人体寄生虫。被寄生虫寄生并遭受其损害的动物或人称为宿主。

#### （二）寄生虫的种类

人体寄生虫种类较多，按其寄生部位的不同，可分为体内寄生虫与体外寄生虫，如寄生于人体小肠内的蛔虫和寄生于体表的蚊。按其寄生时间的不同，可分为长期性寄生虫与暂时性寄生虫，如成虫在宿主体内长期寄生直至死亡的蛔虫和仅在摄食时寄生于宿主的蚤。按其寄生性质的不同，可分为专性寄生虫（如血吸虫）、兼性寄生虫（如粪类圆线虫）、偶然寄生虫（如某些蝇蛆）、机会致病寄生虫（如弓形虫）。

#### （三）宿主的种类

寄生虫要有适宜的宿主，才能完成其生长发育和繁殖过程。寄生虫不同发育阶段所寄生的宿主主要有：

1. 终宿主　寄生虫成虫或有性生殖阶段所寄生的宿主。如人为华支睾吸虫的终宿主。

2. 中间宿主　寄生虫幼虫或无性生殖阶段所寄生的宿主。若需两个以上的中间宿主，则依其寄生先后分别称第一中间宿主、第二中间宿主等。如某些种类的淡水螺和淡水鱼分别是华支睾吸虫的第一中间宿主和第二中间宿主。

3. 保虫宿主或储存宿主　某些蠕虫成虫或原虫的某一发育阶段，既可寄生于人体，也可寄生于某些脊椎动物，在一定条件下可传播给人。在流行病学上，称这些脊椎动物为保虫宿主或储存宿主。如华支睾吸虫成虫除寄生于人体外，也可寄生于猫、犬科动物体内，猫、犬科动物为华支睾吸虫的保虫宿主。

## 二、寄生虫生活史

寄生虫的生活史是指寄生虫完成一代生长、发育和繁殖的全过程及所需的外界环境条件。各种寄生虫的生活史有所不同，以完成整个生活史过程是否需要转换宿主，将生活史分为直接发育型和间接发育型两大类，前者不需要转换宿主，如蛔虫；后者需转换宿主，必须在中间宿主体内发育，如日本血吸虫等。有的寄生虫仅有无性生殖，如溶组织内阿米巴；有的寄生虫仅有有性生殖，如蛔虫；有的寄生虫兼有无性生殖和有性生殖，才能完成一代发育，称为世代交替，如疟原虫。在寄生虫生活史发育的各个阶段中，只有能感染人体并能继续生存和发育的某一特定阶段，称为寄生虫的感染阶段。如日本血吸虫的感染阶段是尾蚴。

# 第二节 寄生虫与宿主的相互关系

寄生虫与宿主的相互关系，表现在寄生虫对宿主的损害及宿主对寄生虫的免疫作用。这种损害与抗损害的斗争，贯穿于寄生虫感染的始终。寄生虫与宿主相互作用，可以表现为三种结果：宿主将寄生虫全部清除，机体得以康复；宿主清除部分寄生虫，形成带虫状态；宿主不能控制寄生虫，引起寄生虫病。体内带有寄生虫但无临床表现的人，称为带虫者。

## 一、寄生虫对宿主的作用

1. 夺取营养  寄生虫寄生在宿主体内，需从宿主处获取营养，以满足其生长、发育、繁殖的需要。如寄生在人体肠道内的蛔虫、绦虫，以半消化食物为食与宿主争夺营养，导致宿主营养不良，甚至发育障碍；钩虫咬附在肠壁上，以血液为食，严重者可引起宿主贫血等。

2. 机械性损伤  寄生虫侵入宿主或在宿主体内移行、发育、繁殖时，可对局部造成机械性损伤、压迫或阻塞等。如蛔虫扭结成团引起肠梗阻；钩虫的钩齿或板齿致肠黏膜损伤；疟原虫导致红细胞的破坏；猪囊尾蚴压迫脑组织引起癫痫，甚至死亡。

3. 毒性作用及免疫损伤  寄生虫虫体及其分泌物、代谢产物对宿主都可能产生毒性作用或超敏反应。如钩虫成虫分泌的抗凝素，能使受损的肠组织伤口流血不止；某些蜱的涎液具有神经毒性，可致宿主肌肉麻痹甚至瘫痪；疟原虫破坏受染红细胞，释放出热原质，引起发热。

寄生虫作为变应原还能诱导宿主产生免疫损伤，如日本血吸虫卵毛蚴分泌物作为变应原，刺激周围组织形成虫卵肉芽肿是日本血吸虫病的病理学基础。

此外，某些寄生虫在正常寄生部位以外的组织或器官内寄生的现象，称为异位寄生。如肺吸虫的寄生部位是肺组织，但有时可寄生于脑组织，造成异位寄生。还有许多寄生虫感染，伴有外周血嗜酸性粒细胞增加及 IgE 水平升高，借此可辅助诊断寄生虫感染。

## 二、宿主对寄生虫的作用

宿主对寄生虫的作用主要是抗感染免疫，包括非特异性免疫和特异性免疫。

1. 非特异性免疫　表现为皮肤黏膜的屏障作用、吞噬细胞的吞噬作用、体液中的免疫分子发挥的防御功能等。

2. 特异性免疫　宿主对寄生虫感染产生的特异性免疫应答分为消除性免疫和非消除性免疫。

（1）消除性免疫　宿主能清除体内寄生虫，并对同种寄生虫的再感染产生完全抵抗力,如杜氏利什曼原虫。但比较少见。

（2）非消除性免疫　宿主对寄生虫感染产生的特异性免疫应答多属非消除性免疫。寄生虫感染后虽可诱导宿主对再感染产生一定免疫力，但对体内已有寄生虫不能完全清除或杀灭，并维持在一个低水平，临床表现为不完全免疫。宿主感染某些寄生虫后，对同种寄生虫再感染具有一定的免疫，并随寄生虫的消失而减弱或消失，这种免疫称为带虫免疫，如疟原虫。宿主感染某些蠕虫后，仅对同种寄生虫幼虫的再感染具有一定的免疫，这种免疫称为伴随免疫，如血吸虫。

寄生虫感染宿主后所产生的免疫应答，一方面表现为对再感染的免疫，另一方面可使宿主发生超敏反应。寄生虫引起的超敏反应可分为Ⅳ型：Ⅰ型超敏反应，如日本血吸虫尾蚴引起的尾蚴性皮炎；Ⅱ型超敏反应，如杜氏利什曼原虫引起的贫血；Ⅲ型超敏反应，如疟原虫引起的肾小球肾炎；Ⅳ型超敏反应，如日本血吸虫卵引起的肉芽肿。同一种寄生虫可引起不同类型的超敏反应。

# 第三节　寄生虫病的流行与防治原则

## 一、寄生虫病流行的三个环节

### （一）传染源

指感染了寄生虫的人和动物。包括患者、带虫者和保虫宿主。例如卫氏并殖吸虫病的传染源是人和多种肉食类哺乳动物。

### （二）传播途径

指寄生虫从传染源排出，侵入另一宿主的全过程。常见人体寄生虫病传播途径和方式有：

1. 经口感染　寄生虫的感染阶段通过污染的食物、饮水、手指等经口进入人体。如蛔虫、溶组织内阿米巴等。

2. 经皮肤黏膜感染　寄生虫的感染阶段经皮肤、黏膜侵入人体。如钩虫、血吸虫等。

3. 经媒介节肢动物感染　有些寄生虫在媒介节肢动物体内发育至感染阶段，经节肢动物叮刺吸血侵入人体而使人感染。如丝虫、疟原虫等。

4. 经接触感染　有些寄生于宿主腔道或体表的寄生虫可经直接接触或间接接触而使人感染。如阴道毛滴虫、疥螨等。

5. 经胎盘感染　有些寄生虫可随母体血液经胎盘传给胎儿。如弓形虫。

6. 其他途径　经输血感染，如疟原虫；自体感染，如猪肉绦虫。

**（三）易感人群**

指对某种寄生虫缺乏免疫力或免疫力低下的人群。人对人体寄生虫普遍易感，而一些特定人群，如儿童、老年人及非流行区的人群进入流行区尤其易感。

## 二、影响寄生虫病流行的因素

**（一）自然因素**

包括地理环境和气候因素，如温度、湿度、降水量、光照等。如疟疾是热带地区最严重的一种寄生虫病。

**（二）生物因素**

我国疟疾的流行同相应蚊媒的地理分布是一致的；长江以北地区无钉螺孳生因而无日本血吸虫病的流行。

**（三）社会因素**

包括政治、经济、文化、教育、卫生、生产方式、生活习惯等。这些因素直接或间接地影响寄生虫病的流行。

因此，寄生虫病流行具有地方性、季节性、自然疫源性的特点。有些寄生虫病可在人与脊椎动物之间自然传播，称为人兽共患寄生虫病。

## 三、寄生虫病的防治原则

根据寄生虫病流行的三个基本环节和影响因素，对寄生虫病的流行必须采取综合性的防治措施，以阻断寄生虫生活史的完成，有效地控制和消灭寄生虫病。

**（一）控制传染源**

普查、普治带虫者和患者；查治和处理保虫宿主。此外，还要作流动人口的监测，控制流行区传染源的输入和扩散。

**（二）切断传播途径**

加强粪便和水源管理，搞好饮食卫生、环境卫生和个人卫生，控制和消灭中间宿主及媒介节肢动物等综合措施，是切断传播途径行之有效的手段。

**（三）保护易感人群**

对易感人群进行广泛的健康教育，加强集体和个人防护，改善生产和生活条件，改变不良的饮食习惯，用驱避剂和防护剂涂擦皮肤及预防性服药等，都可保护易感人群。

**考点链接**

寄生虫感染性炎症的主要炎细胞是

A. 嗜中性粒细胞　　　　B. 淋巴细胞　　　　　　C. 巨噬细胞

D. 嗜酸性粒细胞　　　　E. 浆细胞

解析：寄生虫感染性炎症以嗜酸性粒细胞浸润为主。**参考答案：D。**

# 综合测试

**（一）名词解释**

1. 寄生虫　　2. 宿主　　3. 中间宿主　　4. 终宿主　　5. 保虫宿主　　6. 生活史　　7. 感阶阶段

**（二）填空题**

1. 人体寄生虫按其寄生部位的不同，可分为＿＿＿＿＿＿、＿＿＿＿＿＿。按其寄生时间的不同，可分为＿＿＿＿＿＿、＿＿＿＿＿＿。

2. 寄生虫对宿主的作用表现为＿＿＿＿＿、＿＿＿＿＿、＿＿＿＿＿。宿主对寄生虫的作用主要表现为＿＿＿＿＿包括＿＿＿＿＿和＿＿＿＿＿。

3. 寄生虫病在一个地区流行，必须具备＿＿＿＿＿、＿＿＿＿＿和＿＿＿＿＿三个基本环节。影响寄生虫病在一个地区流行的因素有＿＿＿＿＿、＿＿＿＿＿、＿＿＿＿＿。

4. 人体寄生虫病的传染源包括＿＿＿＿＿、＿＿＿＿＿、＿＿＿＿＿。

5. 寄生虫侵入人体的途径是＿＿＿＿＿、＿＿＿＿＿、＿＿＿＿＿、＿＿＿＿＿等。

**（三）A1 型题**

寄生是指两种生物生活在一起

A. 双方既无利也无害　　　　B. 双方均得利　　　　C. 双方均有害

D. 一方得利，一方受害　　　E. 以上均不是

**（四）简答题**

寄生虫病流行的基本环节有哪些?如何有效防治?

（蔡德周）

# 第十章　常见人体寄生虫

## 第一节　线　虫　纲

线虫属于线形动物门的线虫纲，种类繁多，分布广泛。常见寄生于人体并能导致严重疾病的线虫主要有蛔虫、鞭虫、蛲虫、钩虫、丝虫、旋毛虫等。

线虫纲成虫呈线状或圆柱状，两侧对称，体表光滑不分节；雌雄异体，雄虫较雌虫小，雌虫尾端尖直，雄虫尾端多向腹面卷曲或膨大成伞状；消化道为直管状，前端有口，末端有肛门；生殖器官发达，雄性为单管型，雌性多具两套结构相同的生殖系统即双管型。

线虫卵一般为卵圆形，无卵盖，卵壳多为淡黄色、棕色或无色。卵内含有未分裂卵细胞，如蛔虫卵；有的卵细胞正在分裂中，如钩虫卵；有的含有胚胎,如蛲虫卵；有的在产出前已形成幼虫，如丝虫等。

线虫的发育经过卵、幼虫、成虫3个阶段。线虫的主要特征是蜕皮。幼虫一般蜕皮4次后发育为成虫。

### 一、似蚓蛔线虫

似蚓蛔线虫又称蛔虫。成虫寄生于小肠，可引起蛔虫病。是我国最常见的人体寄生虫病之一。该病呈世界性分布，农村高于城市，儿童高于成人。

#### （一）形态

1. 成虫　呈长圆柱形，形似蚯蚓。体表有纤细的横纹，两侧有明显的侧线。活时略呈粉红色，死后变为灰白色。雌雄异体，雌虫长 20~35cm，尾端尖直；雄虫长 15~31cm，尾端向腹面弯曲。是寄生于人体肠道中的最大线虫。

2. 虫卵　分受精卵和未受精卵两种。

（1）受精卵　呈宽椭圆形，大小为 (45~75) μm×(35~50) μm，卵壳厚而透明，卵壳表面覆有一层凹凸不平的蛋白质膜，因被胆汁染色，使虫卵呈棕黄色，卵内含1个大而圆的卵细胞，卵细胞与卵壳两端间常见新月形空隙。

（2）未受精卵　呈长椭圆形或不规则形，大小为 (88~94) μm×(39~44) μm，卵壳与蛋白质膜均较薄，卵内充满大小不等的屈光颗粒。

受精卵及未受精卵脱去蛋白质膜后无色透明，应注意与其他线虫卵区别。

#### （二）生活史

成虫寄生在人体小肠中，以肠内半消化的食物为营养。雌雄交配，每条雌虫每天产卵可达 24 万个，卵随粪便排出体外。受精卵在适宜的温度、湿度，荫蔽及氧气充足的泥土中，约经 3 周，卵内细胞发育为幼虫并蜕皮（第1次）为感染期虫卵，即蛔虫的感染阶段。

感染期虫卵被人误食后，在小肠内孵出幼虫。幼虫钻入肠壁小静脉或淋巴管，经门静脉入肝，再经右心到肺，穿破肺毛细血管进入肺泡，在此进行第 2 次和第 3 次蜕皮；然后，再沿支气管、气管移行至咽，被宿主吞咽，经食管、胃到小肠，在小肠内进行第 4 次蜕皮后经数周发育为成虫（图 10-1）。自感染期虫卵进入人体到雌虫产卵约需 60~75 天。成虫寿命约为 1 年。宿主体内可寄生 1 条至数十条，多则可达上千条成虫。

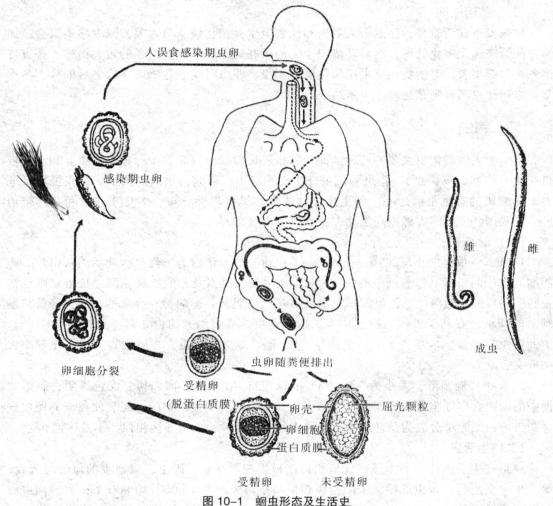

图 10-1 蛔虫形态及生活史

**（三）致病性**

1. 幼虫的致病作用 幼虫移行所引起的病变主要是由于机械损伤、蜕皮、虫体及释放变应原物质，可引起蛔蚴性肺炎及超敏反应等。出现体温升高、咳嗽、哮喘、血痰、荨麻疹、嗜酸性粒细胞增多症等临床症状。幼虫还可引起其他部位异位损害。

2. 成虫的致病作用 由于成虫夺取营养、机械性损伤、毒素作用。导致宿主营养不良和过敏反应。患者常表现为腹部不适、阵发性脐周疼痛、恶心、呕吐、腹泻或便秘及荨麻疹、夜间磨牙、皮肤瘙痒等。重度感染儿童可出现发育障碍。

3. 并发症 蛔虫具有钻孔习性。当宿主体温升高、食入刺激性食物或不适当的驱虫治疗时，容易钻入胆道、阑尾、胰管等，引起相应部位出现炎症，其中胆道蛔虫病是最常见的并发症，严重者可引起肠穿孔；蛔虫数量较多时，可相互扭结成团，引发肠梗阻。

**（四）实验诊断**

1. 虫卵　从粪便中检出虫卵可确诊。常用直接涂片法，必要时可用自然沉淀法、饱和盐水漂浮法提高检出率。若单性雄虫寄生者，可行实验性驱虫。

2. 成虫　由粪便排出、呕出或从其他部位取出的成虫，可根据虫体形态特征进行确诊。

**（五）防治原则**

加强卫生宣传教育，注意个人卫生和饮食卫生，把住病从口入关，减少感染机会；加强粪便管理和无害化处理，改善环境卫生、消灭苍蝇是阻断传播途径的重要措施；普查普治患者和带虫者，对学龄儿童采用集体服药驱虫；驱虫时间宜在感染高峰之后的秋、冬季节，常用驱虫药有阿苯达唑、甲苯达唑等。

## 二、钩虫

寄生于人体的钩虫主要有两种：即十二指肠钩口线虫（简称十二指肠钩虫）和美洲板口线虫（简称美洲钩虫）。钩虫的成虫寄生在小肠中，引起钩虫病。钩虫病是我国严重危害人体健康的寄生虫病之一。钩虫感染和钩虫病呈世界性分布，多见于热带和亚热带地区。在我国，一般南方感染高于北方，农村多于城市。

**（一）形态**

1. 成虫　虫体细小呈线状，长约1cm，雌雄异体，活时为肉红色，死后为灰白色。体前端有发达的口囊。口囊两侧有头腺1对，能分泌抗凝素及乙酰胆碱酯酶，抗凝素阻止宿主肠壁伤口的血液凝固。乙酰胆碱酯酶可破坏乙酰胆碱，影响神经介质的传导，降低宿主肠壁的蠕动，有利于虫体的附着。十二指肠钩虫口囊腹侧有钩齿2对，虫体呈"C"形。美洲钩虫口囊腹侧有板齿1对，虫体呈"S"形。雌虫较雄虫大，尾尖直。雄虫尾部膨大构成交合伞。

2. 虫卵　椭圆形，大小为（56~76）μm×（35~40）μm。卵壳薄、无色透明，新鲜粪便中的卵内含卵细胞数多为4~8个，卵壳与卵细胞间有明显的空隙。患者便秘或粪便放置过久，卵内细胞可分裂为桑葚期甚至发育为幼虫。两种钩虫虫卵极相似，不易区别。

**（二）生活史**

成虫寄生于人体小肠上段，凭借钩齿或板齿咬附在肠黏膜上，以宿主的血液等为食，雌、雄虫交配后，雌虫产卵，十二指肠钩虫每条每天产卵10 000~30 000个，美洲钩虫卵每条每天产卵5000~10 000个。卵随粪便排出体外。虫卵在潮湿、温暖、荫蔽、氧气充分、肥沃的土壤中，卵内细胞很快分裂，经1~2天孵出杆状蚴，杆状蚴以土壤中的细菌、有机物为食；约经1小时发育为丝状蚴，即感染期蚴。丝状蚴主要生存于表层土壤内，十分活跃，常呈聚集性活动。丝状蚴具有向温、向湿、向上、向组织的特性，当接触到人的皮肤时，活动力增强，依靠机械性穿刺和酶的作用，钻入毛囊及皮肤较薄的指、趾间皮肤，也可通过口腔或食管黏膜侵入人体，丝状蚴侵入皮肤后，在局部停留约25小时，然后进入小静脉或淋巴管，随血流经右心、肺，穿出肺毛细血管进入肺泡，经支气管、气管上行到咽，随吞咽活动，经食管、胃到达小肠发育为成虫。自丝状蚴钻入到成虫交配产卵，需5~7周。成虫寿命一般为3~5年（图10-2）。

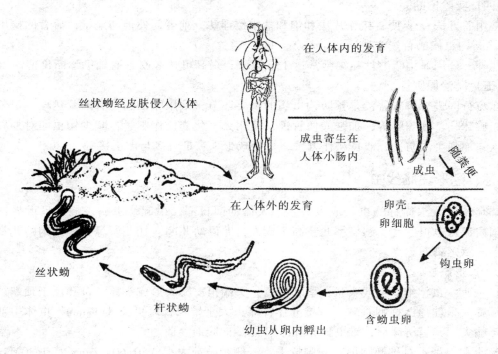

在人体内的发育

丝状蚴经皮肤侵入人体

成虫寄生在人体小肠内

成虫

蜕变

在人体外的发育

卵壳

卵细胞

钩虫卵

丝状蚴

杆状蚴

幼虫从卵内孵出

含蚴卵

**图 10-2　钩虫形态及生活史**

## （三）致病性

两种钩虫的致病作用相同，但十二指肠钩虫对人的危害比美洲钩虫更大。

**1. 幼虫致病作用**

（1）钩蚴性皮炎　丝状蚴侵入宿主皮肤数分钟至 1 小时后，患者接触泥土部位，如手指、足趾间以及手背、足背、踝部、手腕等处即有烧灼样、针刺样感觉，奇痒无比，继而感染处出现充血斑点或丘疹，搔破后常继发感染形成脓疱，1 周左右结痂脱皮痊愈，称钩蚴性皮炎。此种皮炎在钩虫流行区称为"粪毒"或"着土痒"等。

（2）肺部病变　幼虫穿破肺部微血管时，可引起肺部的出血和炎症反应。患者出现咳嗽、痰中带血，常伴畏寒、发热等全身症状。

**2. 成虫致病作用**

（1）肠道病变及症状　成虫咬附于肠黏膜，并经常更换咬附部位，致肠黏膜受损，患者主要表现为上腹部不适及隐痛、恶心、呕吐、腹泻等症状。少数患者出现喜食生米、生豆、泥土、煤渣、破布等异常症状，称为"异嗜症"，补充铁剂后，多数患者症状消失。

（2）贫血　成虫以血液为食，吸血时分泌抗凝素，使伤口不易凝血而不断渗血。钩虫有不断更换吸血部位的习性，以致肠黏膜多处伤口出血。钩虫成虫的吸血活动和咬附伤口的渗血导致人体长期慢性失血，铁和蛋白质不断丧失，出现缺铁性贫血。患者皮肤蜡黄、黏膜苍白、头晕、乏力、劳动力减弱或丧失，严重者可有心慌、气促、面部及下肢水肿等贫血性心脏病的表现。

（3）婴幼儿钩虫病　临床表现为严重贫血、消化功能紊乱、发育迟缓及营养不良等。

（4）妇女钩虫病　妇女感染钩虫可导致停经，孕妇感染可引起流产、早产。

**（四）实验诊断**

常用的方法有:粪便直接涂片法和饱和盐水漂浮法。前者简便但易漏检，后者的检出率高,是诊断钩虫病的首选方法。

此外，外周血中嗜酸性粒细胞常达 15% 以上，最高可达 86%，有辅助诊断价值。

**（五）防治原则**

在流行区进行普查普治是预防钩虫病的重要环节，常用驱虫药物有阿苯达唑、甲苯达唑、左旋咪唑、噻嘧啶等；加强粪便管理，使用无害化粪便作肥料，减少钩虫卵对外界环境污染；加强个人防护，改良耕作方法，尽量减少手、足直接与泥土接触。

## 三、蠕形住肠线虫

蠕形住肠线虫简称蛲虫。成虫寄生于人体的回盲部，引起蛲虫病。蛲虫呈世界性分布，国内流行也很广泛。感染率儿童高于成人，尤以幼儿园、托儿所等集体机构的儿童及学龄前儿童感染率更高。

**（一）形态**

1. 成虫 虫体细小似线头状，呈乳白色。头端角皮膨大形成头翼。口孔位于顶端。咽管末端膨大呈球形，称咽管球。雌雄异体，雌虫大于雄虫，雌虫长 8~13mm，虫体中部膨大，尾端尖细，呈纺锤形；雄虫长 2~5mm，尾端向腹面卷曲。

2. 虫卵 呈不对称椭圆形，一侧较平，一侧稍凸，大小（50~60）$\mu m \times$（20~30）$\mu m$。卵壳厚，无色透明，形似柿核。虫卵排出时，卵内已含一个卷曲的幼虫，在外界与空气接触后，很快发育为感染期虫卵。

**（二）生活史**

成虫寄生于人体的回肠下段、盲肠及结肠，吸附于肠黏膜上，以肠内容物、肠组织或血液为食。雌雄交配后，雄虫多很快死亡而被排出。雌虫脱离肠壁，随肠内容物移行至直肠，当宿主入睡时，肛门括约肌较松弛，部分雌虫移行至肛门外，受温度、湿度改变及冷空气刺激，在肛周皱襞处产卵。雌虫排卵后大多枯干死亡，但有少数可爬回直肠或阴道、尿道等处。肛门周围的虫卵，在温度、湿度适合及氧气充足的条件下，约经 6 小时发育成为幼虫并蜕皮 1 次，即为感染期虫卵。虫卵经肛门—手—口或空气吸入等方式感染人体，被吞食的虫卵在十二指肠内孵出幼虫，幼虫沿小肠下行并蜕皮 2 次，行至结肠再蜕皮 1 次后发育为成虫。自吞入感染期虫卵至发育为成虫产卵约需 2~6 周。雌虫寿命一般为 2~4 周，很少超过 2 个月（图 10-3）。

**（三）致病性**

蛲虫雌虫在肛周爬行、产卵，刺激肛门及会阴部皮肤，引起皮肤瘙痒，是蛲虫病的主要症状。患者常有烦躁不安、失眠、食欲减退、消瘦、夜惊、夜间磨牙等症状；若患者因肛门周围奇痒以手抓痒抓破皮肤，可引起细菌继发感染。雌虫若误入阴道、尿道、子宫等处异位寄生，可引起相应部位炎症。

**（四）实验诊断**

常用的方法有棉签拭子法和透明胶纸法，在肛门周围皮肤上取材检查虫卵，时间最好在清晨排便前进行。其操作简便、检测率高。此外，患儿睡后查看肛周附近有无爬出的成虫也可确诊。

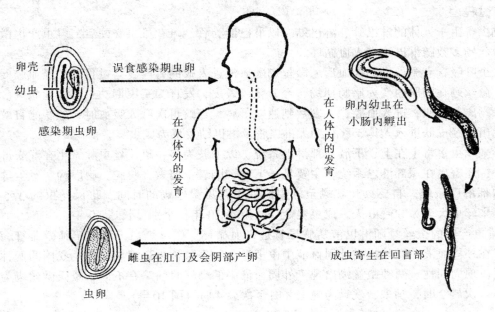

卵壳
幼虫
感染期虫卵
误食感染期虫卵
在人体外的发育
在人体内的发育
卵内幼虫在小肠内孵出
雌虫在肛门及会阴部产卵
成虫寄生在回盲部
虫卵

图 10-3　蛲虫形态及生活史

**（五）防治原则**

加强卫生宣传教育，注意个人卫生和环境卫生，教育儿童养成不吸吮手指、勤剪指甲和饭前、便后洗手的良好卫生习惯；夜间睡眠穿满裆裤，定期洗被褥，勤洗衣裤玩具；对托儿所、幼儿园儿童应定期普查普治，常用的治疗药物有阿苯达唑、甲苯达唑、噻嘧啶等。

# 四、丝虫

丝虫是一类由节肢动物传播的寄生线虫，虫体细长形如丝线而得名。已知寄生于人体内的丝虫有 8 种。我国仅有寄生于淋巴系统的班氏吴策线虫（简称班氏丝虫）、马来布鲁线虫（简称马来丝虫），引起淋巴丝虫病。

**（一）形态**

1. 成虫　两种丝虫的成虫形态基本相似。虫体呈乳白色、细长丝状，体表光滑，雌虫大于雄虫，尾端钝圆。雌虫为卵胎生，直接产幼虫，此幼虫称微丝蚴。因成虫寄生于淋巴管、淋巴结中，一般不易见到。

2. 微丝蚴　虫体细长，头端钝圆，尾端尖细，外披鞘膜，活时呈蛇样运动。染色后可见许多圆形或椭圆形的体核。前端无体核处称头间隙。班氏微丝蚴大小（254~296）μm×（5.3~7.0）μm；体态柔和，弯曲大而自然，无小弯；头间隙较短；体核排列均匀，清晰可数；无尾核。马来微丝蚴大小为（177~230）μm×（5~6）μm；体态僵硬，大弯中有小弯；头间隙较长；体核排列紧密，不易分清；尾核 2 个，前后排列。尾部有核或无核，是两种微丝蚴的鉴别要点。

**（二）生活史**

两种丝虫的生活史基本相同，都需经过幼虫在中间宿主蚊体内和成虫在终宿主人体内的发育过程。

成虫寄生于人体的淋巴管、淋巴结，以淋巴液为食。雌、雄虫交配后，雌虫产出微丝蚴，微丝蚴多数随淋巴液进入血循环。

蚊虫叮吸含有微丝蚴的人血后，微丝蚴随血液进入蚊的胃内，穿过胃壁，经血腔侵入胸肌。微丝蚴在胸肌内变为腊肠期蚴，经分化、蜕皮，发育为感染期幼虫，即丝状蚴。随即丝状蚴离开胸肌，进入血腔，大多数到达蚊下唇。当蚊再次叮人吸血时，丝状蚴自蚊的下唇逸出，经皮肤进入人体，移行到大淋巴管及淋巴结发育为成虫。

马来丝虫多寄生在上、下肢浅部淋巴系统，以下肢为多；班氏丝虫除寄生在浅表淋巴系统外，还寄生在深部淋巴系统，主要见于下肢、阴囊、精索、腹腔、腹股沟、肾盂等部位的深部淋巴系统。自感染丝状蚴至外周血液中查见微丝蚴的时间：班氏丝虫约3~5个月，马来丝虫大多为80~90天。成虫寿命一般为4~10年，个别可长达40年。

雌虫产出的微丝蚴随淋巴液从胸导管进入血循环。微丝蚴白天滞留于肺微血管，夜间出现在外周血液，微丝蚴在外周血液中夜多昼少的现象称为夜现周期性。我国的两种丝虫均属夜现周期性。两种微丝蚴出现于外周血液中的高峰时间略有不同，班氏微丝蚴为晚上10时~次晨2时，马来微丝蚴为晚上8时至次晨4时（图10-4）。

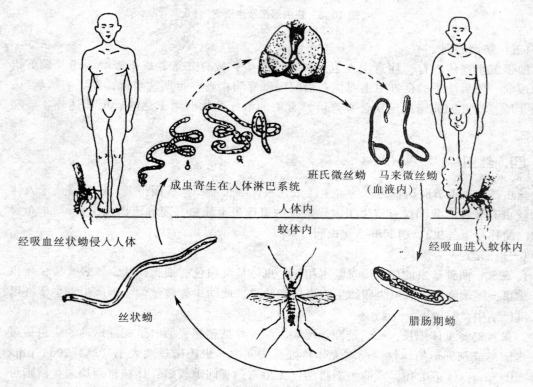

图10-4　丝虫形态及生活史

**（三）致病性**

丝虫病的发病过程大致可分为两期。

1. 急性期超敏反应和炎症反应　幼虫和成虫的代谢产物、雌虫子宫的分泌物、幼虫的蜕皮液、蜕下的外皮和死虫分解产物等均可刺激机体产生局部和全身反应。急性期的临床症状表现为周期性发作的淋巴管炎、淋巴结炎和丝虫热等。淋巴管炎的特征为逆行性，发作时见一条红线自上而下离心性发展，俗称"流火"。当炎症波及小腿皮肤浅表淋巴管时，局部出现一片红肿，有灼热感，称丹毒样皮炎。淋巴结炎时，局部淋巴结肿大、有压痛。班氏丝虫成虫寄生在精索、附睾和睾丸附近的淋巴管，引起精索炎、附睾炎和睾丸炎。丝虫热的症状为畏寒、发热。

2. 慢性期阻塞性病变　随着急性炎症的反复发作，最后导致淋巴管的部分或完全阻塞。由于阻塞部位不同，患者的临床表现也不同。

（1）象皮肿　淋巴管阻塞破裂，蛋白质含量较高的淋巴液积聚于皮下组织，刺激纤维组织增生，使局部皮肤明显增厚、弹性减弱，皮肤变粗变硬形似象皮，故称象皮肿，多见于下肢和阴囊，也可发生在上肢、阴茎、阴唇和乳房等部位。象皮肿的产生使局部血液循环发生障碍，皮肤抵抗力降低，易引起细菌感染，导致局部炎症和慢性溃疡，这些病变又可加重象皮肿的发展。

（2）睾丸鞘膜积液　阻塞发生在精索、睾丸时，淋巴液渗入鞘膜腔内，引起鞘膜积液。

（3）乳糜尿、乳糜腹泻、乳糜腹水　阻塞发生在主动脉前淋巴结或肠干淋巴结，致腰干淋巴压力增高，使从小肠吸收的乳糜液回流受阻，经侧支流入肾淋巴管，并经肾乳头黏膜破损处流入肾盂，混于尿中排出，尿液呈乳白色。淋巴液亦可流入肠腔、腹腔，出现乳糜腹泻、乳糜腹水。

**（四）实验诊断**

丝虫病的诊断包括病原学检查和免疫学检查。

1. 病原学检查　从患者外周血液、乳糜尿、体液中查微丝蚴及淋巴结活检成虫，是诊断本病的依据。

2. 免疫学检查　主要有间接荧光抗体实验（IFA）和酶联免疫吸附实验（ELISA）。此外，DNA 探针已用于丝虫病的诊断。

**（五）防治原则**

1. 普查普治　发现患者及带虫者及时治疗。治疗药物以乙胺嗪为主。大面积的防治，可全民食用含乙胺嗪的食盐。

2. 防蚊灭蚊　采取综合措施，灭蚊防蚊，减少蚊叮咬，切断丝虫病传播。

3. 监测管理　在丝虫病已达到基本控制的情况下，防治工作重点应转入监测管理。

# 第二节　吸虫纲

吸虫纲的各种吸虫形态结构及生活史基本相似。成虫多呈叶状或舌状，少数呈圆柱形（如血吸虫），背腹扁平，两侧对称。有口吸盘和腹吸盘；前端有口、末端无肛门；除血吸虫外，均为雌、雄同体。虫卵多呈椭圆形，均有卵盖（除血吸虫外），其大小、形态、颜色、卵壳、内含物等因虫种不同而异。生活史复杂，生活史都需经历世代交替（有性生殖和无性生殖）及宿主转换现象；其发育期通常包括虫卵、毛蚴、胞蚴、雷蚴、尾蚴、囊蚴、童虫、成虫等阶段；均需螺体作为中间宿主，感染阶段除血吸虫为尾蚴外均为囊蚴，感染途径及方式除血吸虫为经皮肤感染外均为经口感染；成虫寄生于人及其他脊椎动物体内，人为其终宿主，脊椎动物为其保虫宿主，引起的疾病均为人兽共患寄生虫病。

## 一、华支睾吸虫

华支睾吸虫成虫首次被发现于一印度华侨的肝胆管内，又称肝吸虫。成虫寄生在人体的肝胆管内，引起华支睾吸虫病又称肝吸虫病。

### （一）形态

1. 成虫　虫体扁平狭长，前端较窄，后端钝圆，形似葵花籽状，活体半透明。大小一般为（10~25）mm×（3~5）mm。口吸盘位于虫体的前端，腹吸盘位于虫体前1/5处。雌雄同体，2个睾丸呈分支状，前后排列于虫体的后1/3处。

2. 虫卵　形似芝麻，黄褐色。大小为（29~35）μm×（12~20）μm。一端较窄，另一端较钝圆，较窄一端有明显的卵盖，盖周缘隆起形似肩峰，另一端有小疣状突起，卵内含有毛蚴。是常见蠕虫卵中最小的虫卵。

### （二）生活史

成虫寄生于人或哺乳动物（猫、狗等）的肝胆管内。产出的虫卵随胆汁进入消化道，随粪便排出体外。虫卵入水，被第一中间宿主淡水螺（如豆螺、沼螺、涵螺）吞食，在螺的消化道孵出毛蚴，经过胞蚴、雷蚴的无性增殖阶段产生尾蚴，成熟尾蚴从螺体内排出在水中游动，如遇到第二中间宿主淡水鱼、虾，即可侵入其体内发育成囊蚴。囊蚴是肝吸虫的感染阶段。终宿主人或哺乳动物若食入含有活囊蚴的鱼、虾后，囊蚴在十二指肠消化液的作用下脱囊发育为童虫，继而经胆总管逆行至肝内小胆管发育为成虫。从食入囊蚴到粪便中出现虫卵约需1个月左右。成虫的寿命为20~30年（图10-5）。

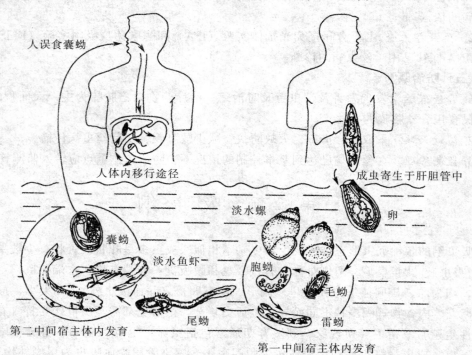

图 10-5　华支睾吸虫形态及生活史

### (三) 致病性

成虫寄生于肝胆管内，导致肝吸虫病。虫体分泌物、代谢产物及虫体活动的机械性刺激，引起胆管炎症，由于管壁增厚、管腔狭窄，加之虫体的阻塞作用，可引起阻塞性黄疸。合并细菌感染，引起胆囊炎、胆管炎。虫体碎片、虫卵、胆管上皮脱落细胞可构成胆石的核心，引起胆石症。

轻者无明显的临床表现，为带虫者；中度感染者可有食欲缺乏、厌油、乏力、上腹部不适、肝区隐痛、肝脏轻度肿大等症状；重度感染者可出现营养不良、肝脾大、腹痛、腹泻、发热、黄疸等症状。晚期患者则出现肝硬化，甚至上消化道大出血、肝性脑病而死亡。儿童严重感染者可引起发育障碍或侏儒症。

### (四) 实验诊断

检获虫卵是确定本病的主要依据。常用各种集卵法查虫卵，检出率高。对粪检阴性的患者，可用十二指肠引流液检查虫卵提高检出率。肝胆手术检获成虫也可确诊。

免疫学诊断具有较高的特异性和敏感性，可弥补粪检阳性率低的不足。

### (五) 防治原则

积极治疗患者和感染者，以吡喹酮为首选药物；做好卫生宣传教育工作，改变饮食习惯和烹调方法，不吃生的或半生的鱼、虾，防止囊蚴感染人体；不用生鱼喂猫、犬等动物，消灭传染源；加强粪便管理，避免未经无害化处理的粪便进入鱼塘，切断传播途径。

## 二、卫氏并殖吸虫

卫氏并殖吸虫成虫主要寄生在人及猫、犬科动物的肺组织内，故又称肺吸虫。引起并殖吸虫病又称肺吸虫病。

### (一) 形态

1. 成虫 虫体肥厚，腹部扁平，背面隆起，似半粒黄豆状。活虫呈红褐色，死虫呈灰褐色。大小为 $(7.5\sim12)mm\times(4\sim6)mm$，长宽之比约为 2:1，厚 $3.5\sim5mm$。有口、腹吸盘各 1 个，口吸盘位于虫体前端，腹吸盘在虫体中横线之前。雌雄同体。卵巢呈指状，与盘曲的子宫左右并列于腹吸盘之后的两侧。睾丸两个，呈分支状，左右并列于虫体后 1/3 处。生殖器官左右并列为本虫的显著形态特征，故称之为并殖吸虫。

2. 虫卵 椭圆形，金黄色，前宽后窄，多不对称。大小为 $(80\sim118)\mu m\times(48\sim60)\mu m$。卵盖较宽，常倾斜，卵壳厚薄不匀，卵内含有 1 个卵细胞和 10 余个卵黄细胞。

### (二) 生活史

成虫寄生在人和猫科、犬科等食肉性哺乳动物的肺部，产出的虫卵随痰或粪便排出。虫卵入水，在适宜温度下约经 3 周发育，孵出毛蚴，并可侵入第一中间宿主川卷螺体内，经胞蚴、母雷蚴、子雷蚴无性繁殖，发育成尾蚴。成熟的尾蚴从螺体排出，侵入第二中间宿主溪蟹、石蟹或蝲蛄体内发育为囊蚴。囊蚴是肺吸虫的感染阶段。终宿主人或食肉性哺乳动物因食入含有活囊蚴的溪蟹、石蟹或蝲蛄而感染。经消化液作用，童虫破囊而出，童虫穿过肠壁进入腹腔，再穿过膈肌，经胸腔到达肺，形成虫囊，发育为成虫。从囊蚴进入体内至虫体发育成熟并产卵需 2~3 个月。成虫寿命一般为 5~6 年，少数可长达 20 年(图 10-6)。

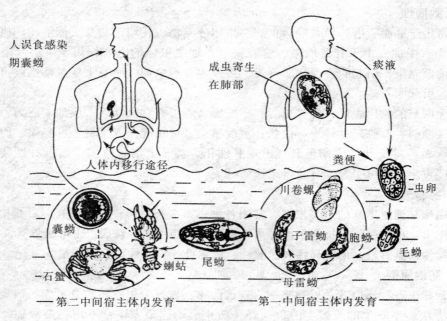

人误食感染
期囊蚴

成虫寄生
在肺部

痰液

人体内移行途径

粪便

虫卵

川卷螺

囊蚴

子雷蚴

胞蚴

毛蚴

石蟹

蝲蛄

尾蚴

母雷蚴

—— 第二中间宿主体内发育 ——　—— 第一中间宿主体内发育 ——

**图10-6　卫氏并殖吸虫形态及生活史**

**（三）致病性**

肺吸虫病主要是由于童虫和成虫在组织器官移行、窜扰、定居、异位寄生所致。童虫在体内移行可引起出血、炎症，轻者表现为厌食、乏力、腹泻、低热等症状，重者可有全身过敏反应、高热、腹痛、胸痛、气短等症状；血中嗜酸性粒细胞比例可达 20%~40%，少数甚至高达 80% 以上，成虫所致慢性肺吸虫病临床表现复杂，可分为胸肺型、腹型、肝型、脑型、皮下型等。

**（四）实验诊断**

1. 病原学检查　痰液或粪便中检出虫卵即可确诊。粪检虫卵以自然沉淀法较好；痰检虫卵的检出率高于粪检法。

2. 免疫学检查　常用方法有皮内试验，酶联免疫吸附试验等。

3. 活组织检查　摘除皮下结节进行检查，若发现童虫，有诊断意义。

**（五）防治原则**

开展健康教育是重要措施，不生吃或半生吃溪蟹和蝲蛄等，不饮生水，以防病从口入是预防感染的关键；加强粪管、水管，严禁用未处理的粪便施肥，以防止虫卵入水；普查普治患者，常用药物吡喹酮等。

## 三、日本裂体吸虫

日本裂体吸虫又称日本血吸虫。成虫寄生于人，牛、马等哺乳动物的门脉-肠系膜静脉系统内，可致日本血吸虫病。除日本血吸虫外，寄生于人体的血吸虫还有埃及血吸虫、曼氏血吸虫、间插血吸虫、湄公血吸虫和马来血吸虫 5 种裂体吸虫。日本血吸虫主要分布在中国、日本、菲律宾及印度尼西亚。我国长江流域及其以南的湖南、湖北、广东、广西、上海、福建等 12 个省、市、自治区均有流行，许多地区已得到基本控制。

**（一）形态**

1. **成虫** 呈长圆柱形，雌、雄异体，雌、雄虫呈合抱状态。雄虫乳白色，大小为（10~20）mm×（0.5~0.55）mm，背腹扁平，自腹吸盘以下虫体两侧向腹面卷曲形成沟槽称抱雌沟。睾丸多为7个，呈串珠状排列。雌虫细长，呈灰褐色，大小为（12~28）mm×（0.1~0.3）mm，常居留于抱雌沟内。有卵巢1个，位于虫体中部，呈长椭圆形。消化系统有口、食管、肠管，肠管在腹吸盘后分为左右两支，延伸至虫体中部之后两肠支汇合成单一盲管，以盲端终止。

2. **虫卵** 成熟虫卵为椭圆形，大小为（74~106）μm×（55~80）μm，淡黄色，卵壳薄，无卵盖，卵壳一侧有一小棘。卵内含有一成熟的毛蚴，毛蚴和卵壳间常可见到大小不等的圆形或椭圆形的油滴状毛蚴分泌物。

**（二）生活史**

成虫寄生于人或其他多种哺乳动物的门脉-肠系膜静脉系统内，以血液为食。雌雄合抱的虫体交配后雌虫产卵，虫卵在宿主肝、肠血管内沉积，沉着于组织内的虫卵约经11天发育成毛蚴。卵内毛蚴分泌溶组织酶，引起肠壁组织坏死，形成嗜酸性脓肿。由于肠蠕动的增强、腹内压力和血管内压力的增高，坏死组织溃破至肠腔，虫卵随粪便排出体外（虫卵大部分沉积于肠、肝等组织内，仅有少部分被排出）。

虫卵入水，在适宜环境下，孵出毛蚴，如遇中间宿主钉螺即主动侵入，在钉螺体内经母胞蚴、子胞蚴的无性繁殖，产生大量尾蚴。尾蚴是日本血吸虫的感染阶段。尾蚴自螺体逸出，上浮到水面下。当终宿主人或哺乳动物皮肤接触到疫水（含尾蚴的水）时，尾蚴即侵入皮肤成为童虫。童虫经小血管或小淋巴管随血流至肺循环进入体循环而达全身各部，但只有到达门脉-肠系膜静脉系统的童虫才能发育为成虫。自尾蚴侵入宿主至成虫产卵至少约需24天。一般在人体感染30天后可在粪便中检到虫卵。成虫在人体内寿命约4.5年，最长可活40年（图10-7）。

**（三）致病性**

日本血吸虫的尾蚴、童虫、成虫、虫卵均可对宿主造成损害，其中以虫卵的损害最为显著。造成损害的主原因是血吸虫各虫期释放的抗原均能诱发宿主产生免疫应答，这些特异性免疫应答的后果是引起一系列免疫病理变化的出现。因此，普遍认为血吸虫病是一种免疫性疾病。

1. **幼虫的致病性** 尾蚴侵入人体皮肤后可致尾蚴性皮炎，局部出现丘疹、红斑和瘙痒。多在接触疫水后数小时出现。尾蚴性皮炎本质上是一种Ⅰ型或Ⅳ型超敏反应。童虫移行时可引起所经脏器的病变。尤以肺部较明显，患者可有发热、咳嗽、咯血、嗜酸性粒细胞增多等症状。

2. **成虫的致病性** 成虫寄生在门脉-肠系膜静脉系统内，可致静脉内膜炎和静脉周围炎。成虫的代谢产物、分泌物、排泄物等，可形成免疫复合物，对肾造成损害，属Ⅲ型超敏反应。临床表现为蛋白尿、水肿、肾功能减退等症状。

3. **虫卵的致病性** 虫卵是日本血吸虫的主要致病阶段，卵内活毛蚴不断释放可溶性抗原刺激宿主发生Ⅳ型超敏反应，形成虫卵肉芽肿。以虫卵为中心的肉芽肿体积较大，常出现中心坏死，形成嗜酸性脓肿，肉芽肿逐渐发生纤维化，病变部位常见于肝脏和结肠。

日本血吸虫病可分为急性、慢性和晚期三期。急性血吸虫病，临床表现为发热、腹痛、腹泻、肝脾大及嗜酸性粒细胞增多，粪检可查到大量虫卵。慢性血吸虫病，临床症状

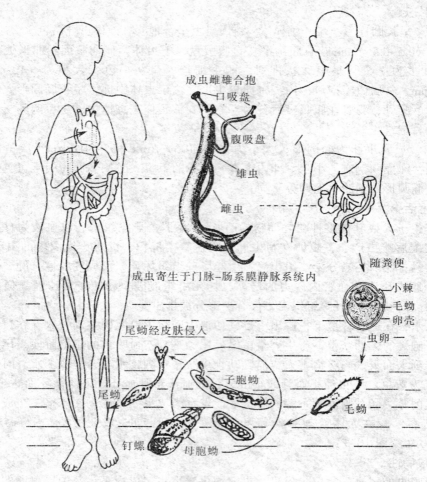

成虫雌雄合抱
口吸盘
腹吸盘
雄虫
雌虫

成虫寄生于门脉-肠系膜静脉系统内

随粪便

小棘
毛蚴
卵壳

虫卵

尾蚴经皮肤侵入

尾蚴

子胞蚴

毛蚴

钉螺　母胞蚴

图 10-7　日本裂体吸虫形态及生活史

不明显或有间歇性腹泻、腹痛、黏液脓血便、肝脾大、消瘦、乏力等症状。晚期血吸虫病，临床表现为肝硬化，巨脾、腹水、门脉高压等，多因上消化道出血，肝性脑病而死亡。儿童重度反复感染可影响生长发育而致侏儒症。

**（四）实验诊断**

1. 病原学诊断　直接涂片法操作简便，可用于诊断急性感染者。但慢性或晚期患者检出率低。自然沉淀法和毛蚴孵化法可提高检出率。直肠黏膜活组织检查适用于粪便中查找虫卵有困难的慢性（尤其晚期）血吸虫病患者。

2. 免疫学诊断　常用方法有皮内试验、环卵沉淀试验、间接血凝试验、酶联免疫吸附试验等。

**（五）防治原则**

1. 普查普治患者及病畜　目前最有效的治疗药物是吡喹酮。

2. 消灭钉螺切断传播途径　查清钉螺分布情况，结合农田水利建设，消除钉螺孳生地。目前，世界卫生组织推荐使用的化学灭螺药为氯硝治疗柳胺。

3. 管好粪便、保护水源、安全用水　管好人、畜粪便和杀灭虫卵及防止虫卵入水是控制血吸虫病的重要环节。

4. 做好个人防护　避免反复感染。

# 第三节　绦虫纲

## 一、链状带绦虫

链状带绦虫又称为猪带绦虫、猪肉绦虫、有钩绦虫。成虫寄生于人体小肠内，可引起猪带绦虫病。幼虫寄生于人或猪的肌肉等组织内，可引起猪囊尾蚴病（又称"猪囊虫病"）。在全世界分布广泛，患者以青壮年为主，农村多于城市，男性多于女性。

### （一）形态

1. 成虫　乳白色，长带状，背腹扁平，雌雄同体，体长2~4m，由700~1000个节片组成，包括头节、颈节和链体。头节近似球形，直径约为1mm，上有4个吸盘及数个小钩，为链状带绦虫附着器官。颈节纤细，具有生发功能。链体分幼节、成节和孕节，幼节呈扁长方形，内含尚未发育成熟的生殖器官；成节呈正方形，内含成熟的生殖器官各1套；孕节较大，为竖长方形，内含充满虫卵的子宫。

2. 虫卵　近似球形，卵壳薄而透明，易脱落。卵壳外层为胚膜，呈棕黄色，有放射状条纹，内含一个球形的六钩蚴。

3. 猪囊尾蚴　俗称"猪囊虫"，卵圆形，白色透明的囊状物，囊内充满透明液体，头节凹入囊内呈白色点状，其构造与成虫头节相似。

### （二）生活史

人是猪带绦虫的唯一终宿主，也可作为中间宿主，猪和野猪是主要的中间宿主。成虫寄生于人体小肠，孕节常数节连在一起从链体上脱落至肠腔，随粪便排出体外。当猪食入孕节或虫卵后，在小肠消化液的作用下孵出六钩蚴，六钩蚴钻入小肠壁，随血循环或淋巴循环到达猪的全身各处，尤其是运动较多的肌肉，约经10周发育为囊尾蚴。含囊尾蚴的猪肉俗称"米猪肉"、"豆猪肉"或"米糁肉"。人因生食或半生食含活囊尾蚴的猪肉而感染，囊尾蚴在小肠内受胆汁的刺激翻出头节并附着于小肠黏膜，经2~3个月发育为成虫并排除孕节和虫卵，成虫寿命可达25年之久（图10-8）。

人作为中间宿主被猪囊尾蚴寄生，引起囊尾蚴病，其感染阶段是虫卵。人体感染猪肉绦虫卵的方式有3种：①异体感染:误食外界虫卵所引起的感染；②自身体外感染：误食自己排出的虫卵而引起的感染；③自身体内感染：由于反胃、呕吐等，患者肠道内成虫脱落的孕节或虫卵随肠道的逆蠕动反流到胃、十二指肠处，卵内六钩蚴孵出而造成感染，这种感染往往十分严重。猪囊尾蚴在人体内可存活3~5年，但无法继续发育为成虫。

### （三）致病性

1. 成虫的致病性　成虫所致猪带绦虫病临床症状不明显，少数患者可出现腹部不适、消化不良、腹胀、腹泻及消瘦等症状，偶尔可致肠穿孔、肠梗阻。

2. 囊尾蚴的致病性　幼虫所致猪囊尾蚴病的危害程度远大于成虫，临床症状随囊尾蚴

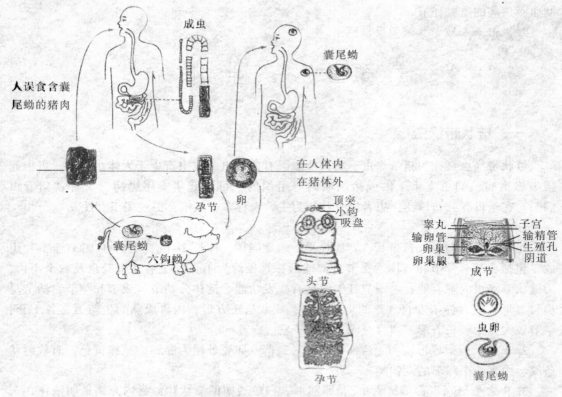

图 10-8　猪带绦虫形态及生活史

寄生的部位、数量、时间长短而定。若寄生在皮下或肌肉，则形成结节，数目可由一至数千个不等，多见于躯干和头部，四肢较少，患者可觉肌肉酸痛无力、发胀、麻木等；若寄生在脑部，可出现头痛、头晕、偏瘫、失语、癫痫等；若寄生在眼部，可出现视力障碍，甚至失明。

**(四) 实验诊断**

检查患者排出的孕节，根据形态特征进行诊断。也可用直接涂片法、饱和盐水漂浮法查患者粪便中的虫卵。手术摘除患者的皮下结节或浅部肌肉的囊尾蚴，镜下发现囊内头节上的吸盘和小钩，即可确诊猪囊尾蚴病。免疫学检查、影像学检查也可进行辅助诊断。

**(五) 防治原则**

1. 注意个人卫生　加强卫生宣传，养成良好的卫生习惯，不食生的或未熟透的猪肉，饭前便后洗手，以防误食虫卵。

2. 加强厕所和猪圈管理　修建和使用符合卫生要求的厕所；改进、规范猪的饲养方法，猪应圈养，控制人畜相互感染。

3. 加强肉类检疫　严格执行卫生检疫制度，加强肉类检疫，及时发现并销毁米猪肉。

4. 积极治疗患者　及时彻底治疗猪带绦虫病患者和囊虫病患者。常用的驱绦虫药物有吡喹酮、甲苯达唑、阿苯达唑等，槟榔、南瓜子合剂疗法效果良好，驱虫的关键是排除绦虫头节。治疗囊虫病视其寄生部位可采用手术摘除、药物（吡喹酮、甲苯达唑、阿苯达唑）驱虫、对症治疗。

## 二、肥胖带绦虫

肥胖带绦虫又称牛带绦虫、牛肉绦虫或无钩绦虫。成虫寄生于人体小肠，引起牛带绦虫病。

牛带绦虫的形态、生活史、致病性、实验室检查、防治原则与猪带绦虫都相似。人为本虫的唯一宿主，牛为中间宿主，人因食入生的或未熟透的含有牛囊尾蚴的牛肉而感染。牛囊尾蚴不寄生于人体，是与猪带绦虫的重要区别。牛带绦虫卵与猪带绦虫卵不易区别，故发现虫卵时，只能诊断为带绦虫病。猪带绦虫与牛肉绦虫的区别（表 10-1）。

表 10-1 猪带绦虫与牛肉绦虫的区别

| 区别点 | 猪带绦虫 | 牛肉绦虫 |
|---|---|---|
| 体 长 | 2~4m | 4~8m |
| 节 片 | 700~1000 节，薄，略透明 | 1000~2000 节，肥厚，不透明 |
| 头 节 | 球形，直径 1mm，有顶突和小钩 | 近似方形，直径 1.5~2.0mm，无顶突和小钩 |
| 成 节 | 卵巢分 3 叶，睾丸 150~200 个 | 卵巢分 2 叶，睾丸 300~400 个 |
| 孕 节 | 子宫分支不整齐，每侧 7~13 支 | 分支整齐，每侧 15~30 支 |
| 囊尾蚴 | 头节有顶突和小钩，可引起人囊尾蚴病 | 头节无顶突和小钩，不寄生于人体 |

## 三、细粒棘球绦虫

细粒棘球绦虫俗称"包生绦虫"，成虫寄生于犬科动物的小肠，其幼虫称为棘球蚴或包虫，寄生于人或其他哺乳动物体内，引起一种严重的人兽共患寄生虫病，称棘球蚴病或包虫病。

### （一）形态

1. 成虫　本虫为绦虫中最小的虫种之一，长为 2~7mm，由头节、颈部及孕节组成。

2. 虫卵　与猪带绦虫卵、牛带绦虫卵相似，光镜下难以区别。

3. 棘球蚴　为圆形或不规则的囊状体。其大小和形态因寄生时间长短、寄生部位和宿主不同而异，其直径从几毫米至数百毫米。棘球蚴由囊壁和囊内容物组成。囊壁分为两层，外层为角皮层，内层为生发层。生发层可向囊内长出原头蚴、生发囊和子囊。囊液又称棘球蚴液，其中漂浮着许多由囊壁脱落而游离的原头蚴、生发囊、子囊，统称为棘球蚴砂。

### （二）生活史

成虫寄生于犬、狼等犬科肉食动物的小肠。孕节或虫卵随粪便排出，污染牧草、水源及周围环境。孕节或虫卵被中间宿主（羊、牛、人）吞食后，在小肠内孵出六钩蚴并穿入肠壁，通过血循环和淋巴循环到达肝、肺等组织器官，再经过 3~5 个月后发育成棘球蚴。含棘球蚴的家畜内脏或组织被犬、狼等终宿主吞食后，囊内原头蚴散出，在小肠内约经 8 周左右时间发育为成虫。在犬科动物肠道中寄生的成虫一般为数百条至数千条。成虫寿命仅为 5~6 个月（图 10-9）。

### （三）致病性

棘球蚴可寄生在人体的任何部位，常寄生于肝、肺等处，引起棘球蚴病。对人体的危

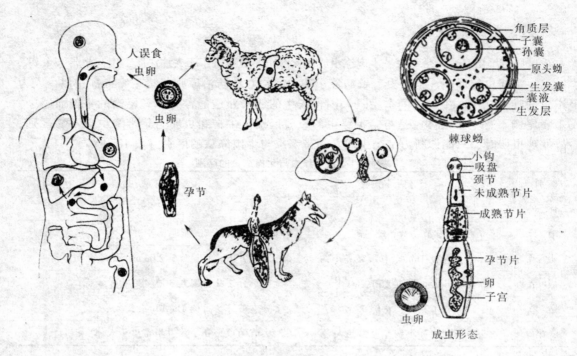

图 10-9　细粒棘球绦虫形态及生活史

害取决于虫体的大小、寄生部位、囊肿数量和寄生时间，机体的反应性以及有无合并症。主要临床表现为：①包块：寄生表浅部位可形成包块，其表面可有棘球蚴震颤；寄生腹腔可形成巨大囊肿，腹部有明显肿大。②局部压迫和刺激症状：随寄生部位的不同可出现不同的表现，如寄生在肝脏可致肝区疼痛，阻塞性黄疸；寄生在肺可致胸痛、咳嗽、咯血等；寄生在脑部可致颅内压增高、头痛、呕吐、癫痫等；寄生在骨内易造成骨折。③过敏症状：可出现荨麻疹、血管神经性水肿等症状。如果棘球蚴发生破裂，大量囊液外流，可导致过敏性休克，甚至死亡。④全身中毒症状：可有食欲下降、消瘦、贫血、发育障碍、恶病质等。

### （四）实验诊断

通过手术从患病部位取出棘球蚴，或从痰液、胸水、腹水及尿中检获棘球蚴碎片或原头蚴等作为确诊依据。免疫学检查可作为辅助诊断。影像学检查亦有助于本病的诊断和虫体的定位。

### （五）防治原则

1. 加强卫生宣教　通过宣传教育，普及防治棘球蚴病知识，养成良好的个人卫生和饮食习惯。

2. 严格处理病畜及加强犬类管理　及时销毁病畜的内脏，防止被犬、狼食入；捕杀病犬，或定期为牧犬驱虫。

3. 积极治疗患者　目前仍以手术为主，还可口服丙硫咪唑、吡喹酮等药物。

## 第四节 医学原虫

医学原虫是单细胞真核动物，属于原生动物门。其个体微小，结构简单，能独立完成维持生命活动的全部生理功能，如摄食、代谢、呼吸、排泄、运动及生殖等。原虫大小、形态因虫种不同而异，其基本结构由细胞膜、细胞质和细胞核三部分构成。

原虫种类繁多，分布广泛，绝大多数营自生或腐生生活，少数营寄生生活。寄生于人体的原虫称为医学原虫，约有50余种。

医学原虫的生活史类型，按传播特点可分为3种：

1. 人际传播型　在生活史中只需一种宿主。原虫在人与人之间直接或间接接触而传播，如阴道毛滴虫。

2. 循环传播型　完成生活史需一种以上的脊椎动物宿主。在两种宿主体内分别进行有性和无性生殖，呈世代交替现象，如弓形虫。

3. 虫媒传播型　完成生活史需经吸血昆虫体内无性和（或）有性生殖，再经叮咬传播给人或动物，如疟原虫。

### 一、溶组织内阿米巴

溶组织内阿米巴又称痢疾阿米巴，主要寄生于人体结肠，引起阿米巴痢疾；有时溶组织内阿米巴可侵入人体肝、肺和脑组织，引起相应器官组织的脓肿和溃疡，导致肠外阿米巴病。

**（一）形态**

1. 滋养体　依据虫体形态、大小、寄生部位和生理特点，分为大滋养体和小滋养体。大滋养体又称组织型滋养体，具有致病性。寄生于结肠黏膜、黏膜下层及肠外器官组织中。虫体运动活泼、形态多变，直径为20~40μm。内外质分界明显，伪足较大，食物泡中可见被吞噬的红细胞；铁苏木素染色后，可见一泡状核，核膜内缘有排列整齐、大小均匀、细小的染色质粒，核仁小而圆，多位于核的中央。小滋养体又称肠腔型滋养体，无致病性，直径为12~30μm，内外质分界不明显，食物泡中可见被吞噬的细菌。细胞核形态与大滋养体相同。

2. 包囊　呈圆球形，直径约10~16μm，经碘液染色后，包囊呈淡黄色，可见到1~4个核。单核和双核包囊是未成熟包囊，囊内可见棕色的糖原泡和透明棒状的拟染色体。四核包囊为成熟包囊，糖原泡和拟染色体均消失。四核包囊是本虫的感染阶段（图10-13）。

**（二）生活史**

溶组织内阿米巴的生活史较为简单，基本过程为：包囊→小滋养体→包囊。四核包囊随污染的食物和水经口侵入人体，移行到至小肠小段，在肠液的作用下，囊内虫体脱囊而出成为四核滋养体，并进一步分裂发育为8个小滋养体，当小滋养体移行至结肠下段时，因营养及水分减少，虫体团缩并形成囊壁，变为1~2个核的包囊，并逐渐发育为成熟的四核包囊随粪便排出体外（图10-10）。

当宿主肠壁受损、肠功能紊乱或免疫力下降时，寄生于肠腔内的小滋养体，可借助其伪足运动和分泌的溶组织酶侵入肠壁组织，吞噬组织细胞和红细胞成为大滋养体，并在肠

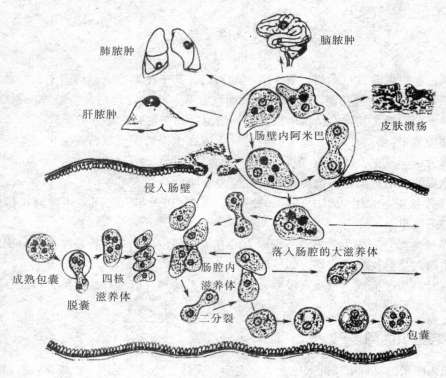

肺脓肿

脑脓肿

肝脓肿

肠壁内阿米巴

皮肤溃疡

侵入肠壁

落入肠腔的大滋养体

成熟包囊

脱囊

四核滋养体

肠腔内滋养体

二分裂

包囊

**图 10-10　溶组织内阿米巴生活史**

壁组织中大量增殖导致肠壁受损引起溃疡性病变。肠壁组织内的大滋养体可随坏死组织落入肠腔，随粪便排出体外而死亡，或者滞留在肠腔中转变为小滋养体。肠壁组织内的大滋养体有时也可随血流侵入肝、肺和脑等肠外组织中进行繁殖，引起肠外阿米巴病。

**（三）致病性**

人体感染后多数表现为无症状的带虫者，少数表现为阿米巴痢疾和肠外阿米巴病。大滋养体借助伪足运动、溶组织酶等作用，在肠壁组织中繁殖扩散，引起液化性坏死，形成口小底大的烧瓶样溃疡，患者出现腹痛、腹泻、里急后重，粪便呈褐色果酱状的脓血黏液便，有特殊的腥臭味，即阿米巴痢疾。有时肠壁组织内的大滋养体可随血流扩散至肝、肺、脑、皮下等部位，可引起阿米巴肝脓肿、肺脓肿、脑脓肿，皮下脓肿等肠外阿米巴病，其中以肝脓肿较为常见。

**（四）实验诊断**

从粪便中检出大滋养体、小滋养体和包囊，或痰液、肝穿刺液检出大滋养体均可确诊。常用检查方法有生理盐水直接涂片法、碘液染色法及包囊浓集法。免疫学检查常用酶联免疫吸附试验、间接血凝试验等作为辅助诊断。

**（五）防治原则**

1. 控制传染源　查治患者和带虫者尤其是对从事饮食行业工作的人员定期进行体检，常用药物有甲硝唑。

2. 加强粪便和水源管理　对粪便进行无害化处理，杀灭包囊，防止粪便污染水源。

3. 加强卫生宣传　注意个人及饮食卫生，消灭苍蝇、蟑螂等。

## 二、疟原虫

疟原虫是疟疾的病原体，由按蚊传播。寄生于人体的疟原虫共有 4 种，即间日疟原虫、恶性疟原虫、三日疟原虫和卵形疟原虫。在我国主要流行的是间日疟原虫，其次是恶性疟原虫，三日疟原虫少见，卵形疟原虫罕见。

### （一）形态

4 种疟原虫在红细胞内的各种期态特征不尽相同，是诊断和鉴别各种疟原虫的主要依据。间日疟原虫（为例）在红细胞内的各期形态如下。

1. 滋养体 为疟原虫在红细胞内最早出现的生长阶段，按发育先后，分为早期滋养体和晚期滋养体。早期滋养体细胞核小，位于虫体的一侧，细胞质少，中间有空泡，虫体多呈环状，故又称为环状体。晚期滋养体细胞核增大，细胞质增多并出现疟色素，整个虫体长大，有时伸出伪足，形状不规则，亦称为大滋养体，而被寄生的宿主红细胞胀大，颜色变淡，出现薛氏小点。

2. 裂殖体 晚期滋养体发育成熟，疟色素增多并集中，细胞核开始出现分裂，此时称为未成熟裂殖体。核继续分裂，胞质也随之分裂并包围每个核，形成相应数目的裂殖子，疟色素集中成团，此时称为成熟裂殖体。

3. 配子体 疟原虫经过数次裂体增殖后，部分裂殖子进入红细胞停止分裂，发育为雌、雄配子体。雌配子体较大，呈卵圆形或圆形，细胞质着色较深，核较致密偏于虫体的一侧。雄配子体较小，呈圆形，细胞质着色较浅，核疏松位于虫体的中央。

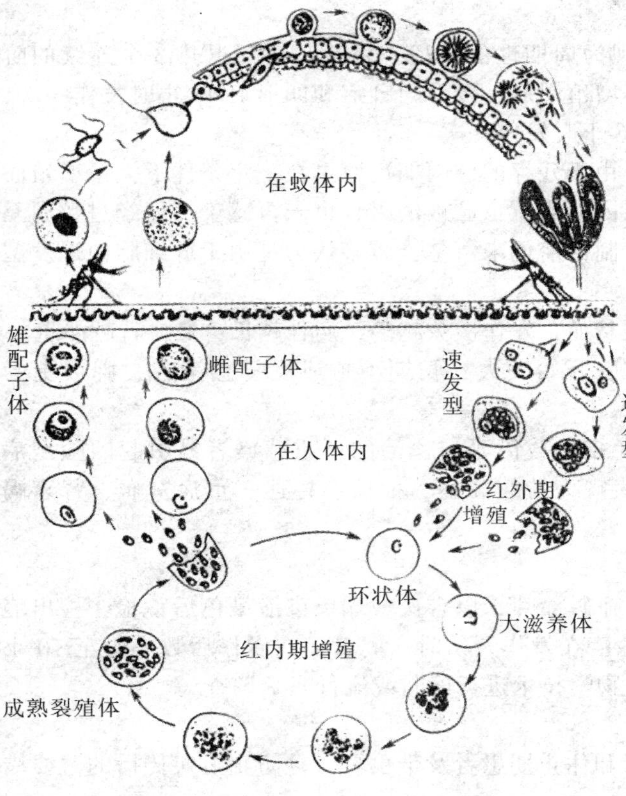

### （二）生活史

疟原虫的生活史分为有性生殖和无性生殖两个时期，有性生殖在按蚊体内完成，按蚊为其终宿主，无性生殖在人体内完成，人为其中间宿主（图 10-11）。

4 种疟原虫的生活史基本相同，间日疟原虫（为例）的生活史。

1. 在蚊体内的发育 雌性按蚊吸食患者或带虫者血液时，在人体红细胞内发育的各期疟原虫随血液被吸入蚊胃，除雌雄配子体继续发育为雌雄配子外，其余各期疟原虫均被消化。雄配子钻进雌配子体内形成合子，合子变长能动发育为动合子，动合子继续发育成囊合子，囊内物质反复分裂释放出成千上万的子孢子，子孢子经蚊血、淋巴汇集于蚊的

图 10-11 疟原虫生活史

唾液腺，发育为成熟的子孢子，当按蚊叮咬人时，子孢子可随蚊唾液进入人体，开始了在人体内的发育。

2. 在人体内的发育　按寄生人体细胞的不同可分为红细胞外期和红细胞内期。蚊体内的子孢子是疟原虫的感染阶段。

（1）红细胞外期　即疟原虫在肝细胞内的发育时期。当按蚊体内的子孢子随唾液进入人体后，侵入肝细胞开始裂体增殖产生大量的裂殖子，肝细胞被胀破释出裂殖子，一部分被吞噬细胞吞噬，一部分侵入红细胞，开始红细胞内的发育。

目前认为子孢子具有遗传学上不同的两种类型，即速发型子孢子和迟发型子孢子。速发型子孢子先完成红外期的发育；而迟发型子孢子需经过一段时间的休眠后，才完成红外期的裂体增殖，是导致疟疾复发的根源。

（2）红细胞内期　即疟原虫在红细胞内的发育时期。红外期的裂殖子进入血液后，很快侵入红细胞并发育为早期滋养体。经晚期滋养体、未成熟裂殖体，最后形成含有一定数量裂殖子的成熟裂殖体。红细胞破裂后，释出的裂殖子部分被吞噬细胞吞噬消灭，其余继续侵入邻近正常的红细胞，重复红细胞内期的裂体增殖过程。

疟原虫经过几代红细胞内期裂体增殖后，部分裂殖子侵入红细胞后不再进行裂体增殖，而是直接发育成雌、雄配子体。如此时被按蚊刺吸血液时，则进入按蚊体内开始发育。

### （三）致病性

疟原虫的致病阶段是红细胞内期，疟原虫的子孢子侵入人体后到临床发作前，需经过一段时间的潜伏期。

1. 疟疾发作　疟疾的典型发作表现为周期性的寒战、发热、出汗退热3个连续的阶段。发作周期与疟原虫红细胞内期裂体增殖周期一致，间日疟和卵形疟48小时发作一次，三日疟72小时发作一次，恶性疟36~48小时发作一次。

2. 再燃与复发　疟疾初发停止后，由于残存的红内期疟原虫在一定条件下大量增殖而引起的发作称为再燃。疟疾初发患者红内期疟原虫已被消灭，也未再感染，但经过数周至年余又出现疟疾发作称为复发。复发机制目前仍未清楚，较多认为是由于肝细胞内迟发型子孢子结束休眠所造成的

3. 贫血　疟疾发作几次后，可出现贫血，发作次数越多，病程越长，贫血就越严重。

4. 脾大　疟疾初发3~4天后，脾脏开始肿大，长期不愈或反复感染者，脾大更为明显。

5. 凶险型疟疾　流行区儿童、无免疫力或因延误诊治的严重感染者易引起凶险型疟疾。其中以脑型疟疾最为常见，患者表现为持续高热、抽搐、昏迷、重症贫血、肾衰竭等，死亡率高。临床上多见于恶性疟患者。

### （四）实验诊断

从受检者耳垂或手指采血作薄、厚血膜涂片，以吉氏或瑞氏染液染色后镜检，检出疟原虫即可确诊。要注意采血时间，恶性疟在发作开始时，间日疟在发作后数小时至10小时采血。也可利用免疫学方法和分子生物学技术进行诊断或流行病学调查。

### （五）防治原则

1. 控制传染源　普查普治现症患者和休止期患者及带虫者，是防止疟疾传播的重要措施。常用药物有氯喹、乙胺嘧啶等。

2. 做好疟疾监测和预防服药　是保护易感者、防止流行区疟疾传播的有效手段。常用药物有氯喹、乙胺嘧啶、磺胺等。

3. 防蚊灭蚊　是切断疟原虫传播途径、消灭疟疾的重要方法。

### 三、杜氏利什曼原虫

杜氏利什曼原虫致病性较强，虫体主要侵犯肝、脾、骨髓等器官，引起内脏利什曼病，又称黑热病。

#### (一) 形态

1. 无鞭毛体　又称利杜体，常寄生于巨噬细胞内。虫体呈卵圆形，胞核大而圆，位于虫体一侧。核旁有一动基体，呈细小杆状，动基体之前有一点状基体，基体发出一条根状丝。

2. 前鞭毛体　又称鞭毛体，寄生于白蛉消化道内。虫体呈梭形，核位于虫体中部，前端有动基体、基体以及由基体发出并游离于虫体外的一根鞭毛。鞭毛不停摆动，虫体运动活泼。

#### (二) 生活史

杜氏利什曼原虫生活史需要两个宿主即白蛉和人或哺乳动物，犬是重要的保虫宿主。

1. 在白蛉体内的发育　当雌性中华白蛉刺吸患者或被感染动物的血液时，血液中的无鞭毛体被吸入胃内并逐渐发育为前鞭毛体。前鞭毛体以二分裂法进行增殖的同时，虫体不断向前胃、食管和咽部移行，最后聚集在口腔及喙。

2. 在人体内的发育　当携有前鞭毛体的雌性白蛉刺吸人血液时，前鞭毛体随唾液进入人体。部分前鞭毛体被白细胞吞噬消灭，另一部分进入巨噬细胞寄生，虫体逐渐变圆，失去鞭毛的体外部分而成为无鞭毛体，无鞭毛体继续增殖，最终导致巨噬细胞破裂而释出无鞭毛体。游离的无鞭毛体又侵入其他巨噬细胞并随血流到达全身，特别是在肝、脾、骨髓、淋巴结等部位重复进行二分裂增殖 (图 10-12)。

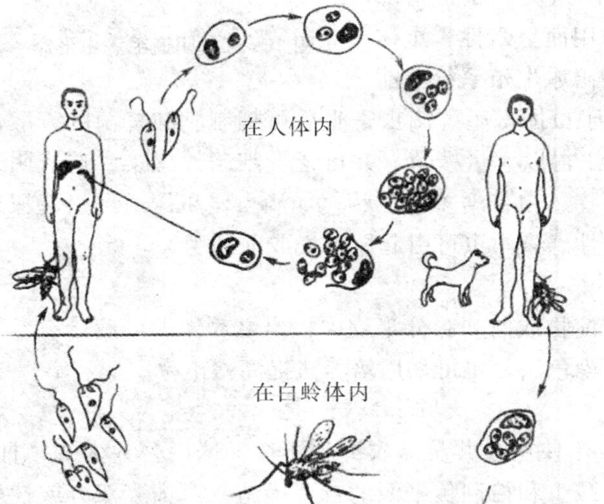

图 10-12　杜氏利什曼原虫生活史

#### (三) 致病性与免疫性

人感染杜氏利什曼原虫后，经过几个月或更长时间的潜伏期后发病。内脏利什曼病主要表现为肝、脾及淋巴结肿大，尤以脾大和功能亢进为突出。由于血细胞遭受大量破坏，血液中红细胞、白细胞和血小板减少，表现为不规则发热、贫血、鼻出血及牙龈出血等症状。皮肤利什曼病表现为皮肤红色斑疹、结节等症状。

病后可获得牢固的免疫力。

#### (四) 实验诊断

常用骨髓穿刺液涂片镜检，也可采用淋巴结、脾脏穿刺液涂片镜检病原体。亦可用免疫学方法检测，如 ELISA、间接血凝试验等。

**（五）防治原则**

查治患者，捕杀病犬，灭蛉防蛉等措施可有效预防本病的发生。药物治疗常用葡萄糖酸锑钠、戊烷脒等。

## 四、阴道毛滴虫

阴道毛滴虫是一种常见的泌尿生殖道寄生虫，主要侵害女性阴道、尿道，以及男性尿道和前列腺，引起滴虫性阴道炎、尿道炎和前列腺炎，是以性传播为主的一种传染病。

**（一）形态**

阴道毛滴虫仅有滋养体形态，呈梨形或椭圆形，体长 7~23μm。活体无色透明，有折光性，体态多变。虫体前端有一泡状核，核上缘有 5 颗排列成环状的基体，并由此发出 4 根前鞭毛和 1 根后鞭毛。后鞭毛向后一侧伸展，连接波动膜外缘。虫体可借助于鞭毛的摆动前进，以波动膜的波动产生旋转式运动。1 根轴柱纵贯虫体中央并于后端伸出体外（图 10-13）。

**（二）生活史**

阴道毛滴虫生活史简单，仅有滋养体期。滋养体通过直接或间接方式侵犯人体，主要寄生在女性阴道、尿道或男性尿道、前列腺等部位，以二分裂方式增殖。

**（三）致病性**

阴道毛滴虫主要引起女性滴虫性阴道炎。正常情况下女性阴道的内环境由于乳酸杆菌的作用而呈酸性，虫体较难寄生。当妇女月经、妊娠、产后及泌尿生殖系统功能

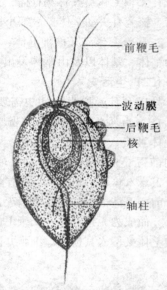

图 10-13　阴道毛滴虫形态

（图中标注：前鞭毛、波动膜、后鞭毛、核、轴柱）

失调时，阴道内 pH 值接近中性，有利于虫体寄生。滴虫寄生后可抑制乳酸杆菌的产酸作用，使阴道内的 pH 值进一步升高，滴虫得以大量繁殖，并可继发细菌性感染，造成阴道黏膜发生炎性病变。临床表现为外阴瘙痒、白带增多等症状。如滴虫侵犯尿道可引起尿道炎，表现为尿频、尿急和尿痛症状。男性感染本虫可引起尿道炎或前列腺炎。

**（四）实验诊断**

从阴道后穹隆处的分泌物、尿液沉淀物或前列腺分泌物中检出滋养体即可确诊。常用方法有生理盐水涂片法、悬滴法和涂片染色法。也可采用培养法提高检出率。

**（五）防治原则**

注意个人卫生，特别是经期卫生，不使用公共游泳衣裤和浴具，慎用公共坐式马桶，提倡沐浴。及时治疗带虫者和患者，是减少和控制传染源的首要措施，对夫妻双方或性伴侣应同时治疗。治疗首选甲硝唑，局部治疗可用滴维净或 1:5000 高锰酸钾溶液冲洗。

## 五、刚地弓形虫

刚地弓形虫又称弓形虫，可广泛寄生于人或多种动物有核细胞内的原虫，引起人兽共患的

弓形虫病。特别是先天性弓形虫病，可影响胎儿发育，导致畸形、死胎、流产等，危害较大。

**（一）形态**

1. **滋养体** 呈半月形或香蕉形，内有 1 个细胞核。滋养体以无性生殖方式在宿主细胞**内增殖**而形成假包囊，假包囊内含数个至 20 多个滋养体。因囊内的滋养体增殖迅速，故**称为速殖子**。

2. **包囊** 圆形或卵圆形，具有一层富有弹性的坚韧囊壁，内含数个至数百个滋养体。因囊内的滋养体增殖缓慢，故称为缓殖子。

3. **卵囊** 又称囊合子，呈椭圆形或圆形，具有两层光滑透明的囊壁，成熟卵囊内含 2 个孢子囊，每个孢子囊内有 4 个新月形的子孢子。

**（二）生活史**

弓形虫生活史较复杂，需要两个宿主，分别进行无性生殖和有性生殖。在猫科动物体内完成有性生殖，同时也进行无性生殖，因此猫是弓形虫的终宿主和中间宿主。在人或其他动物体内只能完成无性生殖，为中间宿主（图 10-14）。

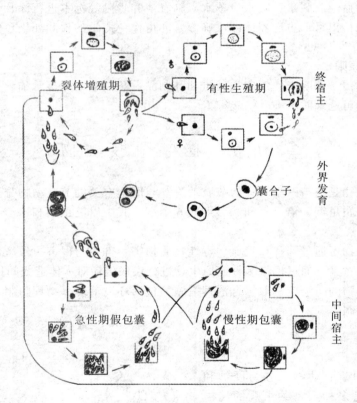

图 10-14　刚地弓形虫生活史

1. **在中间宿主体内的发育** 当猫或其他猫科动物粪便中的包囊或假包囊随食物进入人体后，在小肠内排出子孢子、速殖子或缓殖子，并侵入肠壁经血液淋巴循环扩散至全身各个组织器官中，如脑、肝、心、骨骼肌等处，在有核细胞内发育为滋养体并进行无性生殖**形成假包囊**。囊内速殖子增殖到一定数量，假包囊破裂，速殖子释出又侵入新的细胞中进行增殖。在免疫力正常的机体，部分速殖子侵入宿主细胞后增殖速度减缓而转化为缓殖子，并形成包囊。包囊和假包囊是弓形虫在中间宿主之间、中间宿主与终宿主之间相互传播的主要感染阶段。

2. 在终宿主体内的发育　当猫或其他猫科动物吞入含有卵囊、包囊或假包囊的食物而感染。囊内的速殖子、缓殖子或子孢子在小肠内排出，侵入小肠上皮细胞内发育为裂殖体并进行裂体增殖。经数代增殖后，部分裂殖子发育为雌雄配子体，并继续发育成雌雄配子，两者受精成为合子，并最终发育为卵囊，卵囊从上皮细胞脱落进入肠腔随粪便排出体外。

**（三）致病性**

弓形虫病可分为先天性和后天性两种。先天性弓形虫病为妇女在孕期感染弓形虫后，虫体经胎盘传播给胎儿，导致胎儿流产、早产、死产、畸形等；后天性弓形虫病为经口摄入被包囊或卵囊污染的动物肉类而感染，最常见的表现为淋巴结肿大，伴发热、虚弱乏力等症状。若是恶性肿瘤、器官移植、免疫缺陷等免疫力低下的人感染弓形虫，则易引发眼、脑、多器官的损害，如艾滋病患者常并发弓形虫脑炎而死亡。

**（四）实验室检查**

采集患者的血液、胸水、腹水、羊水、脑脊液和骨髓等标本进行涂片染色，动物接种或细胞培养，如检出弓形虫滋养体即可确诊。亦可作免疫学的检测如染色实验、间接血凝试验、ELISA等。

**（五）防治原则**

加强卫生宣传，不吃未熟的肉类、蛋和乳制品；孕妇应避免接触猫，并定期作弓形虫检查；治疗药物可选磺胺嘧啶、螺旋霉素。

# 第五节　医学节肢动物

医学节肢动物是指与医学有关的节肢动物。与医学有关的节肢动物分属于昆虫纲、蛛形纲、甲壳纲、唇足纲、倍足纲和蠕形纲共6个纲，其中以昆虫纲和蛛形纲与人类疾病关系最为密切。

医学节肢动物可通过骚扰和吸血、毒性物质损害、寄生与侵害、致敏作用等方式对人体造成直接危害；也可通过携带多种病原生物进行疾病传播对人体造成间接危害。

医学节肢动物的防治应采取综合治理措施，包括环境治理、物理防制、化学防制、生物防制、法规防制等。

## 一、蜱

蜱为蛛形纲节肢动物，分为硬蜱和软蜱两大类，是多种人畜共患病的传播媒介和储存宿主。

虫体呈椭圆形，未吸血时腹背扁平，背部稍隆起，体长为2~10mm，饱吸血液后可达15~30mm。虫体分颚体和躯体两部分，无翅，成足4对，硬蜱背面有盾板，软蜱无盾板（图10-15）。

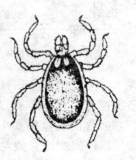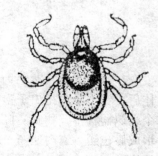

图10-15　蜱成虫形态

蜱发育过程分为卵、幼虫、若虫、成虫4期。幼虫、若虫和成虫均可刺吸人和动物血液。主要孳生于森林、草原、动物巢穴等处。

蜱叮刺吸血时可损伤宿主局部组织，引起局部组织充血、水肿等，某些硬蜱唾液内含有麻痹神经的毒素，释入人体后可引起肌肉麻痹，严重可导致蜱瘫痪。传播的疾病主要有：森林脑炎、新疆出血热、Q热、蜱媒回归热等。

预防应采取清除孳生地、清洁畜舍、化学消杀和做好个人防护等综合措施。

## 二、螨

螨为蛛形纲节肢动物，危害人体的螨有以下几种：

### （一）恙螨

恙螨仅幼虫寄生于人和动物体，尤以鼠类多见。恙螨幼虫椭圆形，呈红、橙、乳白色或淡黄色，大小为0.2~0.5mm。体分为颚体和躯体两部分，足有3对，背有盾板（图10-16）。

恙螨孳生于地势低洼、潮湿、杂草丛生、鼠类较多的地方，生活史分卵、前幼虫、幼虫、若蛹、若虫、成蛹及成虫7个阶段。幼虫主要寄生于人体的腋窝、腹股沟、阴部等处，在叮咬部位出现恙螨性皮炎，有时可继发细菌性感染。恙螨可通过吸血传播恙虫病。预防以搞好环境卫生、灭鼠、药物灭螨及做好个人防护为主。

### （二）疥螨

疥螨是一种永久性寄生螨，寄生于人和哺乳类动物皮肤表皮层内，可引起疥疮。寄生于人体的疥螨称为人疥螨。成虫呈类圆形，大小为0.2~0.5mm，背面隆起，由颚体和躯体组成，足有4对（图10-17）。

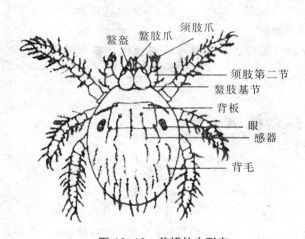

图10-16 恙螨幼虫形态

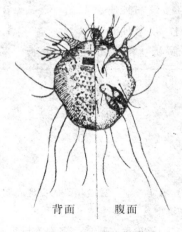

图10-17 疥螨成虫形态

疥螨的生活史包括卵、幼虫、前若虫、后若虫及成虫5个阶段。疥螨寄生于人体皮肤薄嫩处如指缝、腕部屈面、肘窝、腹股沟、足趾间等，以角质层组织和淋巴液为食并形成隧道。疥螨对人体的致病作用主要是啮食角质层组织，虫体分泌物、排泄物及其分解物的异物刺激和致敏作用，表现为皮肤炎症、奇痒及继发感染等。疥螨通过直接和间接接触传播。从病变部位发现隧道，检出虫体即可确诊。预防措施主要为加强卫生宣传，注意个人卫生，避免与患者接触或使用患者衣物；及时治疗患者，消毒污染的衣物；常用药物有硫黄软膏、苯甲酸苄酯擦剂等。

### （三）蠕形螨

蠕形螨又称毛囊虫，虫体细长似蠕虫状，是一种永久性皮肤寄生螨。寄生于人体的蠕形螨有两种即毛囊蠕形螨和皮脂蠕形螨，成虫乳白色，长0.1~0.4mm，由颚体、足体和末体3部分组成（图10-18）。

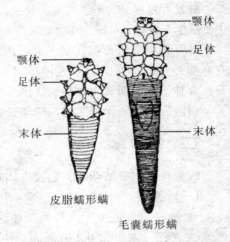

图10-18　蠕形螨成虫形态

蠕形螨生活史包括卵、幼虫、前若虫、若虫和成虫5个阶段。蠕形螨寄生在人体的毛囊和皮脂腺内，以上皮细胞、腺细胞和腺分泌物为食。本虫为条件性致病螨，通过直接或间接接触传播，多数人感染后为携带者。临床发现本虫与酒糟鼻、痤疮、脂溢性皮炎等有密切关系。

常采用挤压涂片法或透明胶纸黏取法进行检查。预防蠕形螨感染，要注意个人卫生，不要使用患者和带螨者的毛巾、脸盆、衣物等。治疗可用硫黄软膏涂擦，或口服甲硝唑等。

## 考点链接

早期蛔虫堵塞性肠梗阻是

A. 绞窄性肠梗阻　　　　B. 单纯性肠梗阻　　　　C. 麻痹性肠梗阻

D. 痉挛性肠梗阻　　　　E. 慢性肠梗阻

解析：蛔虫团或其他异物等肠内容物堵塞肠腔，是单纯性肠梗阻。**参考答案：B。**

# 综合测试

（一）名词解释

1. "异嗜症"　2. 微丝蚴的夜现周期性　3. 尾蚴性皮炎　4. 再燃　5. 复发

（二）填空题

1. 蛔虫的感染率农村_____城市，儿童_____成人。因其具有_____的习性，最常引起_____等并发症。

2. 寄生于人体的钩虫有_____和_____两种，其感染阶段为_____，成虫寄生小肠引起_____。

3. 蛲虫感染率最高的人群是_____。蛲虫病最主要的症状是_____。

4. 肝吸虫、肺吸虫成虫分别寄生于人体的_____、_____其感染方式是_____，其感染阶段是_____。

5. 日本血吸虫雌雄虫呈_____状态，寄生于_____、对人致病作用最为显著的发育阶段是_____。

6. 丝虫寄生于人体_____。可致慢性期阻塞性病变，由于阻塞部位不同，患者可出现_____、_____、_____等等。

7. 猪带绦虫成虫虫体主要由_____、_____、_____组成，其中虫卵外层为_____，成虫寿命一般为_____，引起_____病；"米猪肉"是指猪肉中含有_____。

8. 人体感染囊尾蚴病的感染方式有_____、_____、_____三种。

9. 寄生在人体的疟原虫有_____种，我国以_____最为常见，在人体红细胞内期的发育阶段分别为_____、_____、_____，疟疾的传播媒介为_____。

10. 疟原虫寄生于人体的_____细胞内和_____细胞内。

11. 阴道毛滴虫只有_____发育阶段，通过_____方式传播，主要引起_____病。

12. 与优生优育有密切关系的人体寄生虫是_____。

（三）A1 型题

1. 蛔虫对人的致病作用很多，最严重的危害在于
   A. 成虫寄生导致的并发症　　　　B. 肺组织损伤　　　　C. 夺取营养
   D. 幼虫移行时对肺部的损伤　　　E. 消化功能紊乱

2. 诊断蛔虫病最常用的病原学方法是
   A. 生理盐水涂片法　　　　B. 饱和盐水漂浮法　　　　C. 水洗沉淀法
   D. 幼虫孵化法　　　　　　E. 碘液涂片法

3. 引起人体长期慢性失血而致缺铁性贫血的线虫是
   A. 蛔虫　　B. 钩虫　　　C. 蛲虫　　　D. 丝虫　　　　　E. 日本血吸虫

4. 钩虫最重要的感染方式为
   A. 经口感染　　　　　B. 经皮肤黏膜感染　　　　C. 经 "肛-手-口" 途径感染
   D. 接触感染　　　　　E. 媒介节肢动物叮咬感染

5. 最常用的检查蛲虫卵的方法是
   A. 直接涂片法　　　　B. 毛蚴孵化法　　　　C. 饱和盐水漂浮法
   D. 自然沉淀法　　　　E. 透明胶纸法

6. 丝虫的感染方式为
   A. 经口感染　　　　　B. 经皮肤黏膜感染　　　　C. 经输血感染
   D. 接触感染　　　　　E. 媒介节肢动物叮咬感染

7. 下列哪项与肝吸虫病的流行无关
   A. 水中有豆螺　　　　B. 饮食习惯不良　　　　C. 淡水鱼、虾的存在
   D. 粪便入水　　　　　E. 溪蟹、蝲蛄

8. 肺吸虫感染是由于
   A. 误食虫卵污染的食物　　B. 接触含有尾蚴的疫水　　C. 食入水生植物
   D. 食入带有活囊蚴的鱼虾　E. 食入带有活囊蚴的蝲蛄

9. 日本血吸虫的中间宿主是
   A. 豆螺　　　B. 川卷螺　　　C. 沼螺　　　D. 钉螺　　　E. 涵螺

10. 感染阶段为感染期虫卵的是
    A. 蛔虫　　B. 钩虫　　　C. 疟原虫　　　D. 血吸虫　　　E. 猪带绦虫

11. 生活史中不经过肺部的寄生虫是
    A. 蛔虫　　B. 钩虫　　　C. 蛲虫　　　D. 肺吸虫　　　E. 血吸虫

12. 猪带绦虫虫卵内含有

    A. 尾蚴         B. 毛蚴         C. 六钩蚴         D. 雷蚴         E. 胞蚴

13. 预防猪带绦虫病的关键是

    A. 粪便管理         B. 猪圈与人厕分离         C. 肉类检疫

    D. 治疗患者         E. 不食生猪肉

14. 棘球蚴在人体最常见的寄生部位是

    A. 肌肉         B. 骨         C. 肝         D. 肺         E. 脑

15. 棘球蚴病禁忌作诊断性穿刺的主要原因是

    A. 出血，感染         B. 感染，继发性棘球蚴病         C. 过敏性休克，出血

    D. 过敏性休克，继发性棘球蚴病         E. 继发性棘球蚴病，出血

16. 疟原虫的传播媒介是

    A. 按蚊         B. 伊蚊         C. 巨蚊         D. 库蚊         E. 曼蚊

17. 疟疾的典型发作主要症状是

    A. 出汗、寒战、发热         B. 恶心、呕吐、头昏         C. 寒战、发热、出汗

    D. 出汗、发热、寒战         E. 恶心、黄疸、休克

18. 痢疾阿米巴的感染阶段是

    A. 单核包囊         B. 双核包囊         C. 四核包囊

    D. 多核包囊         E. 滋养体

19. 最常见的肠外阿米巴病是

    A. 脑脓肿         B. 肝脓肿         C. 肺脓肿         D. 皮肤脓肿         E. 肠脓肿

20. 阴道毛滴虫的致病作用在于

    A. 吞食阴道上皮细胞         B. 机械损伤作用         C. 免疫病理作用

    D. 毒性作用         E. 改变阴道环境的 pH 值

21. 人疥螨对人体的主要危害是

    A. 吸入引起超敏反应         B. 传播引起虫媒病         C. 寄生引起皮炎

    D. 侵入引起幼虫移行症         E. 酒渣鼻

（四）简答题

1. 列表比较人吸虫的寄生部位、宿主、感染阶段、感染方式和所致疾病。

2. 简述蛔虫、钩虫、蛲虫、日本血吸虫的防治原则。

3. 疟疾的发作、再燃、复发各是怎样引起的？

4. 囊虫病的感染方式有几种？哪种感染方式最为严重？

（蔡德周　张永添）

# 实验指导

## 实验目的与要求

病原生物与免疫学基础实验教学的目的是：熟悉和掌握本学科的基本实验技能，加深对基本理论和基本知识的理解；通过无菌操作，建立无菌观念；培养学生的动手能力、观察能力和分析问题、解决问题的能力，使学生养成实事求是的工作态度和科学严谨的工作作风，为今后的临床实践打下扎实的基础。实验教学形式分教师示教和学生操作两种。

为了提高实验课教学效果，要求学生必须做到以下几点：

1. 每次实验课前务必做好预习，预写实验报告，明确实验目的、原理、内容、方法、操作中应注意的问题等。

2. 在实验过程中，严格按照实习指导规定的步骤，依次进行，不急不躁，避免或减少错误的发生。

3. 必须真实地记录实验结果，如出现与理论不符的结果，要认真进行分析，查找原因，得出结论。实验完成后，要及时写出实验报告。

## 实验室规则

1. 进入实验室前必须穿好工作服，系好衣扣和袖口，戴好工作帽。离开实验室时，必须脱下工作衣帽反折后带出，必须用肥皂或消毒液把手洗净。

2. 进入实验室只带必要的文具、实习指导、实验报告，其他物品一律不准带入。

3. 实验室内严禁吸烟、饮食或把笔、纸片等含于口内。

4. 实验室内要保持安静、整洁。严禁喧哗，每次实验结束后，所用物品必须放回原处，整理清洁桌面。

5. 凡具有传染性的培养基、带菌材料、器具等，必须按要求进行消毒灭菌处理，不得随便乱放或用水冲洗。未经许可不得将实验室内的任何物品带出室外。

6. 实验过程中一旦发生意外，如吸入菌液、划破皮肤、细菌污染实验台或地面等，应立即报告指导教师，由教师指导及时处理，不得擅自处理或不报告。

7. 要爱护实验室公物，注意节约水、电和实验材料。不准随意调试培养箱、水浴锅、电冰箱等实验设备。

8. 每次实验课后，由值日生负责搞好卫生，关好水、电、门窗。

# 实验一 细菌的形态和结构观察

## 一、显微镜油镜的使用及保护方法（操作）

**【目的】**

掌握显微镜油镜的使用与保护方法。

**【材料】**

显微镜、香柏油、二甲苯、擦镜纸。

**【方法】**

1. 显微镜的构造

显微镜的构造按其作用分为机械和光学两部分。

（1）机械部分

镜筒：是光线的通路，上端装目镜，下端与物镜转换器相连。

物镜转换器：是镜筒下方的一个圆盘结构，用以安装不同放大倍数的物镜，可按顺时针或逆时针方向旋转，又称旋转盘。

镜臂：是支持镜筒和镜台的结构，也是显微镜的握持部。

载物台：是放置被检标本玻片的平台，中央有通光孔，上有标本推进器（带有固定夹），用以固定和移动标本。

调焦器：又称调焦螺旋，在镜台后方两侧，一般设有粗、细两个调焦螺旋，通过升降镜筒，调节物镜与被检标本之间的焦点距离。

镜柱：是连接镜臂与镜座的支柱。

镜座：是显微镜的基座，位于最底部。有的显微镜在镜座内装有光源。

（2）光学部分

目镜：安装在镜筒的上端，一般由两个透镜组成，其上刻有放大倍数，如 5×、10×、15×。

物镜：安装在物镜转换器上，有低倍镜（10×）、高倍镜（40×或45×）、油镜（90×或100×）。

聚光器及光圈：在载物台下方，调节视野明暗度。在聚光器下方有一调节螺旋，使其上升光线增强，反之光线变弱。光圈外侧有一小柄，旋转可使光圈孔径开大或缩小，以调节光线强弱。

反光镜：有平凹两面，可以自由转动，使光线反射到聚光器。

2. 显微镜的使用和保护方法

（1）拿显微镜时，必须用右手紧握镜臂，左手托着镜座，平衡地将显微镜放置在实验台（桌）上，位于自己身体的左前方，离桌子边缘10cm左右，右侧放记录本或绘图纸。

（2）使用显微镜时，必须端坐，勿使载物台倾斜，以防液体标本或香柏油流出。

（3）带光源的显微镜打开光源，用亮度调整旋钮调节光线强弱；以自然光为光源时，反光镜用平面；以灯光为光源时，反光镜用凹面。

（4）将玻片标本置载物台上，用推进器上的固定夹固定。先用低倍镜对好光线，然后使用油镜，升高聚光器并放大光圈。

（5）使用油镜观察时，先在玻片标本上加一滴香柏油，然后转动粗调节螺旋使镜筒慢慢下降至油镜头浸入油内，同时从侧面观察勿使油镜头与玻片相碰，以免损坏镜头。

（6）一边看目镜，一边向上慢慢转动粗螺旋，当看到物像后，再旋转细螺旋对焦，直至物像完全清晰为止。

油镜原理：由于油镜的透镜很小，光线自标本玻片透过进入空气时，有些光线因折射不能进入油镜透镜，射入透镜的光线较少，物像显现不清楚；若在标本玻片和油镜之间加上与玻璃折光率（n=1.520）相近的香柏油（n=1.515），即可减少光线的折射，进入油镜的光线较多，增加视野光亮度，提高分辨率，获得清晰物像（实验图1）。

（7）油镜用完后，应以擦镜纸（切勿用手、布或其他纸类等）拭去香柏油，如油已干或透镜模糊不清时，可用擦镜纸浸蘸少许二甲苯擦净，并用干擦镜纸擦去二甲苯，以免透镜脱胶。然后将物镜转成"八"字形，下降镜筒和聚光器到底，用布罩好放入镜箱内。

（8）显微镜使用时要轻拿轻放，不能倾斜；不得任意拆卸显微镜上的任何零件，严禁随意拆卸物镜镜头。

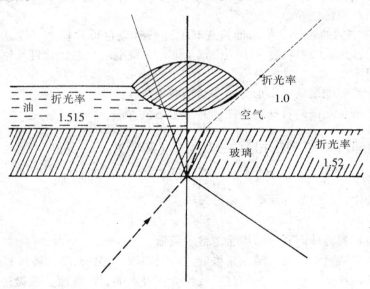

**实验图1　油镜原理示意图**

（9）强酸、强碱、氯仿、乙醇、乙醚等均能脱漆或损坏机件，使用时应注意不能与其接触。

（10）显微镜平时置干燥处保存，以防止透镜受潮发霉，也要避免阳光直接照射。

【实验报告】

写出显微镜的使用和维护方法。

## 二、细菌的基本形态与特殊结构观察（示教）

【目的】
学会细菌的基本形态与特殊结构的观察。

【材料】
1. 革兰染色标本
（1）球菌　葡萄球菌、链球菌、脑膜炎奈瑟菌。
（2）杆菌　大肠埃希菌、痢疾志贺菌、炭疽芽胞杆菌、白喉棒状杆菌、结核分枝杆菌。
（3）螺形菌　水弧菌或霍乱弧菌。
2. 特殊染色标本
（1）荚膜　肺炎链球菌、产气荚膜梭菌。
（2）芽胞　破伤风芽胞梭菌、炭疽芽胞杆菌。
（3）鞭毛　变形杆菌、伤寒沙门菌。

【方法】
1. 细菌基本形态的观察　使用油镜观察上述革兰染色玻片标本，注意观察各菌的形态、大小、排列及染色性等。
2. 细菌特殊结构的观察　使用油镜观察上述特殊染色玻片标本，注意观察荚膜的位置、厚度及染色，芽胞的形状、大小、位置及染色，鞭毛的形态、数目及位置等。

【实验报告】
1. 绘出镜下所见细菌的基本形态图，并注明染色性。
2. 绘出镜下所见细菌的特殊结构图，并注明染色方法。

## 三、细菌涂片标本制备和革兰染色法（操作）

【目的】
掌握细菌涂片标本的制备及革兰染色方法。

【材料】
1. 菌种　表皮葡萄球菌和大肠埃希菌混合菌液。
2. 染液　革兰染色液一套（结晶紫染液、卢戈碘液、95%乙醇、稀释苯酚复红染液）。
3. 其他　接种环、载玻片、酒精灯、玻片夹、吸水纸、冲洗瓶、显微镜、香柏油、擦镜纸等。

【方法】
1. 涂片　左手持菌液试管，右手持接种环在酒精灯火焰上烧灼灭菌，冷却后从试管中蘸取混合菌液 2~3 接种环，在洁净无脂的载玻片上均匀涂一直径约 1cm 的薄膜。将接种环烧灼灭菌。
2. 干燥　涂片最好在室温下自然晾干，如欲加速干燥，也可把玻片置火焰上部 20cm 左右略加烘烤，但切勿将菌膜烤焦。
3. 固定　用玻片夹夹住玻片一端在火焰中上部连续通过 3 次，目的是杀死细菌，并将细菌固定于玻片上，以免染色过程中被水冲掉。固定完毕待冷却后再进行染色。

4. 染色

（1）初染　在固定好的细菌涂片上滴加结晶紫染液数滴，以全面覆盖菌膜为度，1分钟后用水冲洗。

（2）媒染　滴加卢戈碘液数滴，1分钟后用水冲洗。

（3）脱色　滴加95%乙醇数滴，轻轻摇动玻片，30秒后用水冲洗。

（4）复染　滴加稀释苯酚复红染液数滴，1分钟后用水冲洗。

（5）镜检　用吸水纸吸干玻片上的水，用油镜镜检。

5. 结果　未被95%乙醇脱色仍保留紫色者为革兰阳性菌，而被95%乙醇脱色复染成红色者为革兰阴性菌。

【实验报告】

写出细菌涂片标本的制备过程和革兰染色的步骤；描述两种细菌的形态、排列及染色性。

# 实验二　细菌的人工培养

## 一、常用培养基的制备（示教）

【目的】

了解细菌培养基的制备原则和基本程序，熟悉常用培养基的名称。

【材料】

1. 蒸馏水、牛肉膏、蛋白胨、氯化钠、琼脂、血液（人或绵羊脱纤维无菌血液）。

2. 精密 pH 试纸、滤纸、粗天平、量筒、三角烧瓶、试管、培养皿、电炉、高压蒸汽灭菌器等。

【方法】

1. 培养基制备的基本原则　①足够和适当的营养成分；②合适的酸碱度；③绝对无菌。

2. 培养基制备的基本程序　配料→溶化→测定及矫正 pH→分装→灭菌、备用。

3. 常用培养基的制备　培养基的种类很多，最基础的有以下几种：

（1）肉汤培养基　于 1000ml 蒸馏水中加入牛肉膏 3~5g、蛋白胨 10g、氯化钠 5g，混合后加热溶化，调整 pH 至 7.4~7.6，分装于中试管或三角烧瓶内，高压灭菌（103.4kPa 15分钟）后备用。供一般营养要求不高的细菌生长。

（2）普通琼脂培养基　在 100ml 肉汤培养基中加入 2~3g 琼脂（是从石花菜等海藻类中提取的，加温至98℃溶解，冷却至45℃以下则凝固），加热溶化，滤纸过滤，分装于三角烧瓶或中试管内。高压灭菌（103.4kPa 20分钟）后，待肉汤琼脂冷却至50℃~60℃时，以无菌操作将其倾入灭菌的空培养皿中（厚度为 3~4mm），冷凝后即为琼脂平板；或趁热将试管斜置，冷凝后即为琼脂斜面。琼脂平板用于一般细菌的分离培养，琼脂斜面用于增菌培养或保存菌种。

（3）半固体培养基　在 100ml 肉汤培养基中加入 0.5~0.7g 琼脂，加热溶化，分装于小试管内（每管 1~5ml），高压灭菌（103.4kPa 20分钟），冷却后备用。用于保存菌种或观察细菌动力。

（4）血液琼脂培养基　将高压灭菌后的普通琼脂培养基，冷却至45℃~50℃后，以无菌操作加入5%~10%血液（人或绵羊脱纤维无菌血液），然后，以无菌操作将其倾入灭菌的空培养皿中（厚度为3~4mm），冷凝后即为血平板。用于营养要求较高的细菌分离培养，也可观察细菌的溶血特征。

【实验报告】

分别写出上述4种培养基的成分和用途。

## 二、细菌接种法（示教）

【目的】

了解细菌接种技术。

【材料】

1. 表皮葡萄球菌和大肠埃希菌混合菌液、大肠埃希菌培养物。

2. 琼脂平板、琼脂斜面、肉汤管、半固体培养基。

3. 接种环、接种针、酒精灯等。

【方法】

1. 琼脂平板接种法　主要用于细菌的分离培养（即从待检标本中分离出纯菌）。最常用的接种方法是分区划线法（实验图2）。

（1）右手持接种环在酒精灯火焰上烧灼灭菌，冷却后，以无菌操作蘸取1环混合菌液。

（2）左手持琼脂平板，用拇指开启皿盖（半开），将蘸取的菌液轻轻涂在平板表面的某一边缘处（为原始部位）。烧灼接种环，冷却，自原始部位开始，连续平行划线至平板表面的1/4。划线时，接种环与平皿底平面保持30°~45°的角，用腕力轻轻来回划动。

（3）用左手旋转平板约60°，再次烧灼接种环，冷却，进行第二次划线，用同样方法进行第三、第四、第五次划线，每次划线与前次划线重叠2~3条。

（4）接种完毕，合上皿盖，接种环烧灼灭菌。

（5）在皿底部注明标本名称（或标本号）、接种日期。将平皿倒置（皿底在上）放于37℃培养箱中，18~24小时后观察结果。

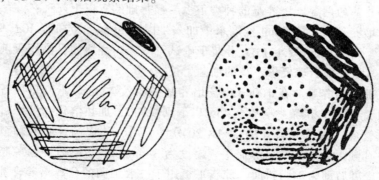

实验图2　琼脂平板分区划线接种法

2. 琼脂斜面接种法　主要用于纯培养及保存菌种；有些特殊的斜面培养基可用于观察细菌的生化反应。

（1）用左手拇指、食指、中指及无名指分别握持菌种管（大肠埃希菌培养物）和待接种的琼脂斜面管，一般菌种管位左，培养基管位右，斜面部向上。

（2）右手持接种环，烧灼灭菌。

（3）以右手手掌与小指、小指与无名指分别拔取并挟持两管棉塞，然后将两管口经火焰灭菌。

（4）用接种环从菌种管挑取少许菌苔，迅速将接种环伸进培养基管斜面底部，向上划一直线，再从底部向上轻轻蛇形划线。

（5）接种完毕，将管口经火焰灭菌，塞好棉塞，接种环烧灼灭菌。

（6）在琼脂斜面管上注明标记，置37℃培养箱中，18~24小时后观察结果。

3. 液体培养基接种法　主要用于增菌培养、检查细菌的生化反应。

（1）如同琼脂斜面接种法握持菌种管（大肠埃希菌培养物）和待接种的肉汤管及拔持棉塞。

（2）接种环烧灼灭菌冷却后，从菌种管挑取少许菌苔移至肉汤管，在稍低于液面的管壁上轻轻研磨，使细菌混合于肉汤中。

（3）接种完毕，将管口经火焰灭菌，塞好棉塞，接种环烧灼灭菌。

（4）在肉汤管上注明标记，置37℃培养箱中，18~24小时后观察结果。

4. 穿刺接种法　半固体培养基用于检查细菌的动力和保存菌种。

（1）如同琼脂斜面接种法握持菌种管（大肠埃希菌斜面培养物）和待接种的半固体培养管及拔持棉塞。

（2）右手持接种针，烧灼灭菌冷却后，用接种针从菌种管挑取少许菌苔，垂直刺入半固体培养基的中央，深至距管底0.5cm处，循原路线拔出。

（3）接种完毕，将管口经火焰灭菌，塞好棉塞，接种针烧灼灭菌。

（4）在半固体培养管上注明标记，置37℃培养箱中，18~24小时后观察结果。

【实验报告】

写出常用的细菌接种方法及其用途。

## 三、细菌生长现象及代谢产物观察（示教）

【目的】

学会观察细菌在培养基中的生长现象，了解细菌代谢产物的临床意义。

【材料】

1. 细菌接种法实验的4种培养基培养物。

2. 大肠埃希菌、痢疾志贺菌琼脂斜面培养物。

3. 葡萄糖、乳糖发酵管，蛋白质胨水培养基、对二甲基氨基苯甲醛试剂。

【方法】

1. 细菌在培养基中的生长现象

（1）在琼脂平板上的生长现象　单个细菌在平板培养基上经18~24小时繁殖，形成一个个肉眼可见的细菌集团，称为菌落。由于菌种以及培养基的成分不同，菌落也不尽相同，借此可鉴别细菌。注意观察菌落的大小、形态、透明度、颜色、表面及边缘等，在血平板上还要观察菌落周围有无溶血环等。表皮葡萄球菌可形成直径为2~3mm、乳白色、湿润不透明、圆形凸起、边缘整齐的菌落；大肠埃希菌形成灰白色、圆形、光滑、湿润的较大菌落。

（2）在琼脂斜面上的生长现象　观察菌苔的形状、颜色、透明度、光泽等。大肠埃希菌在斜面上形成均匀一致、灰白色、湿润的菌苔，如有不同的菌落出现，则表明菌种不纯或受到其他细菌污染。

（3）在肉汤管中的生长现象　大肠埃希菌均匀混浊生长；链球菌沉淀生长；枯草芽胞杆菌形成菌膜。

（4）在半固体培养基中的生长现象　大肠埃希菌有鞭毛，可沿穿刺线向四周扩散生长，穿刺线模糊，四周呈云雾状混浊；痢疾志贺菌无鞭毛，只沿穿刺线生长，穿刺线四周培养基透明清澈。

2. 细菌代谢产物观察

（1）糖发酵试验　将大肠埃希菌和痢疾志贺菌分别接种于葡萄糖、乳糖发酵管中，置37℃培养箱中，18~24 小时后观察结果。大肠埃希菌能分解葡萄糖和乳糖产酸产气（发酵管由紫色变为黄色，倒置小管中有气泡），用"⊕"表示；痢疾志贺菌只分解葡萄糖产酸不产气（发酵管变黄色，倒置小管中无气泡），用"+"表示，不分解乳糖（发酵管不变色），用"–"表示。

（2）靛基质试验　将大肠埃希菌和痢疾志贺菌分别接种于蛋白胨水培养基（含色氨酸）中，置37℃培养箱中培养 18~24 小时后，沿培养基管壁缓慢滴入靛基质试剂（对二甲基氨基苯甲醛）0.5ml，使其浮于培养液表面，静止片刻，观察结果。接种大肠埃希菌的试管两液界面形成红色环，靛基质试验阳性，用"+"表示；接种痢疾志贺菌的试管两液界面无红色环形成，靛基质试验阴性，用"–"表示。

【实验报告】

1. 描述细菌在上述 4 种培养基中的生长现象。

2. 写出大肠埃希菌和痢疾志贺菌的糖发酵试验、靛基质试验的结果。

# 实验三　细菌的分布与消毒灭菌

## 一、细菌的分布检查（操作）

【目的】

学会不同部位细菌的检查方法，树立严格的无菌操作观念。

【材料】

1. 琼脂平板、血平板。

2. 碘伏棉球、75%乙醇棉球、灭菌咽拭子、镊子、接种环、酒精灯等。

【方法】

1. 空气中细菌检查　可分 5 组，每组取琼脂平板 1 个，分别置于实验室四角及中央，打开皿盖，暴露于空气中 10 分钟，盖好盖，在平皿底部做好标记，置 37℃培养箱中，18~24 小时后观察结果。

2. 咽部细菌检查　两人一组，取血平板 1 个，用玻璃铅笔将平板底部划分为二，互相用灭菌咽拭子采集咽部标本，将标本涂于血平板一边，再用接种环连续划线接种。在平皿底部做好标记，置37℃培养箱中，18~24小时后观察结果。

3. 皮肤细菌检查（亦属皮肤消毒实验）　两人一组，取琼脂平板1个，用玻璃铅笔将平板底部划分为5格，标明序号，分别用食指在皿内培养基表面轻轻按压1格，然后用碘伏或75%乙醇消毒同一手指后再轻轻按压1格，留1格作对照，盖好盖，置37℃培养箱中，18~24小时后观察结果。

【实验报告】
1. 记录空气中细菌检查实验琼脂平板上生长的菌落数、菌落种类。
2. 记录咽部细菌检查实验琼脂平板上生长的菌落数、菌落种类。
3. 记录手指消毒前后琼脂平板上生长的菌落数、菌落种类。

## 二、消毒灭菌实验验（操作、示教）

【目的】
掌握常用消毒灭菌器的使用方法；了解高温、紫外线的杀菌作用。

【材料】
1. 紫外线灯、水浴锅、高压蒸汽灭菌器、干热灭菌器。
2. 大肠埃希菌、枯草芽胞杆菌培养物。
3. 肉汤管、琼脂平板、接种环、灭菌镊子、酒精灯等。

【方法】
1. 热力灭菌实验（操作）　取4支肉汤管编号（1、2、3、4），将大肠埃希菌接种于1、2号管中，枯草芽胞杆菌接种于3、4号管中；然后将1、3号管放入水浴锅煮沸5~10分钟，最后将4支肉汤管置37℃培养箱中，18~24小时后观察结果。

2. 紫外线杀菌实验（示教）　取琼脂平板1个，密集划线接种大肠埃希菌，以无菌镊子把经灭菌的方形纸片贴于平板表面中央，开启皿盖的2/3，置于紫外线灯下20~30cm处照射30分钟。除去纸片（消毒处理），盖好盖，置37℃培养箱中，18~24小时后观察结果。

3. 常用消毒灭菌器介绍

（1）高压蒸汽灭菌器（手提式、立式、卧式）　①构造：由双层金属圆筒和金属盖构成的蒸锅。两筒之间盛水，外筒坚厚，其上或前方有金属厚盖，盖旁有紧闭盖门的螺旋。并有排气阀门、安全阀门、压力表等装置（实验图3）。②使用方法：加水至外筒（与内筒支架相平），被灭菌物品放入内筒（不宜过挤），盖好盖并用螺旋转紧。加热时打开排气阀门，使灭菌器内的冷空气全部排尽，否则压力表上所示压力与实际温度不符，导致灭菌不彻底。待冷空气排尽后，关闭排气阀，继续加热至压力达到所需标准

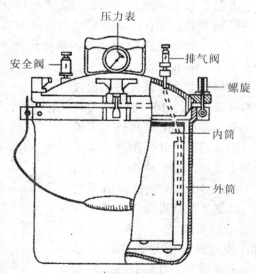

压力表

安全阀　　　　　　　排气阀

　　　　　　　　　　　螺旋

　　　　　　　　　　　内筒

　　　　　　　　　　　外筒

实验图3　手提式高压蒸汽灭菌器示意图

177

（一般为103.4kPa），此时筒内温度为 121.3℃，调节热源，维持 15~20 分钟后，停止加热，待压力自行降至零后，慢慢开启排气阀，排完余气后开盖取物。但压力未下降至零时，切勿开盖，以免被灭菌容器中的液体等喷出。凡耐高温和潮湿的物品，如手术衣、手术器械、敷料、生理盐水、培养基、传染性污染物等都可应用本法灭菌。

（2）干热灭菌器（干烤箱）　①构造：干烤箱是由双层铁板制成的方形金属箱。外壁内层装有石棉板，箱底或箱壁中装置电热线圈，内壁上有通气孔，门前有铁门及玻璃门。干烤箱上附有温度计和温度调节器。②使用方法：灭菌时打开通气口，加热至160℃~170℃（超过 180℃，棉塞、包装纸会被烧焦），保持 2 小时。待温度自然下降至 60℃以下时再开箱取物，以防玻璃器皿因温度骤变而破裂。适用于在高温下不变质、不损坏、不蒸发的物品，如玻璃器皿、瓷器、某些粉剂药物等的灭菌。

【实验报告】
1. 记录 4 支肉汤管中细菌的生长情况，并说明原因。
2. 记录琼脂平板上细菌的生长情况，并说明原因。
3. 写出高压蒸汽灭菌器和干热灭菌器的使用方法和适用范围。

### 三、药物敏感试验（示教、纸片法）

【目的】
了解抗生素的抑菌作用及其在临床上的意义。

【材料】
1. 大肠埃希菌、表皮葡萄球菌液体培养物。
2. 琼脂平板、接种环、镊子、各种抗生素物敏纸片（标有符号）、卡尺。

【方法】
1. 取琼脂平板 2 个，用接种环分别取大肠埃希菌、表皮葡萄球菌液密集均匀划线接种。

2. 待平板上菌液稍干后，用镊子蘸取 95%乙醇在火焰上烧灼灭菌，冷却后夹取各种抗生素药敏纸片，贴在已接种好细菌的培养基表面，一次放好，不得移动。每取一种药敏纸片前均须先将镊子灭菌并冷却；每张药敏纸片中心间距应大于 24mm，纸片中心距平板内缘不少于 15mm。

3. 将贴好药敏纸片的平板置 37℃培养箱中，16~18 小时后观察结果。若细菌对某种抗生素敏感，则在药敏纸片周围有一圈无细菌生长的区域，称抑菌圈（实验图 4）。用卡尺测量抑菌圈直径，以毫米整数报告。

4. 结果报告：一般抑菌圈的直径（包含纸片的直径）：>17mm 为敏感，15~16mm 为中

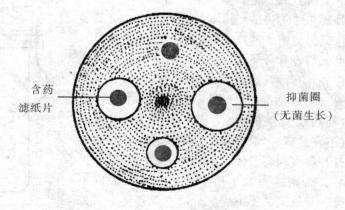

含药
滤纸片

抑菌圈
（无菌生长）

实验图 4　药物敏感试验结果

介，<14mm 为耐药。但某些细菌、某些药物的判读有特殊要求。

【实验报告】

记录大肠埃希菌、表皮葡萄球菌的药物敏感试验结果并说明临床意义。

（何海明）

# 实验四　免疫学实验

## 一、豚鼠过敏反应（示教）

【目的】

观察豚鼠过敏性休克的现象，并能解释其原因。

【材料】

1. 豚鼠、马血清、鸡蛋清。

2. 无菌注射器、解剖器械。

【方法】

1. 取健康豚鼠2只（标明1、2号）分别于皮下注射1:10稀释的马血清0.1ml，使之致敏。

2. 14天后，1号豚鼠心脏内注射马血清1~2ml，2号豚鼠心脏内注射鸡蛋清1~2ml。

3. 注射后，注意观察2只豚鼠的反应。

4. 结果：1号豚鼠若发生超敏反应，注射后数分钟，出现不安，抓鼻、咳嗽、耸毛、呼吸困难、大小便失禁、痉挛性跳跃、站立不稳、行走困难，最后窒息而死亡。解剖可见肺气肿、气管内分泌物增加。2号豚鼠应不出现任何异常现象。

【实验报告】

记录1号豚鼠的发病情况和肺脏变化，以及2号豚鼠的反应情况，并分析原因。

## 二、抗原-抗体反应（操作、示教）

【目的】

1. 学会玻片凝集试验的操作

2. 观察 ELISA 双抗夹心法的操作过程，并能解释其结果。

【材料】

1. 血型标准诊断血清、载玻片、采血针、消毒棉球等。

2. HBsAg 测定专用试剂盒、HBsAg 阳性血清、HBsAg 阴性血清等。

【方法】

1. 玻片直接凝集试验（操作）

（1）取清洁净的玻片一张，用蜡笔画2个圆圈分别标记抗A和抗B。在玻片对应位置分别抗A、抗B标准血清各1滴。

（2）用酒精消毒无名指后采血1滴，放入含0.2ml无菌生理盐水的试管中，混匀。

（3）用滴管分别滴入抗A、抗B血清中，再用牙签一端与抗A血清混匀，另一端与抗B血清混匀。静置约3分钟后，观察结果。红细胞凝集成块者为阳性，无凝集者为阴性（实验表1）。

实验表 1　血型鉴定的结果与血型

| 血型 | 抗 A 血清 | 抗 B 血清 |
|------|----------|----------|
| A 型 | 凝集 | 不凝集 |
| B 型 | 不凝集 | 凝集 |
| AB 型 | 凝集 | 凝集 |
| O 型 | 不凝集 | 不凝集 |

2. HBsAg 检测（ELISA）（示教）

（1）取用抗 HBs 包被微量反应板，加标本 50μm/孔，阳性对照、阴性对照各设 1 个，分别加阳性标本、阴性标本各 50μm/孔。置 37℃水浴 30 分钟。

（2）甩去各孔内液体，在滤纸上拍干。用洗涤液洗板 6 次，每次拍干。

（3）加酶标记抗体（抗 HBs-酶）50μm/孔，置 37℃水浴 30 分钟。

（4）洗板 6 次（同前）。

（5）加酶底物 50μm/孔，置 37℃水浴 10 分钟。

（6）加终止液（2mol/L H$_2$SO$_4$）50μm/孔，终止酶反应。

（7）观察显色情况。

（8）结果：阳性对照孔应呈现棕黄色，阴性对照孔无色；标本孔若出现棕黄色为阳性，反之阴性。

【实验报告】

1. 记录玻片直接凝集试验结果，并说明原理。

2. 记录 HBsAg 检测结果。

（何海明　刘雪梅）

# 实验五　常见人体寄生虫实验

## 一、人体常见寄生虫虫卵观察（示教）

【目的】

学会人体常见寄生虫虫卵观察。

【材料】

虫卵标本片 蛔虫卵、钩虫卵、蛲虫卵、肝吸虫卵、肺吸虫卵、日本血吸虫卵、绦虫卵。

【方法】

显微镜下观察：蛔虫卵、钩虫卵、蛲虫卵、肝吸虫卵、肺吸虫卵、日本血吸虫卵、绦虫卵标本片。注意虫卵的形状、大小、颜色、卵壳和卵内构造（实验表 2，实验图 5）。

【实验报告】

1. 绘出蛔虫卵、蛲虫卵、钩虫卵、肝吸虫卵、肺吸虫卵、日本血吸虫卵、绦虫卵的镜下形态。

实验表2　人体常见寄生虫虫卵

| 虫卵名称 | 形状 | 颜色 | 卵壳 | 卵盖 | 内容物 |
|---|---|---|---|---|---|
| 受精蛔虫卵 | 宽椭圆 | 棕黄色 | 厚 | 无 | 一个卵细胞、两端有新月形间隙 |
| 未受精蛔虫卵 | 长椭圆 | 黄色 | 薄 | 无 | 多个大小不等的卵黄颗粒 |
| 钩虫卵 | 椭圆 | 无色 | 薄 | 无 | 卵内细胞4~8个、周围环形空隙 |
| 蛲虫卵 | 不对称椭圆形 | 无色 | 厚 | 无 | 幼虫 |
| 肝吸虫卵 | 芝麻粒状 | 黄褐色 | 厚 | 明显 | 毛蚴 |
| 肺吸虫卵 | 椭圆 | 金黄色 | 厚薄不均 | 大而明显 | 一个卵细胞和多个卵黄细胞 |
| 血吸虫卵 | 椭圆 | 淡黄色 | 薄 | 无 | 毛蚴 |
| 绦虫卵 | 近似球形 | 棕黄色 | 较薄 | 无 | 六钩蚴 |

2.人体常见寄生虫成虫、幼虫观察（示教）。

【目的】

学会人体常见寄生虫成虫、幼虫观察。

【材料】

1.蛔虫、钩虫、蛲虫、肝吸虫、肺吸虫、日本血吸虫成虫瓶装标本。

2.班氏微丝蚴与马来微丝蚴、间日疟原虫、利杜体、阴道毛滴虫玻片标本。

3.链状带绦虫成虫、肥胖带绦虫成虫、猪囊尾蚴、牛囊尾蚴、棘球蚴瓶装标本。

4.链状带绦虫头节及孕节、肥胖带绦虫头节及孕节染色标本。

【方法】

1.肉眼观察　观察蛔虫、钩虫、蛲虫成虫标本，注意其形态、颜色、大小及雌雄虫的区别；观察肝吸虫、肺吸虫、日本血吸虫成虫标本，注意各吸虫的形态、颜色、大小、吸盘；日本血吸虫的雌雄合抱状态。

2.镜下观察　观察班氏微丝蚴与马来微丝蚴、间日疟原虫、利杜体、阴道毛滴虫形态。

3.肉眼观察　观察链状带绦虫成虫、肥胖带绦虫成虫、猪囊尾蚴、牛囊尾蚴、棘球蚴标本。

4.镜下观察　观察链状带绦虫头节及孕节、肥胖带绦虫头节及孕节的结构，注意二者区别。

【实验报告】

1.写出蛔虫、钩虫、蛲虫、肝吸虫、肺吸虫、日本血吸虫成虫的寄生部位。

2.绘出班氏微丝蚴与马来微丝蚴、间日疟原虫、利杜体、阴道毛滴虫标本镜下形态。

3.绘出链状带绦虫头节及孕节、肥胖带绦虫头节及孕节的镜下结构。

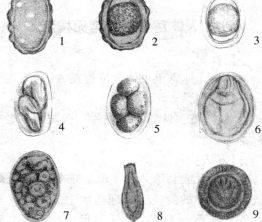

实验图5　常见蠕虫虫卵

1.未受精蛔虫卵　　2.受精蛔虫卵　　3.脱蛋白质蛔虫卵
4.蛲虫卵　　　　　5.钩虫卵　　　　6.日本血吸虫卵
7.肺吸虫卵　　　　8.肝吸虫卵　　　9.绦虫卵

## 三、吸虫中间宿主观察（示教）

【目的】

学会常见吸虫中间宿主观察。

【材料】

肝吸虫、肺吸虫、日本血吸虫的中间宿主标本。

【方法】

肉眼观察：肝吸虫的第一中间宿主——豆螺、沼螺，第二中间宿主——淡水鱼、虾；肺吸虫的第一中间宿主——川卷螺，第二中间宿主——溪蟹及蝲蛄；日本血吸虫的中间宿主——钉螺的形态特征。

【实验报告】

说出中间宿主与疾病流行的关系。

## 四、人体寄生虫的常见检查方法（示教）

【目的】

掌握人体寄生虫的常见检查方法。

【材料】

显微镜、竹签、载玻片、盖玻片、透明胶纸、漂浮瓶、生理盐水、饱和盐水、粪便标本等。

【方法】

1. 粪便直接涂片法　取洁净载玻片 1 张，在其中央滴加生理盐水 1~2 滴，用竹签挑取火柴头大小的粪便于生理盐水中混匀，将粪液扩展成 2cm×3cm 均匀薄膜，厚度以透过涂片能辨认字迹为宜。先用低倍镜检查，必要时换用高倍镜。镜检时按一定的顺序移动视野，以免漏检。每份粪便应涂片 3 张以提高检出率。鉴别虫卵要从卵的外形、大小、颜色、卵壳的厚薄、内容物 5 个方面区别。

2. 粪便饱和盐水漂浮法　用竹签挑取黄豆大小的粪便，置于盛有少量饱和盐水的漂浮瓶中，充分搅匀，再加饱和盐水至瓶口，将满时，改用滴管，滴加至略高于瓶口，但不外溢为止。取洁净载玻片 1 张盖在瓶口上，静置 15 分钟后，将载玻片提起并迅速翻转，覆以盖玻片，置镜下检查。钩虫卵等虫卵比重比饱和盐水的比重轻，收集上浮物检查，可提高检出率。

3. 透明胶纸法　取大小约 2cm×6cm 的透明胶带纸贴于载玻片上备用。检查时将胶纸掀起，用胶面粘擦肛门周围皮肤，取下胶纸，将有胶面平贴玻片上，镜检。本法为检查蛲虫卵最常用的方法。检查应在晚上或早晨大便之前进行，以提高检出率。

【实验报告】

记录粪便直接涂片法、粪便饱和盐水漂浮法的实验结果。

（蔡德周）

# 模拟测试卷

## 试卷一

**一、名词解释**

1. 热原质
2. 菌血症
3. 抗体
4. 垂直感染
5. 终宿主

**二、填空题**

1. 构成细菌细胞壁的基本成分是_____。
2. 最常用最有效的灭菌方法是_____，通常压力在_____时，温度达到_____，维持_____，可达到灭菌的目的。
3. 病原菌的毒力是由_____及毒素构成。
4. 人类主要组织相容性抗原又称_____。
5. _____抗体是针对一种抗原表，由单一 B 细胞克隆合成的抗体。
6. 链球菌可引起_____和_____等超敏反应性疾病。
7. 写出下列病原体的传播途径：破伤风梭菌_____；霍乱弧菌_____；甲型肝炎病毒_____；流行性乙型脑炎病毒_____。
8. 淋病的传播方式有_____、_____。
9. 肺炎支原体主要通过_____传播，引起人类_____。
10. 蛔虫的感染率农村_____城市，儿童_____成人。

**三、选择题**

1. 判断灭菌是否彻底的标准是
   A. 病原微生物被完全杀灭
   B. 细菌繁殖体被完全杀灭
   C. 细菌芽胞被完全杀灭
   D. 细胞壁被破坏
   E. 细胞膜被溶解

2. 体温表消毒可采用
   A. 高压蒸汽灭菌   B. 煮沸消毒
   C. 紫外线照射     D. 75%酒精浸泡
   E. 3%过氧化氢消毒

3. 不属于细菌合成代谢产物的物质是
   A. 热原质     B. 外毒素     C. 内毒素
   D. 抗生素     E. 抗毒素

4. 不属于细菌侵袭性酶类的是
   A. 溶菌酶            B. 血浆凝固酶
   C. 透明质酸酶        D. 链激酶
   E. 链道酶

5. 化脓菌随血流扩散，可在全身组织和器官中引起转移性多发性病灶，称为
   A. 菌血症       B. 败血症
   C. 毒血症       D. 脓毒血症
   E. 病毒血症

6. 用破伤风抗毒素治疗破伤风的作用机制是
   A. 抑制破伤风梭菌的生长
   B. 抑制破伤风梭菌产生毒素
   C. 中和游离的破伤风外毒素
   D. 中和已与神经组织结合的破伤风外毒素
   E. 中和破伤风类毒素

7. 流感病毒引起流感大流行的主要原因是
   A. 病毒毒力强
   B. 病毒传染性强

C. 人对病毒的免疫力低下

D. 病毒 HA 和 NA 易发生变异

E. 病毒一般不进入血流

8. 与 HIV 的感染特点不符合的是

A. 无症状潜伏期长

B. 引起严重的免疫系统损伤

C. 可发生多种肿瘤

D. 常由于外源性感染致死

E. 一旦发病，病死率极高

9. 对热抵抗力相对较强的病毒是

A. 脊髓灰质炎病毒　　B. 流感病毒

C. 乙型肝炎病毒　　　D. SARS 病毒

E. HIV

10. 白喉棒状杆菌的主要致病物质是

A. 外毒素　　　　　　B. 内毒素

C. 异染颗粒　　　　　D. 荚膜

E. 溶血素

11. 引起肾盂肾炎最常见的细菌是

A. 葡萄球菌　　　　　B. 大肠埃希菌

C. 粪链球菌　　　　　D. 变形杆菌

E. 白色念珠菌

12. 对肺结核患者的痰液，最简便有效的处理方法是

A. 煮沸　　　　　　　B. 深埋

C. 焚烧　　　　　　　D. 75%酒精浸泡

E. 2%来苏浸泡

13. 与原发性肝细胞癌有密切关系的病毒是

A. HAV　　　B. HBV　　　C. HEV

D. EBV　　　E. HIV

14. 测定患者抗链球菌溶血素 O 抗体常用于辅助诊断的疾病是

A. 咽炎　　　　　　　B. 烫伤样皮肤综合征

C. 猩红热　　　　　　D. 风湿热

E. 类风湿性关节炎

15. 类毒素的性质是

A. 有免疫原性，有毒性

B. 有免疫原性，无毒性

C. 无免疫原性，有毒性

D. 无免疫原性，无毒性

E. 与内毒素基本相同

16. 关于抗体和免疫球蛋白的描述，正确的是

A. 免疫球蛋白就是抗体

B. 抗体不一定是免疫球蛋白

C. 免疫球蛋白与抗体无关

D. 免疫球蛋白包括抗体

E. 免疫球蛋白与抗体无任何区别

17. 胸腺发育不良，哪种细胞产生不足

A. B 细胞　　　　　　B. NK 细胞

C. T 细胞　　　　　　D. 单核细胞

E. 粒细胞

18. 可特异性杀伤病毒感染细胞的是

A. Th 细胞　　　　　　B. NK 细胞

C. Tc 细胞　　　　　　D. Ts 细胞

E. 巨噬细胞

19. 不属于 I 型超敏反应性疾病的是

A. 过敏性哮喘　　　　B. 荨麻疹

C. 过敏性休克　　　　D. 接触性皮炎

E. 过敏性鼻炎

20. 关于蛔虫生活史,正确的是

A. 成虫寄生于人体大肠

B. 感染阶段为感染性虫卵

C. 经皮肤感染

D. 不进入循环系统

E. 成虫寿命约为十年

21. 兄弟姐妹间进行器官移植引起排斥反应的物质是

A. 异种抗原　　　　　B. 自身抗原

C. 同种异型抗原　　　D. 异嗜性抗原

E. 肿瘤抗原

22. 抗体与抗原结合有关的部分是

A. VH 和 CH1 区　　　B. VL 和 CL 区

C. VH 和 VL 区　　　　D. CH1 和 CH2 区

E. CH2 和 CH3 区

23. B 细胞发育成熟的免疫器官是

A. 胸腺　　　　　　　B. 骨髓

C. 腔上囊　　　　　　D. 淋巴结

E. 脾脏

24. 机体再次应答时产生抗体的特点是
    A. 诱导期长
    B. IgM 抗体显著高于初次
    C. IgG 抗体显著高于初次
    D. 抗体亲和力无改变
    E. 抗体维持时间短

25. 母亲 Rh 情况下，发生新生儿溶血可见于
    A. 第一胎儿 Rh⁻，第二胎儿 Rh⁻
    B. 第一胎儿 Rh⁻，第二胎儿 Rh⁺
    C. 第一胎儿 Rh⁺，第二胎儿 Rh⁻
    D. 第一胎儿 Rh⁺，第二胎儿 Rh⁺
    E. B+C+D

26. 植物血凝素（PHA）可刺激哪种细胞转化
    A. B 细胞          B. T 细胞
    C. NK 细          D. 单核细胞
    E. 树突状细胞

27. 紫外线最适合于下列哪种物品的消毒
    A. 医疗器械        B. 注射器
    C. 生物制品        D. 手术室空气
    E. 皮肤表面

28. 关于内毒素叙述,哪项是错误的
    A. 革兰阴性菌细胞壁的组成成分
    B. 对组织器官无选择性
    C. 毒性极强
    D. 菌体死亡崩解后才释放
    E. 可引起内毒素性休克

29. 鉴别致病和非致病肠道杆菌的依据是
    A. 是否发酵葡萄糖
    B. 是否分解乳糖
    C. 是否有鞭毛
    D. 是否有菌毛
    E. 是否分解尿素

30. 下列哪种细菌能引起食物中毒，胃肠道症状不明显
    A. 金黄色葡萄球菌  B. 肠炎沙门菌
    C. 肉毒梭菌        D. 产气荚膜梭菌
    E. 副溶血性弧菌

31. 抗酸染色阳性的细菌是
    A. 破伤风梭菌      B. 炭疽芽胞杆菌

C. 白喉棒状杆菌    D. 结核分枝杆菌
E. 布鲁菌

32. 白喉棒状杆菌所产生致病物质的主要毒性作用是
    A. 破坏细胞膜的完整性
    B. 抑制细胞蛋白质的合成
    C. 抑制细胞核酸的合成
    D. 影响细胞的能量代谢
    E. 破坏细菌的酶系统

33. 干扰素的抗病毒作用机制是
    A. 诱发细胞产生抗病毒蛋白
    B. 阻碍病毒吸附
    C. 抑制病毒穿入
    D. 抑制病毒脱壳
    E. 抑制病毒的释放

34. 孕妇感染哪种病毒可引起胎儿先天性畸形
    A. 流感病毒        B. 麻疹病毒
    C. 流行性腮腺炎病毒 D. 风疹病毒
    E. 埃可病毒

35. HIV 具有介导病毒包膜与宿主细胞膜融合作用的蛋白是
    A. gp120      B. gp41      C. p24
    D. p7        E. p17

36. 由节肢动物传播感染的微生物是
    A. 衣原体          B. 支原体
    C. 立克次体        D. 狂犬病毒
    E. 螺旋体

37. 疟疾的再燃与下列哪个时期密切相关
    A. 红细胞外期原虫的裂体增殖
    B. 红细胞内期原虫的裂体增殖
    C. 迟发型子孢子
    D. 残存的红内期的繁殖
    E. A+C

38. 生食或半生食"米猪肉"可能致
    A. 猪带绦虫病      B. 猪囊虫病
    C. 牛带绦虫病      D. 肝吸虫病
    E. 包虫病

39. 脊髓灰质炎的主要传播途径为
    A. 消化道          B. 呼吸道

C. 血液　　　　　D. 密切接触

E. 皮肤黏膜

40. 常见的致病性真菌不包括

A. 皮肤癣真菌　　　B. 白色念珠菌

C. 新生隐球菌　　　D. 黄曲霉菌

E. 酵母菌

四、简答题

1. 试述革兰阳性菌细胞壁结构特征和化学组成。

2. 简述外毒素的特性。

3. 简述补体的生物学功能。

4. 简述青霉素引起过敏性休克的发病机制。

5. 简述葡萄球菌引起的局部化脓性感染的特点。

6. 有一被街犬咬伤的学生，应如何处理？

7. 人感染猪肉绦虫的何种发育阶段可患囊虫病？感染途径有哪几种？

# 试卷二

一、名词解释

1. 无菌操作

2. 败血症

3. 超敏反应

4. 科氏斑

5. 中间宿主

二、填空题

1. 对外界环境抵抗力最强的细菌结构是_____。

2. 结核分枝杆菌常用_____法进行染色，菌体呈_____色。

3. 链球菌引起的化脓感染脓汁稀薄是因为它产生的_____可分解脓汁中的DNA。

4. 志贺菌属的细菌是_____的病原，此病在临床上常见的类型有_____、_____、_____。

5. 外周免疫器官包括_____、_____和黏膜皮肤相关的淋巴组织。

6. 人工自动免疫常用的生物制剂有_____、_____。

7. HIV 传播途径 主要有_____、_____、_____。

8. 霍乱弧菌的致病物质主要是_____。

9. 能引起人类疾病的螺旋体主要_____、_____。

10. 日本血吸虫的成虫寄生于_____，最严重的病变是由_____引起的。

三、选择题

1. 细菌致病性强弱主要取决于细菌的

A. 侵袭力和毒素　　B. 侵入机体的部位

C. 侵入机体的数量　D. 分解代谢产物

E. 细菌的结构

2. 关于革兰阳性菌，错误的叙述是

A. 细胞壁中有大量磷壁酸

B. 细胞壁肽聚糖层厚

C. 对青霉素敏感

D. 肽聚糖外有一层较厚的外膜

E. 肽聚糖形成三维立体框架结构

3. 关于细菌荚膜，错误的叙述是

A. 具有抗原性，可用于细菌的分型

B. 有抗吞噬作用

C. 不易着色

D. 与细菌致病力无关

E. A+C

4. 内毒素的主要毒性成分是

A. 磷壁酸　　　　　B. 核心多糖

C. 肽聚糖　　　　　D. 脂蛋白

E. 脂质 A

5. 长期使用广谱抗生素后，还能在肠道中大量繁殖而引起肠道菌群失调的病原菌是

A. 葡萄球菌　　　　B. 粪链球菌

C. 铜绿假单胞菌　　D. 大肠埃希菌

E. 变形杆菌

6. 决定抗原特异性的物质基础是
   A. 抗原分子量的大小
   B. 抗原分子表面的特殊化学基团
   C. 抗原分子的化学组成
   D. 抗原分子结构的复杂性
   E. D+C

7. 药物过敏性血细胞减少症属于哪一型超敏反应
   A. Ⅰ型　　B. Ⅱ型　　C. Ⅲ型
   D. Ⅳ型　　E. 速发型

8. 机体初次应答具有的特点是
   A. 潜伏期短　　　　B. 抗体含量低
   C. 维持时间久　　　D. 亲和力强
   E. 以 IgG 为主

9. 关于抗毒素的使用，哪项是错误的
   A. 可能发生过敏反应
   B. 治疗时要早期足量
   C. 可作为免疫增强剂给儿童多次注射
   D. 只能用于紧急预防或治疗
   E. 对人体来说既是抗体又是抗原

10. 甲胎蛋白是
    A. 一种自身抗原
    B. 一种移植抗原
    C. 一种肿瘤特异性抗原
    D. 一种超抗原
    E. 胎儿血清正常成分

11. 半衰期最长的 Ig 是
    A. IgG　　　　B. IgM　　　　C. IgA
    D. IgD　　　　E. IgE

12. 诊断系统性红斑狼疮最有价值的检查
    A. 抗核蛋白抗体　　B. 类风湿因子
    C. 狼疮细胞　　　　D. 抗核抗体
    E. $C_3$ 补体

13. 类风湿性关节炎的辅助检查，特异性较大的是
    A. 血沉增快
    B. 类风湿因子阳性
    C. 抗核抗体阳性

D. 抗 "O" 抗体阳性
E. X 线示关节间隙狭窄畸形

14. 作为重要的社会的传染性肺结核属于哪型超敏反应
    A. Ⅰ型　　B. Ⅱ型　　C. Ⅲ型
    D. Ⅳ型　　E. Ⅴ型

15. 不能用丙种球蛋白进行紧急预防的病毒性疾病是
    A. 麻疹　　　　B. 脊髓灰质炎
    C. 甲型肝炎　　D. 乙型肝炎
    E. B + C

16. 卡介苗进入人体后刺激机体产生的免疫属于
    A. 自然自动获得性免疫
    B. 自然被动获得性免疫
    C. 人工自动获得性免疫
    D. 人工被动获得性免疫
    E. A+ B

17. 金黄色葡萄球菌感染易于局限化和形成血栓，这主要与哪种物质的生成有关
    A. 血浆凝固酶　　B. 杀白细胞素
    C. 溶血毒素　　　D. 透明质酸酸酶
    E. 链激酶

18. 引起婴幼儿和旅游者腹泻的大肠杆菌是
    A. 肠产毒素型大肠埃希菌
    B. 肠致病型大肠埃希菌
    C. 肠侵袭型大肠埃希菌
    D. 肠出血型大肠埃希菌
    E. 肠集聚型大肠埃希菌

19. 在我国乙脑的主要传染源是
    A. 患者　　　　B. 健康带毒者
    C. 库蚊　　　　D. 幼猪
    E. 鼠类

20. HSV–1 型主要潜伏的部位是
    A. 口唇黏膜　　B. 三叉神经节
    C. 咽部淋巴结　D. 骶神经节
    E. 面部皮肤

21. 肉毒梭菌致食物中毒的机制是
    A. 内毒素的毒性作用
    B. 外毒素的毒性作用

C. 荚膜抗吞噬作用

D. 菌毛黏附作用

E. 芽胞抵抗力强的作用

22. 关于幽门螺杆菌的叙述，错误的是

A. 具有鞭毛和丰富的尿素酶

B. 呈弧形、S 型或海鸥状

C. 需厌氧培养

D. 与消化性溃疡有关

E. 经粪—口传播

23. 可在食品中繁殖并产生耐热肠毒素的细菌是

A. 肉毒梭菌　　　 B. 金黄色葡萄球菌

C. 大肠埃希菌　　 D. 变形杆菌

E. 副溶血性弧菌

24. 可产生菌血症的细菌是

A. 志贺菌　　　　 B. 伤寒沙门菌

C. 白喉棒状杆菌　 D. 肉毒梭菌

E. 破伤风梭

25. 猩红热是一种中毒性疾病，由下列哪种致病因素引起

A. 溶血毒素　　　 B. 杀白细胞毒素

C. 内毒素　　　　 D. 致热毒素

E. 表皮剥脱性毒素

26. 作为食品、饮水及药品卫生监督检测指标的肠道杆菌是

A. 痢疾志贺菌　　 B. 伤寒沙门菌

C. 大肠埃希菌　　 D. 变形杆菌

E. 产气肠杆菌

27. 伤寒的并发症常发生在

A. 病程的第 1 周

B. 病程的第 2 周

C. 病程的第 2~3 周

D. 病程的第 3 周

E. 病程的第 4 周

28. 新生儿因断脐时使用未彻底灭菌的接生用具，最可能发生

A. 破伤风　　 B. 气性坏疽　 C. 菌血症

D. 败血症　　 E. 腹膜炎

29. 足底被钉子深扎，冲洗伤口最好选择

A. 20%肥皂水　　 B. 3%过氧化氢

C. 生理盐水　　　 D. 2%红汞

E. 75%酒精

30. 具有显著的肥厚荚膜的真菌是

A. 白色念珠菌　　 B. 皮肤癣菌

C. 新生隐球菌　　 D. 角层癣菌

E. 申克孢子丝菌

31. 钩端螺旋体病是经

A. 污染的食物传播

B. 污染的空气传播

C. 污染的水和土壤传播

D. 节肢动物媒介传播

E. 血液传播

32. Ⅰ期梅毒的典型特征是

A. 梅毒疹　　　　 B. 淋巴结肿大

C. 无痛性硬性下疳　D. 骨损伤

E. 脊髓痨

33. 与原发肝癌发生密切相关的真菌代谢产物是

A. 镰刀菌毒素　　 B. 青霉菌素

C. 黄曲霉毒素　　 D. 黄褐毒素

E. 灰黄霉素

34. 下列哪种药物不能治疗真菌性疾病

A. 制霉菌素　　　 B. 链霉素

C. 克霉唑　　　　 D. 两性霉素 B

E. 酮康唑

35. 引起人体长期慢性失血而致缺铁性贫血的线虫是

A. 蛔虫　　 B. 钩虫　　 C. 蛲虫

D. 丝虫　　 E. 日本血吸虫

36. 肠阿米巴病典型的病理变化是

A. 无菌性液化坏死 B. 烧瓶样溃疡

C. 肠黏膜广泛出血 D. 虫卵肉芽肿

E. 肠穿孔

37. 经皮肤感染人体的寄生虫是

A. 蛔虫　　　 B. 钩虫　　　 C. 蛲虫

D. 肺吸虫　　 E. 肝吸虫

38. 由白蛉传播的疾病是

A. 疟疾　　　　　 B. 丝虫病

C. 血吸虫病　　　 D. 钩虫病

E. 黑热病

39. 丝虫成虫引起的慢性期病变，下列哪
    个症状是错误的

    A. 丝虫热　　　　B. 象皮肿

    C. 睾丸鞘膜积液　D. 乳糜尿

    E. 乳糜腹泻

40. 最常用的检查蛲虫卵的方法是

    A. 直接涂片法　　B. 毛蚴孵化法

    C. 饱和盐水漂浮法 D. 自然沉淀法

    E. 透明胶纸法

四、简答题

1. 试述革兰阴性菌细胞壁结构特征和化学
   组成。

2. 简述内毒素的特性。

3. 简述抗体的生物学功能。

4. 比较人工自动免疫与人工被动免疫的异
   同点。

5. 简述链球菌引起的局部化脓性感染的
   特点。

6. 简述流行性感冒大流行的原因。

7. 猪肉绦虫的危害为什么比牛肉绦虫的大？

（何海明）

# 参考答案

**第一章**

（一）略

（二）1. C    2. B

（三）略

**第二章**

（一）略

（二）

1. 球菌、杆菌、螺形菌

2. 专性需氧菌、微需氧菌、专性厌氧菌、兼性厌氧菌

3. 热原质、毒素与侵袭性酶、色素、抗生素、细菌素、维生素

4. 革兰阳性菌、革兰阴性菌、鉴别细菌、选择抗菌药物、与细菌致病性有关

5. 传染性疾病的病原学诊断与治疗、生物制品的制备、细菌的鉴定与研究、卫生学指标的检测、基因工程中的应用

6. 高压蒸汽灭菌法、103.4kPa（或1.05kg/cm²）、121.3℃、15~30、芽胞

7. 265~266nm、弱、室内空气、物体表面、2~3m、1~2小时

8. 菌体表面结构、侵袭性物质

（三）1. C    2. D    3. C    4. C    5. E    6. B    7. C    8. D    9. D    10. C

（四）略

**第三章**

（一）略

（二）

1. 免疫防御、免疫稳定、免疫监视

2. 骨髓、胸腺、淋巴结、脾脏、其他淋巴组织

3. 免疫原性、抗原性

4. 抗体、抗原

5. 抗原、特异性结合抗原、激活补体、结合细胞、穿过胎盘与黏膜

6. IgG、IgM、IgA、IgD、IgE

7. 感应阶段、反应阶段、效应阶段

8. 屏障结构、吞噬细胞、体液中抗微生物物质

9. 溶细胞溶菌溶病毒作用、调理与免疫黏附作用、炎症递质作用、清除免疫复合物及凋亡细胞作用

10. 补体、溶菌酶、乙型溶素、细胞因子

（三）1. D  2. C  3. A  4. D  5. C  6. A  7. B  8. D  9. C  10. B  11. B  12. C  13. D  14. B
15. C  16. A  17. D  18. D

（四）略

**第四章**

（一）略

（二）

**1.** 组织胺、缓激肽、白三烯

**2. Rh、Rh 阴性**、Rh 阳性

**3.** 传染性超敏反应、接触性皮炎

4. 凝集反应、沉淀反应、免疫标记技术

（三）1. E    2. D    3. C    4. B    5. D    6. C    7. A

（四）略

**第五章**

（一）略

（二）

**1.** 葡萄球菌、链球菌、肺炎链球菌、脑膜炎奈瑟菌、淋病奈瑟菌

2. 荚膜、菌毛、内毒素

3. 性接触、母婴垂直传播

**4.** 肠热症、胃肠炎、败血症、无症状带菌者

5. 痢疾杆菌、细菌性痢疾　急性菌痢、中毒性菌痢、慢性菌痢

**6.** 水源、未煮熟的食物、鞭毛、菌毛、霍乱肠毒素

7. 副溶血性弧菌

8. 鼓槌状、网球拍状

9. 肉毒毒素

10. 抗酸染色、红

（三）1. D    2. A    3. C    4. A    5. C    6. D    7. D    8. D    9. C    10. A    11. A    12. B

（四）略

**第六章**

（一）略

（二）1. C    2. A    3. D    4. D

（三）E

（四）略

**第七章**

（一）略

（二）

1. 甲型、乙型、丙型、甲型

2. 隐性感染、接种脊髓灰质炎减毒活疫苗糖丸

3. 隐性感染、显性感染，慢性

**4. HIV** 性传播、血液传播、母婴传播

5. 流行性乙型脑炎病毒、森林脑炎病毒、登革病毒

**6.** 水痘-带状疱疹病毒、单纯疱疹病毒、EB 病毒、巨细胞病毒

（三）1. D    2. C    3. B    4. B    5. D    6. A

**（四）略**

**第八章**

（一）略

（二）

1. 呼吸道、原发性非典型肺炎

2. 溶脲脲原体、人型支原体、生殖支原体

3. 沙眼衣原体、肺炎衣原体、鹦鹉热衣原体；沙眼、包涵体结膜炎、泌尿生殖道感染、性病淋巴肉芽肿、呼吸道感染。

4. 普氏立克次体、莫氏立克次体、恙虫病立克次体；人虱、鼠虱或鼠蚤、恙螨；流行性斑疹伤寒、地方性斑疹伤寒、恙虫病

5. 钩端螺旋体、梅毒螺旋体

6. 布氏放线菌、星形诺卡菌、巴西诺卡菌

7. 单细胞型真菌、多细胞型真菌

（三）1. D  2. C  3. B  4. E  5. C  6. D  7. C  8. E  9. C  10. B

（四）略

**第九章**

（一）略

（二）

1. 体内寄生虫、体外寄生虫、长期性寄生虫、暂时性寄生虫

2. 夺取营养、机械性损伤、毒性作用及免疫损伤、抗感染免疫、非特异性免疫、特异性免疫

3. 传染源、传播途径、易感人群、自然因素、生物因素、社会因素

4. 患者带虫者、保虫宿主

5. 经口、经皮肤、经媒介昆虫、经接触、经胎盘

（三）D

（四）略

**第十章**

（一）略

（二）

1. 高于、高于、钻孔

2. 十二指肠钩口线虫（简称十二指肠钩虫）、美洲板口线虫（简称美洲钩虫）、丝状蚴、钩虫病

3. 集体机构的儿童、肛周会阴皮肤瘙痒

4. 肝胆管、肺、经口食入、囊蚴

5. 合抱、门脉-肠系膜静脉系统、虫卵

6. 人体淋巴系统、象皮肿、睾丸鞘膜积液、乳糜尿

7. 头节、颈节、链体、胚膜、25年、猪带绦虫病、囊尾蚴

8. 自体内感染、自体外感染、异体感染

9. 四、间日疟、早期滋养体、晚期滋养体、未成熟裂殖体、成熟裂殖体、按蚊

10. 红、肝

11. 滋养体、直接或间接接触、滴虫性阴道炎

12. 刚地弓形虫

（三）1. A  2. A  3. B  4. B  5. E  6. E  7. E  8. E  9. D  10. A  11. C  12. C

13. B  14. C  15. D  16. A  17. C  18. C  19. B  20. E  21. C

（四）略

**模拟测试卷**

试卷一

一、略

二、

1. 肽聚糖（或黏肽）

2. 高压蒸汽灭菌法、103.4kPa（或 1.05kg/cm²）、121.3℃、15~30 分钟

3. 侵袭力

4. HLA

5. 单克隆抗体

6. 风湿热、急性肾小球肾炎

7. 皮肤伤口、消化道、消化道、蚊子叮咬

8. 性接触、间接接触

9. 呼吸道、原发性非典型肺炎

10. 高于、高于

三、

| | | | | | | | | | |
|---|---|---|---|---|---|---|---|---|---|
| 1. C | 2. D | 3. E | 4. A | 5. D | 6. C | 7. D | 8. D | 9. C | 10. A |
| 11. B | 12. D | 13. B | 14. D | 15. B | 16. D | 17. C | 18. C | 19. D | 20. B |
| 21. C | 22. C | 23. B | 24. C | 25. D | 26. B | 27. D | 28. C | 29. B | 30. C |
| 31. D | 32. B | 33. A | 34. D | 35. A | 36. C | 37. D | 38. B | 39. A | 40. E |

四、略

试卷二

一、略

二、

1. 芽胞

2. 抗酸染色、红

3. 链道酶

4. 细菌性痢疾、急性细菌性痢疾、中毒性细菌性痢疾、慢性细菌性痢疾

5. 淋巴结、脾脏

6. 疫苗、类毒素

7. 性接触传播、血液传播、母婴传播

8. 霍乱肠毒素

9. 钩端螺旋体、梅毒螺旋体

10. 门静脉系统、虫卵

三、

| | | | | | | | | | |
|---|---|---|---|---|---|---|---|---|---|
| 1. A | 2. D | 3. D | 4. E | 5. A | 6. B | 7. B | 8. B | 9. C | 10. E |
| 11. A | 12. D | 13. B | 14. D | 15. D | 16. C | 17. A | 18. A | 19. D | 20. B |
| 21. B | 22. C | 23. B | 24. B | 25. D | 26. C | 27. C | 28. A | 29. B | 30. C |
| 31. C | 32. C | 33. C | 34. B | 35. B | 36. B | 37. B | 38. E | 39. A | 40. E |

四、略

# 参考文献

[1] 肖纯凌,赵富玺.病原微生物学和免疫学.6 版.北京:人民卫生出版社,2010

[2] 郝素珍,赵素莲.医学微生物学.西安:第四军医大学出版社,2007

[3] 刘宗生.医学微生物学.北京:科学出版社,2008

[4] 路转娥,刘建红.病原生物学和免疫学基础.北京:科学出版社,2010

[5] 李凡,刘晶星.医学微生物学.7 版.北京:人民卫生出版社,2008

[6] 张宝恩,苏盛通.病原生物与免疫学基础.2 版.北京:科学出版社,2008

[7] 吕瑞芳.病原生物与免疫学基础. 2 版.北京:人民卫生出版社,2008

[8] 肖纯凌,赵富玺.病原微生物学和免疫学实验指导.北京:人民卫生出版社,2009